U0382232

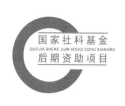
国家社科基金
GUOJIA SHEKE JIJIN HOUQI ZIZHU XIANGMU
后期资助项目

在利益与道德之间：
当代中国城市医生职业
自主性的社会学研究

Between Interest and Morality: A Sociological
Analysis of Professional Autonomy of
Urban Doctors in Contemporary China

姚泽麟　著

中国社会科学出版社

图书在版编目（CIP）数据

在利益与道德之间：当代中国城市医生职业自主性的
社会学研究/姚泽麟著．—北京：中国社会科学出版社，
2017. 11

ISBN 978 – 7 – 5161 – 9814 – 8

Ⅰ.①在…　Ⅱ.①姚…　Ⅲ.①医疗保健制度—研究—
中国　Ⅳ.①R199.2

中国版本图书馆 CIP 数据核字（2017）第 021501 号

出 版 人	赵剑英	
责任编辑	侯苗苗	
特约编辑	明　秀	
责任校对	周晓东	
责任印制	王　超	

出　　版	中国社会科学出版社	
社　　址	北京鼓楼西大街甲 158 号	
邮　　编	100720	
网　　址	http：//www.csspw.cn	
发 行 部	010 – 84083685	
门 市 部	010 – 84029450	
经　　销	新华书店及其他书店	

印　　刷	北京君升印刷有限公司	
装　　订	廊坊市广阳区广增装订厂	
版　　次	2017 年 11 月第 1 版	
印　　次	2017 年 11 月第 1 次印刷	

开　　本	710×1000　1/16	
印　　张	16.75	
插　　页	2	
字　　数	301 千字	
定　　价	69.00 元	

凡购买中国社会科学出版社图书，如有质量问题请与本社营销中心联系调换
电话：010 – 84083683
版权所有　侵权必究

国家社科基金后期资助项目

出版说明

后期资助项目是国家社科基金设立的一类重要项目，旨在鼓励广大社科研究者潜心治学，支持基础研究多出优秀成果。它是经过严格评审，从接近完成的科研成果中遴选立项的。为扩大后期资助项目的影响，更好地推动学术发展，促进成果转化，全国哲学社会科学工作办公室按照"统一设计、统一标识、统一版式、形成系列"的总体要求，组织出版国家社科基金后期资助项目成果。

全国哲学社会科学工作办公室

序　一

　　近日，任教于华东师范大学社会发展学院社会学系的姚泽麟因其书稿《在利益与道德之间——当代中国城市医生职业自主性的社会学研究》即将出版，希望我为之写个序。姚泽麟 2005 年从中国青年政治学院考入北京大学社会学系，跟我攻读硕士学位。他在北大期间，学习认真刻苦，很快就悟到了我们这种意义探究的深度访谈的要诀，在学术上迅速成长起来。难能可贵的是，他自身还有一种锲而不舍、坚忍不拔的品质，这使他在面对学习中的各种问题时能排除一切可能的干扰，勇往直前。因而他在理论和田野经验方面的积累就以这种水滴石穿的功夫，日渐深厚。故到撰写硕士学位论文的阶段，他在驾驭材料、提炼主题方面就变得游刃有余。他的硕士学位论文因此也得以发表在《社会》这样的专业杂志上。

　　在香港大学社会学系攻读博士学位期间，他曾来北京看望我，顺便和我讨论博士学位论文的主题，总的来说，他想以医生职业为切入点，来探讨目前中国医疗卫生体制改革的问题和未来可能的方向。我除了表示支持之外，也提出了自己根据以往田野调查的经验所会有的疑虑，那就是进入这个行当的困难。因为目前医疗卫生体制存在着错综复杂的矛盾和问题，而这些矛盾与问题又和目前我们的政治和财政体制密不可分，这必然会使调查的深入障碍重重。而经验研究的成功，又取决于能否获得事实的真相。所以我告诉他，这个题目可以做，但是难度极大。没想到他就是用这种锲而不舍的精神，做成了对数个医疗机构的参与观察和百余个访谈并最终完成了这篇论文！我想，这其中的甘苦也只有他自己知道了。

　　现在，他想以这篇博士论文为基础加以增补和修订，出版自己的第一本学术专著，这让我很是欣喜。因为单就他论文中这些访谈资料就弥足珍贵，更不用说他在医疗社会学这一领域中由于沉浸日深，故而对目前的医疗卫生体制改革中存在的主要问题不说洞若观火起码也是了然于胸了，这不仅会增加他的专著的现实针对性，也会因其精辟的论述而增加该书的学术价值。细看本书的目录，已经彰显了他的写作意图，就是在医生职业与国家的关系之框架下，以医生这一职业法团自主性的变迁为线索，从以往的历史到目前转型的处境之尴尬，并揭示在现存体制下医生面对患者时因为法团自主性的缺失导致其行为的两大特征：医治过程中的逐利倾向以及医患关系恶化时的自保逻辑。由此，他提出了"延续的依附"等重要概念，这对我们理解国家与医生职业群体的关系以及目前存在相当严重的矛盾的医患关系，探寻医疗卫生体制改革的新的思路和可能的途径都会是重要的启发。

姚泽麟老师在学术上还正当年。然而他已经取得的成绩表明，他不仅方向明确，步伐坚定，而且还有很强的包容精神，能汲取他人的长处作为自己的学术营养，因而在学术道路上不断取得新的进步也是我们可以期待的事情。长江后浪推前浪，世上新人胜旧人，有这一条，我们的社会，我们的学科才能不断发展。因此，这也是我们做老师的最高兴与最自豪的一点。

是为序。

北京大学社会学系教授　杨善华

2016 年 11 月 2 日

序　二

几年前，在对中国大陆的医患关系进行田野调查期间，我目睹了各级职称医生的低落士气。高年资的医生担心自己年老时，可能不会再有"好"医生为他们诊治，因为现在最优秀的学生都不愿意学医。低年资的医生则抱怨自己收入低，而且还面临着被愤怒的患者攻击的风险。医生被大众媒体描绘为一个"不道德的"和攫取经济利益（money–grubbing）的群体。泽麟的书正是帮助我们理解中国医生处境的适时之作。此书在医学社会学和职业社会学的文献基础上，首次对改革后导致中国医生职业的严峻处境的结构性和制度性因素进行了综合分析。

本书开篇便提出了这样一个重要问题：为什么中国的临床医生总是在执业中违反他们的职业伦理，甚至这种"违反"已被当作"理所当然"或"常态化"，以致他们呈现在公众面前的是一个"不道德"的形象？本书强调，当整个医生群体而非单个医生被视为"不道德"时，其深层原因必然要到"结构"中去寻找，而绝不能归咎于个体的贪婪。通过对田野资料和文献资料的梳理，泽麟深入分析医疗机构的制度结构如何构成这些"不道德"的执业行为。他敏锐地指出，改革后的医疗机构是一个有着内在矛盾的结构：一方面，它很大程度上控制了医生的职业生涯；另一方面，却又依照"市场经济"的模式运行。这使得医生职业缺乏法团自主性，与此同时，自负盈亏的医院体制使得医生个人不得不滥用其临床自主性，例如医生为了经济收益而过度医疗。临床自主性的滥用导致公众不信任医生职业，医患关系的紧张程度不断加剧。为了保护自身免予"麻烦"，医生倾向于实施"防御性医疗"，但这更加剧了公众的不信任，这便构成了一个恶性循环。

泽麟的专著脱胎于他的博士论文。作为论文导师，我非常高兴地看到他的这项关于医生职业的研究从一些非常粗略的想法一步步演化为一部成熟的且令人印象深刻的作品。本书分析了医生职业在中国所面临的深层次的结构问题。书中的分析不乏洞见性，且将产生一定的影响。学术上，此书根植于扎实的西方文献，但又突出了中国情境中的特殊性，而这是现有西方文献无法完全解释的。本书是将既有文献和研究者的本土知识与观察相结合的一个例证。当然，其影响不会仅局限于学术圈。它还为政策制定者提供了一个理解问题根源的关键入口，也提出了缓和问题的合理建议。可以说，如果想理解当代中国的医生职业和紧张的医患关系，无论学生、学者还是政策制定者都不应错过本书。

香港大学社会学系副教授 陈纯菁（Cheris Shun Ching Chan）
2017 年 1 月于香港

目 录

表 目 录

图 目 录

第一章　导论

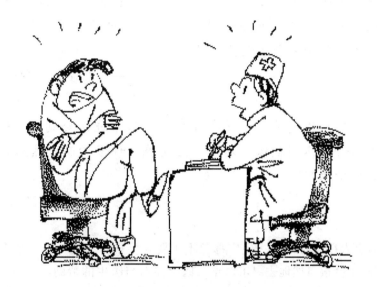

图1-1　医生与患者

医生：哪儿不舒服？

患者：看你不舒服。

——（白剑峰，2006）

"强盗通常只在晚上作案，医生却全天候抢钱；强盗风里来雨里去四处流窜，医生冬天暖夏天凉环境优雅；你把钱交给强盗是为了活命，你为了活命而把钱交给医生；强盗只能抢光你身上的财富，医生却能抢光你一生的积蓄；强盗只会逼你掏钱，医生却能逼你借债；你碰上强盗作案可以破财消灾，你碰上医生抢钱却得倾家荡

产；强盗作案时胆战心惊、小心翼翼，医生抢钱时理直
气壮、无所顾忌；强盗还怕你人多势众，医生却连警察
也照抢不误；你被强盗抢了可以报警，你被医生抢了只
能认命；强盗作案时把自己打扮成魔鬼，医生抢钱时把
自己伪装成天使；强盗抢光你的钱他逃跑，医生抢光你
的钱你滚蛋；强盗抢多了叫数额巨大得枪毙，医生钱抢
多了称贡献突出受表彰；你把强盗杀了叫正当防卫，你
把医生宰了叫违法犯罪；医生一辈子也许不会被强盗抢，
强盗一生中肯定会被医生抢；医生上辈子肯定是强盗，
强盗下辈子一定想做医生。"

—— （梅子，2007）

在与体制进行了多年斗争后，张维迎体会到，"中
国的好多体制就像一堵墙，上面挖了许多狗洞，然后让
我们钻狗洞"。

—— （李光，2011）

每个人在其漫长的一生中都免不了要与疾病打交道。当一个人得病
时，他/她会很自然地去寻求医学、医疗体系与医生的帮助。然而，本书
开篇的这幅漫画却道出了当下我国患者的矛盾心声：一方面，他们不得不
去医院或其他医疗机构，求助于医生；另一方面，与身着白大褂的这一专
业人士面对面却令他们非常不舒服，甚至这种"不舒服"很多时候超过了
疾病本身给患者带来的不适。

在现代西方医学的模式下，患者被期望将自己完全托付给素不相识的
陌生人——掌握专业知识的医生，而自己所要付出的就是耐心与信任（雷
祥麟，2003）。但我们的病人非但不向医生托付自己，反而在面对医生时感
到更加不适。是什么原因导致了患者面对医生时的这种五味杂陈的感受？

网上流传甚广的一首关于医生与强盗的对比的"打油诗"也许道出了
部分原因：在一部分人眼里，原本的"白衣天使"却成了"强盗"，而且
"白衣天使"们甚至比"强盗"还"强盗"："强盗作案时把自己打扮成魔
鬼，医生抢钱时把自己伪装成天使；强盗抢多了叫数额巨大得枪毙，医生
钱抢多了称贡献突出受表彰"。换句话说，医患互动中病人的不舒服，可

能来源于病人对于医生执业行为的不认同、怀疑，甚至否定：对面这位穿着白大褂的人、拥有医师头衔的人、号称白衣天使的人，是否真心在为我诊疗，从而使我能够尽快康复呢？在各种诊疗决策的背后是否隐含着某些不可告人的谋取经济利益的动机呢？医生开出这个检查单、化验单、处方甚至手术治疗的决定，除了为我驱散病痛，是否还有其他的一些目的呢？甚至，医生会不会只想着挣钱，而把为我驱散病痛的职业道德抛之脑后？总而言之，对面的这位专业人士是否真的如其职业伦理所宣称的，将病人的利益置于一切之上呢？

值得一提的是，刊登在《人民日报》上的漫画与网友写就的这篇"讽刺文学"几乎出现在同一个时段，前者出现在 2006 年，后者我们目前所能追溯到的最早出现的时间亦是 2006 年。这意味着就在这个时间点前后，我国社会舆论对于医生这一本应广受尊重的职业充满了质疑与不满。

问题是，为什么中国的医生在从事他们的本职工作——诊疗——的同时，还夹杂着其他非临床的考虑，甚至这些非临床的考虑凌驾于临床考量之上？应该如何解释患者对医生的这种怀疑与不信任？[①] 在公众的眼中，本应救死扶伤的医生为什么会被赋予比"强盗"还"强盗"的恶魔形象？是否如一些人所说，某些医生在市场经济的大潮中迷失了方向、丧失了职业道德、走向了唯利是图（如仲实，1982）？

这种"道德解释"经常充斥媒体和网络中，其看似合理，但忽略了一个基本事实，即并非"某些"或"部分"医生在考量着经济利益，大部分医生都有类似的行为逻辑与行为事实。难道说是整个医生职业队伍都没有职业道德？这显然不可能。因而，这不是道德滑坡或职业伦理教育不扎实能够解释的。我们可能要从医生执业的制度和体制方面去寻找原因。在这一点上，著名经济学家张维迎关于我国体制与制度的"墙"和"狗洞"的比喻或许为我们思考上述一系列问题提供了一些启示。按照他的说法，不恰当的体制在很多时候成了阻碍行动的一堵堵"墙"。与此同时，这些墙上却有一些有意无意的制度安排即"狗洞"，"聪明"的我们发现通过"钻狗洞"可以促成行动、达成目的。否则，我们只能望"墙"兴叹。因而，中国社会中存在大量"钻狗洞"的行为。之所以张维迎将其称为"狗洞"，笔者揣测他大约是想表达这些制度安排在合法与非法之间，那种灰色的、边界模糊的属性。"钻狗洞"当然是不光彩的，有时候甚至是不

---

① 笔者在书中会分析，并不仅仅是单方面的患者对医生的不信任，事实上，这种不信任是相互的。也就是说，在医患关系中，医生对患者也缺乏信任。

合法的，但是身处体制当中的人们却不得不钻。问题在于，这样的分析思路是否也适用于医生群体呢？

中国当下的医疗卫生体制所存在的问题，常常被通俗地概括为"看病难"与"看病贵"两个方面。然而，这仅仅是对于需方，即普通老百姓而言的医疗体制问题。而对于医疗服务的供方主体，即临床医生，中国的医疗问题究竟意味着什么？现行的医疗卫生体制究竟存在什么样的问题？这个体制中有没有"狗洞"的存在？医生是否真的不幸被张维迎所言中——他们在日常工作中不断钻着体制墙上的"狗洞"？当下紧张的医患关系是否正导源于医生的"钻狗洞"行为？供方的这种处境反过来又如何影响"看病难，看病贵"问题？倘若我们现行的医疗卫生体制真的存在"狗洞"，而医生又真的在钻，那么我们又该如何去破解这些"狗洞"以促进医疗卫生体制的改革、医疗环境的改善，以及和谐医患关系的构建呢？

第一节　城市医生：一个"不道德"的职业群体？

2009年4月28日，《中国青年报》刊登了一篇由该报组织的关于当代中国社会中各个行业的职业操守的调查报告。结果显示（见表1-1），医生被认为是丧失职业操守最严重的群体。超过万人的受访者中，有多达74.2%的人认为医生缺乏职业操守（见图1-2）。当被问及哪个职业丧失操守的后果最可怕时，医生同样是"冠军"，这一项回答选择医生的被访者高达82.4%（李颖、黄冲，2009）。

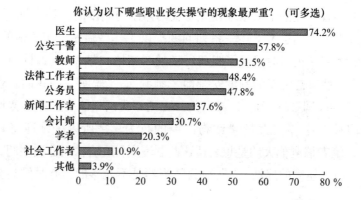

图1-2 《中国青年报》有关职业操守的调查结果

资料来源：李颖、黄冲，2009。

　　无独有偶，2010 年 11 月 23 日，《环球时报》所属的环球舆情调查中心发布了名为"中国职业形象网民态度调查"的报告。近 1200 个应答者对 23 类社会职业进行了打分，结果显示（见表 1-1），医生的职业形象排在倒数第三（最差的是"机关事业单位领导"），其得分不满 60 分（100 分制），惨列"中国社会职业形象排行榜"第四等级（最末级）。而网民评价职业形象的最主要依据是"从业人员自身素质"（包括职业道德等），此依据的提及率为 62.4%（环球网，2010）。

表 1-1　　　　　　　　　　　中国社会职业形象排行榜

职业类别	职业形象得分	排名	职业形象等级
工程技术工人	83.4	1	第一级
农民	83.0	2	第一级
工程师、技术人员	82.4	3	第一级
科学研究人员	80.2	4	第一级
军人	79.3	5	第二级
安全保卫和消防人员	75.8	6	第二级
居民生活服务人员	73.9	7	第二级
运输业服务人员	72.5	8	第二级
宗教从业者	69.6	9	第三级
文学工作者	68.7	10	第三级
教育工作者	68.2	11	第三级
体育工作者	68.0	12	第三级
饭店、餐饮、宾馆、娱乐业服务人员	66.4	13	第三级
其他艺术工作者	64.3	14	第三级
商贩	63.7	15	第三级
法律专业人员	63.0	16	第三级
媒体从业人者	62.6	17	第三级
金融业从业者	62.3	18	第三级
普通公务员	61.4	19	第三级
企业管理者	61.0	20	第三级
医务工作者	58.7	21	第四级
演艺界工作者	54.1	22	第四级
机关事业单位领导	53.5	23	第四级

资料来源：环球网，2010。

这两项相隔一年的媒体调查报告虽不是通过严格意义上的社会学调查得出的结果,但却在很大程度上反映了我国医生职业的公共形象危机:作为一个高度专业化的职业群体,他们的职业声望正在急速下滑。他们与在西方国家和我国港澳台地区的同行不同:在那些地方,医生的收入颇高,相对来讲,也更受社会公众的尊重。但在当下的中国,医生竟然被公众认为是丧失职业道德最严重的职业群体之一,其高尚、纯洁、受人尊敬的公共形象已不复存在。而今的老百姓一谈到医生,想到的可能是不负责任、一味逐利、唯利是图、不能信任……

这种形象危机在过去十几年的新闻报道中也可见一斑。笔者未对新闻报道做一个精确统计,但就直观感受而言,多数的报道都在传递这样的意涵:(1)医生并没有把病人的利益放在第一位,而只顾挣钱创收,由此丧失了最起码的职业道德。(2)医院并非救死扶伤的神圣之地,而成了"狠宰"病人的恐怖场所。(3)医患关系急剧恶化,双方互不信任。"医闹"时有发生,而且频率似乎还在升高、冲突还在加剧。为了"维权",愤怒的病人、病人家属甚至职业"医闹"在医院悬挂横幅、设置灵堂、焚烧纸钱。他们还长期占领医院办公室甚至病房,这些空间于是变成了医患冲突的战场。在这种具有中国特色的冲突中,"不道德"的医生被辱骂、被殴打、被伤害,甚至被杀害。于是,某些医务人员戴着钢盔去上班的情形便不足为奇了(郭松民,2006)。而据《南方周末》统计,2000—2013年,媒体至少曝光了150起医疗暴力事件,其中30多起致人死亡,作案工具包括马刀、宰羊刀、水果刀、铁锤和斧头。但这仅仅是被媒体报道的案例。中国医院协会2012年进行的一个调查显示,全国有96%的医院有医生遭到过语言暴力,遭遇过身体暴力的超过六成(刘俊、刘悠翔,2013)。(4)导源于以上种种乱象,医学院便出现了招生难现象,以往热门的医学专业被冷落,甚至连名牌医学院也不能幸免(黎蘅等,2007)。

由此可见,当下的城市医生似乎已经被普遍认为成为一个"不道德"的职业群体,从而遭遇职业危机。然而,在医生们被普罗大众认为"任性而为"的同时,医生群体却不断发出集体"诉苦"。中国医师协会分别于2002年、2004年、2009年、2011年和2014年五次在全国范围内向执业医师发放问卷,调查他们的执业状况。2009年与2011年的调查结果(有效问卷数分别为3182份和3704份)显示,医师非常不满于自身的工作环境与工作状态。2009年的调查数据表明,在被调查的医师当中,认为医师执业环境"良好"和"一般"的分别为7.44%和28.9%,而选择"较差"和"极为恶劣"的则分别达到39.57%和24.04%。2011年的调查显示,48.51%的被调查者对当时的执业环境不满意,而满意的比例仅为19.02%(中国医师协会,2015)。

中国医师协会还特别询问了被调查人这样一个问题,即是否愿意子女选择医师作为将来的职业。最近三次的调查数据都显示,医师不希望自己的子女从医的比例一直维持在一个较高的水平,2011年这一比例更是高达78.01%,而希望自己的子女从医的比例在该年跌到谷底,仅为6.83%。尽管2014年不希望子女从医的比例较之2011年有明显下降,但仍高于2009年(见表1-2)。这意味着被调查的医生对自己所处的医疗环境、工作压力、医患关系等的感知都不甚满意,导致其反对子女在长大后从事与自己一样的职业(中国医师协会,2015)。

表1-2 医师希望自己的子女从医的比例 单位:%

年份	希望	不希望	无所谓
2009	9.9	62.49	28.11
2011	6.83	78.01	15.16
2014	15.69	64.48	14.7

数据说明:表中数据来自中国医师协会发布的《中国医师执业状况白皮书》,但原表中2009年和2014年的合计并非100%。

医生之所以被认为丧失职业操守,其核心原因乃是他们被公众认为将经济利益置于患者利益之上。既然医生"任性"地追求经济利益,其结果应该是医生们对自己的收入状况比较满意。然而事实却与之相反。在2009年的调研中,被调查的医师中认为医生的收入和教师相比较差和很差的已占到77.53%,持平的占16.95%,认为优于教师的仅占5.53%。高达91.90%的被调查医师认为自己的付出与报酬不相符,而这一数值在2011年更升高到95.66%(其中选择"很不相符"的比例高达51.00%)。在2014年的调研中,65.9%的被调查医师对自己的收入不满意(包括"很不满意"和"不满意"),其中选择"很不满意"的比例为19.1%(中国医师协会,2015)。这些数据给我们一个这样的印象:医生的收入与他们的工作付出非常不成比例,而且他们挣得并不多,不要说与国外的同行相比,就连与国内的教师相比都存在距离。总之,医生收入不高,他们对此非常不满意。

综上所述,一方面,城市医生认为自身的执业环境太过恶劣,他们对医疗环境、医患关系都非常不满,他们也抱怨自己的付出与回报不成正比、其收入实在太低，这使他们不能如西方同行一样体面地生活；而另一方面，医生却被普罗大众认为"不道德"，他们丧失起码的职业操守，为了追求自身的经济利益而置患者的健康利益于不顾。老百姓相信，医生其实过着相当体面的生活，只不过那是以牺牲病人的利益为代价而实现的。那么问题来了：为什么被外界认为通过医疗服务获取了相当数量的经济利益的医生，却对自身的收入抱有这么大的不平和不满呢？这看似吊诡的"罗生门"该如何解释呢？如果我们循着张维迎对我国体制的批评，一个可能的解释便是，医生的执业过程中，在遵循其职业操守方面，他们遭遇了很大的困难，这种困难已经大到他们中的大多数不愿意自己的下一代再继续从事这一职业，而近乎一半的人甚至想离开医疗行业。笔者认为，这也许集中体现在这样一种两难困境中：医生如果想要生活得体面，就必须"不道德"，即他们一定要以牺牲职业伦理和病人利益为代价来赚取"额外"的经济利益；否则，他们的合法收入就真的很低。但是，为什么牺牲了职业道德和病人利益，医生就能获得"额外"的收入呢？也就是说，为什么医生在日常执业活动中要不断违反其自身所宣称的崇高的职业伦理，以至于这成为一种常态？这样的一种执业状态是如何产生的？为什么这样一种缺乏合理性的执业方式能够维持这么长时间？这种执业方式又对我国的医疗服务递送和医患关系产生了什么样的影响？

　　要回应和解答上述的一系列问题，仅仅考察直接表现出来的、最易为人所关注的医疗服务提供者与使用者之间的关系（也即医患双方）是远远不够的。而且，对于医患关系的考察还存在落入这样的陷阱当中的危险，即我们往往天然地将患者一方视为"弱势群体"，医生因为掌握专业知识而享有权力，因而医患关系显而易见就是强者对弱者的关系，而我们就需要采取更多的措施来抑制强者、保护弱者的权益。然而，这简单化了医患关系中间的复杂性，且未考虑到医患关系实际上嵌入在医疗卫生体制和整个社会经济文化的环境中，而这些宏观的背景因素都会对医患关系产生深远的影响。

　　既然我们要考察的是现行的医疗卫生体制对医生的执业行为的影响，那么我们就不得不将国家纳入到本书的分析当中，因为医疗卫生体制的制度设计与运行均有赖于国家这一关键的行动者。如此，本书的研究问题也初步浮现：作为一个职业，中国城市医生群体与国家究竟是怎样的关系？国家通过怎样的制度设置导致了医生的执业现状？

第二节　职业与国家：一个简短的文献综述

在职业社会学中，医生与律师通常被视为最典型的职业（Profession）。不过，无论作为学理上的一个社会学分析概念，还是在日常用语中指涉现代社会中的一些特殊行业（Occupation），从西方引入的"Profession"一词在中文当中并没有直接对应的词汇。在中文中，Profession 通常被翻译为"职业"或"专业"。本书不特意区分职业与专业，但主要使用"职业"一词。尽管 Occupation 亦被翻译为"职业"，但为避免歧义，本书都将 Occupation 翻译为"行业"。

一　职业自主性的内生性观点

职业的出现与现代社会的劳动分工和资本主义的发展有着密切的关联。然而，认为职业就是劳动分工的直接成果，则把问题简单化了。事实上，在职业社会学中，有关职业产生与发展的原因，以及更为根本的，究竟何为"职业"的问题一直争论不休。在早期，关于职业界定的"属性取向"一直支配着职业研究领域（Johnson，1972；Greenwood，1988；刘思达，2006）。这一研究路径试图探究职业的特征，以此区分职业与一般行业。譬如，Goode（1957）在其论文中就列举了成熟职业的十项特征，其中"长期的、专门化的对于某一抽象知识的训练，以及集体的或服务的取向"是职业的两个"核心特征"。同一时期的 Parsons 亦采取同样的方法来界定职业。为了将职业与其他普通行业区分开来，Parsons 也归纳了职业最基本的标准，其中他亦最强调职业成员需要严格的专业训练，以及需以对社会负责的态度来应用专业知识（Field，1991）。

这种试图归纳与总结职业属性的研究取向之后遭到了其他社会学家的强烈批评与巨大挑战。专业人士的确应该接受过系统精深的专业教育，也应该具有服务他人的价值取向。但正如 Freidson（1970）批评的："那究竟需要多久的专业训练才算是合格呢？"因此 Freidson 认为，追问要接受多长时间的训练才称得上是一个合格的专业人士，不如思考谁有权力来决定专业训练的时间长短与具体操作。而且，属性取向本身亦未能找到一个公认的"答案"或"结论"，因为不同学者常常提出相去甚远的职业特征，他们之间从来没有就职业应该具有哪些属性达成过一致（Willerson，1964）。

在此意义上，Freidson 的《医学职业》一书（1970a）是"对医学的分析的突破"（Larson，1977）。在这本对职业社会学来讲具有划时代意义的书中，作者认为"将职业与其他行业区分开来的唯一重要且共通的标准就是自主性的事实（the fact of autonomy）———一种对其工作的合法控制的状态"（Freidson，1970）。医学职业能够排除来自外界的干扰，其成员在他们的执业过程中能够自己决策。比如，医学职业拥有决定谁有资格加入这个职业并向客户提供服务的权力。而在诊断与治疗时，除了医学知识和病人病情之外，医生不用考虑也不应该考虑其他的因素，他只需要凭借其专业知识，从病人的利益出发做出诊疗的决定。

为了考察职业自主性，Freidson 区分了职业工作的两个方面：工作条款（the terms of work）与工作内容（the content of work）。他把"工作条款"定义为关于职业工作的各种条件，主要包括社会和组织条件、经济条件。前一种主要涉及工作环境，即医生的工作是如何被组织起来的。经济条件主要包含了三个方面：职业收入、补偿方式（如按服务收费、工资、按人头收费）以及补偿来源（如国家财政、强制保险、商业保险、自费等）。作者特别强调"有关工作的经济方面的条款对职业的表现有强烈的影响"（Freidson，1970a）。而工作内容则指的是"被假定使专业知识具体化的活动"（Freidson，1970a）。Freidson 以这个概念来探讨医学知识如何被医生用来解决病人的疾病问题。而在本书中，我在最直接的意义上使用"工作内容"这一概念，即医生关于诊断与治疗的决策。

由此，Freidson（1970a；1970b）区分了两种类型的职业自主性：经济和政治上的自主性（the economic and political autonomy）；技术或科学上的自主性（the technological or scientific autonomy）。这两种自主性可以粗略地分别对应"工作条款"与"工作内容"。在这两种自主性中，"技术自主性"处于核心地位，因为这是职业所特有的（Freidson，1970a）。他宣称"只要一个职业在劳动分工中不被其他的行业来评判其表现，也不被其他的行业所控制，那么对工作的社会经济条款的缺乏控制的状态并不会改变其作为一个职业的基本性质"（Freidson，1970a）。因此，核心是技术自主性，对医学职业来讲，那就是临床自主性。在此意义上，Freidson 所谓的"自主性"非常类似于 Larson（1977）的"自行决断的自由"（discretion）（Frenk & Duran - Arenas，1993）。

为了证实这一判断，Freidson 比较了三个国家的医学职业——美国、英国和苏联。美国的医生无论在社会经济方面还是技术方面均享有巨大的职业自主性，很重要的原因是美国医学会（AMA）非常强大，很多时候

能够成功抵制国家对医学职业的干预。在英国,国家建立了国家卫生服务
(NHS),大量的医生都是国家雇员。苏联的医生在雇用方面看起来与英国
医生非常相似,但二者存在实质上的差别。在英国这一典型的福利国家
里,医生保有开设私人诊所和加入私立医院的权利,他们可以同时在两种
体系内执业;但在苏联这个社会主义国家,医生"似乎完全是国家的一个
创造,因为他们在社会政治方面都依赖于国家",在那里,任何形式的私
人医疗机构都是禁止的。然而,Freidson 宣称,即使在苏联,医生都是社
会主义国家的雇员,他们都在公立组织中工作,但他们在很大程度上仍然
保有对他们临床工作的控制(Freidson,1970a)。在另一本书中,Freidson
(1970b)重申了他的这种"职业支配论":

> 显然,医生在经济与政治上的自主性在不同的国家有所不同。然
> 而,看起来不变的是医生在技术或科学上的自主性,因为在任何地
> 方,这个职业都似乎被允许自由地去发展其自身的知识领域、去决定
> 什么是"科学上可以接受"的操作……因此,职业并不是在每个地方
> 都控制着他们的工作条款,但却控制着自身的工作内容。

二 职业与国家的关系

然而,在 Freidson 关于职业自主性的论述中,实际上存在一个巨大的
张力:如果职业要与作为"外行"的客户打交道,且如果职业必须为其所
属的社会所认可与接纳,那么,职业如何能免予客户与其他外在势力的干
涉而保有自主性呢?职业权力和职业支配来源于哪里呢?一方面,Freid-
son(1986a)宣称职业权力源于正式知识;另一方面,他又确信职业权力
并非绝对,因为"国家拥有对其他所有一切的最终主权(Sovereignty),
它只是有条件地赋予某些团体以自主性"(Freidson,1970a;1970b)。这
里我们似乎体察到了 Freidson 自身论述中的矛盾。

也许 Frenk 和 Duran-Arenas(1993)的政治—经济框架能够帮助我
们更好地理解 Freidson 的医学职业理论的局限(见表 1-3)。根据这个
框架可知,Freidson 主要聚焦在支配和自主两个维度,也就是职业的内
部关系。他并没有对外部因素,比如职业与国家的关系投入足够多的注
意力。

表 1 – 3　　　　　　　　　　　分析职业的政治—经济框架

分析维度	关系类型	
	内部	外部
政治	与其他行业的权力关系：支配	与国家的关系：法团代表主权
经济	对服务提供过程的控制自主	服务与执业者的市场结构独立

资料来源：Frenk 和 Duran – Arenas，1993，表 2. 1。

笔者认为，Frenk 和 Duran – Arenas 对 Freidson 的批评虽然正确但却不够准确。事实上，Freidson 从来没有忽略过国家和其他外部势力对职业自主性的作用。对他来说，职业权力必须受到社会和政治力量的认可、接纳和授权，但外部势力的作用也仅此而已。作为最重要的外部势力，国家也许在职业的建立过程中扮演了一个关键的角色，因为它保障了职业的垄断。不过，一旦职业已经成型，国家便成为只是为职业支配提供源源不断的支持的一个工具而已，其是否以及究竟如何影响到职业工作和职业的技术自主性，Freidson 都未能触及（1970a，1970b，1973，1980，1983，1984，1986a，1986b，1994，2001）。

相似的论断也出现在 Larson（1977）的《职业主义的兴起》一书中。她下结论说国家是保障职业化所需的一系列条件中的基本条件。Abbott（1988）的《职业体系》是另一个例子。他将国家只看作是职业外部的"听众"，它聆听着职业对其管辖权（Jurisdiction）的宣称。"换句话说，国家在职业体系中是一个环境性因素，它是一个由立法机关、司法机关和行政机关或计划结构（Planning Structure）所构成的外部能动者。"（Abbott，1988）借用 Byong – Hee Cho（1988）研究韩国医生职业时的论断来说，在这些涉及医学职业的研究中，"国家被认为是一个外在的能动者而非在医疗体系内有力的行动者"。

所以，问题不是 Freidson 忽略了国家等外部势力，而是其倾向于发展出一个关于职业自主性的内生性概念（刘思达，2006）。他严格限制了外部势力的作用，包括国家对职业可能的影响程度。尽管他在后来的研究中对其之前的观点稍作修改，但他仍然坚持认为医学职业在很大程度上免予外部势力的控制（Freidson，1984，1986a，1986b，1994，2001）。这种对职业自主性的内生性观点就建基于 Freidson 对经济/政治和技术/科学自主性的区分。他相信，国家对经济/政治自主性能够施加某些影响，但绝不可能影响后者（Freidson，1970a，1970b）。无论是在美国、英国还是苏联，医生都"保留了根据医学知识的标准进行诊断与处方，以及由其同事而非外行来评价的权利。这自然是职业自主性的核心……"（Freidson，1970a）

这种立场自然招致了后来学者的尖锐批评。比如，在将职业视为"一种控制行业的方式"而非一个特定的行业（Johnson，1972）的基础上，Johnson就集中讨论了职业与其他外部势力的关系，代表了从职业权力的内生性观点向外生性观点的转折。Johnson强调，为了理解"职业主义"——一种控制行业的形式，我们就必须理解生产者与消费者的关系，因为这是现代高度专业化的社会中职业主义所包含的最核心的不确定性。从这一关系出发，Johnson（1972）提出了关于"解决生产者—消费者关系中的张力"的三种理想类型。第一种是"学院式控制"，意为生产者定义消费者的需要以及如何满足这些需要。换句话说，这就是"职业主义"，在这种形式中，职业获得了服务提供的自主性。第二种是"赞助式控制"，意指消费者来定义他们自己的需要和满足需要的方式。第三种是"调节式控制"，在这一形式中，第三方拥有定义客户的需要与满足方式的权力。这又可以细分为两种类型：资本主义（市场）调节和国家调节。前者是资本主义企业家干预生产者—消费者关系，而后者则是由国家取代这一角色。

第一种控制非常类似于Freidson的职业自主性概念和功能主义者所谓的自我控制概念（Parsons，1954，1968；Rueschemeyer，1972，1983）。相比之下，在另外两种模型中，职业自主性被客户和其他的行动者削弱了。然而，对于Johnson来讲，国家仍然只是一个第三方，它只是调节职业与其客户之间的关系。而且，Johnson并没有详细说明国家如何调节或控制职业以及它们与消费者的关系。

除了Johnson之外，其他学者对这种职业支配论亦提出了批评。比如，在其那本影响深远的书中，Abbott（1988）强调对两种自主性的区分同外部权力和资源对医生临床实践的真实效果相悖。Light（1995）也主张预算和其他的制度设置会对职业工作的技术方面产生深远的影响。所以Light指出（1995）："Freidson将技术自主性和社会—经济依附区别开来是天真幼稚的。"

对于职业支配论更直接的挑战则来自西方社会的现实变化。"二战"后，由于福利国家的兴起，国家日益干预医疗和医学职业事务。医学经历了一个短暂的黄金时代（Hafferty & Light，1995），之后便逐渐消逝。即使在美国这个医学职业支配着医疗服务的提供的国度里，政府也开始介入到

医疗领域以保证服务获得的公平性和控制不断上涨的费用（Starr, 1982;
Light, 1993; Scott et al., 2000; Moran & Wood, 1993; Haug, 1988; Lar-
kin, 1988; Light & Levine, 1988; Mickinlay, 1988; Stoeckle, 1988; Wo-
linsky, 1988）。正如 Wolinsky（1993）所指出的，医学职业的执业环境已
经发生了剧烈的转变。由于几个外部势力的挑战，尤其是国家越来越多的
干预，职业自主性已经被侵蚀。就连 Freidson（1984, 1985）都承认"职
业控制的本质"因为"职业控制的正式化"而发生了变化。正如他
（1985）所说：

> 医学当中的游戏规则已经发生了巨大的变化，由此引起了医学职
> 业的成员之间的关系的重要改变，这种改变既发生在他们在工作场所
> 中的竞争，也发生在他们工作中的互动，这种改变在大型、复杂的机
> 构中显得尤为突出，而这些机构在财政上是从属于国家的。

这些剧烈的变化使得先前占统治地位的研究取向不再靠谱，职业社会
学必须正视国家在职业事务中的作用。如上所述，之前的社会学家认为国
家在职业活动中只是一个非常消极的角色。无论是在有关职业化的功能理
论（Carr – Saunders & Wilson, 1933; Parson, 1954, 1968）还是结构理论
（Wilensky, 1964; Millerson, 1964）中，职业的形成都被看作是一个自然
而然的过程，所以国家在其中的角色可以被忽略。在晚近的研究中，对市
场控制理论（Larson, 1977; Berlant, 1975）来讲，国家被认定为一个助
推器（Facilitator），而在管辖权冲突理论（Abbott, 1988）那里，国家只
不过是职业对其管辖权的宣称的聆听者而已（刘思达, 2006; Liu, 2009,
2011）。

1985 年，Evans、Rueschemeye 和 Skocpol（1985）出版了《找回国
家》一书，极力提倡国家应该被置于社会科学研究的中心。国家中心论的
兴起当然与西方世界独特的历史路径密切相关。"二战"前，学者们都相
信社会发展的主要动力来自市民社会和市场，而非"过时的、早已被取代
的君主制和贵族制国家"（Skocpol, 1985）。"二战"后，伴随着"凯恩斯
革命"，国家在各个领域变得日益积极和活跃。因此，国家理应被带回到
社会研究当中，而现时"新出现的重要研究是要检查国家形成与现代职业
的关系，以及专业知识在公共政策领域的应用"（Skocpol, 1985）。所以，
"一项全面的分析需要考察国家的组织机构和利益，需要详细说明社会经
济集团的组织与利益，还需要调查国家与社会行动主体间的互为补充以及

相互冲突的关系"（Skocpol，1985）。

因应这一趋势，社会学研究中出现了一些采用国家中心论的视角关于医学与其他职业的经验研究（Rueschemeye，1973，1983；Johnson，1982；Torstendahl & Burrage，1990；Hafferty & McKinlay，1993；Johnson、Larkin & Saks，1995；Krause，1996；Jones，1991）。然而，正如刘思达（2009）所指出的，"这些研究不是笼统的历史勾勒就是抽象的跨国比较"。因而，详细分析医学职业与国家在一种特定的政治、经济和社会情境中的互动关系是有意义的。

不过，当把国家带回到职业分析的中心时，我们却需要警惕这样一种预设：国家与职业之间是紧张与冲突的关系。也就是说，国家干预得越多，职业的自主性就越少；反之亦然。Johnson 批评说，如果秉持这样一种预设，就会造成如下的后果："作为一个历史过程，在职业化的故事中，国家干预经常被视为一个主要的障碍物，用来解释为什么某些行业不能获得完全的职业主义地位。"（Johnson，1995）他断言，现有的关于国家与职业关系的研究都"经常被依赖于干预/自主二元对立的分析所束缚"。他极力反对"无处不在的关于国家/职业的关系的论调，因为这种论调认为这是两个可以重构的（Reconstituted）、连贯的（Coherent）、深思熟虑（Calculation）的政治实体之间的关系，国家试图干预，而职业寻求自主性"。在他看来，"如果职业被看作尽力最大化自身的自主性，那么国家就被认为是不断地通过社会，也包括通过职业延伸其控制体系（Apparatus）"（Johnson，1982）。

通过重新检视英国职业形成与国家建设的历史过程，Johnson 否定了国家与职业之间的二元对立关系。取而代之，他构建了一个关于二者关系的"浮现主题"（An Emergence Thesis）："职业是作为国家形成的一个条件而出现的，而国家形成也是职业自主性的一个主要条件"（Johnson，1982；Liu，2011）。所以他断言，"各个职业的管辖权的建立，比如医学、精神病学、法律和会计，都由政府的问题所引起，并且从至少 19 世纪初叶开始，这些管辖权就是政府规划和政策的产物。在国家与社会截然分开的那段时期，初生的职业还远未获得自主性，它们是国家形成过程的一部分"（Johnson，1995）。之所以下这样的判断，一个重要的原因就是职业与国家常常互相依赖：不仅职业需要国家的认可、支持和保护，而且国家也需要"依靠独立的职业来保障治理的能力和治理的合法化"（Johnson，1995）。

事实上，除了 Johnson，这一洞见亦为对意大利（Krause，1988）和英国（Larkin，1988；Klein，1990；Lewis，1998）的医学职业的研究所确证。这些研究认为职业的支配是"通过国家以及与国家的合作"（Henderson，1993）而获得的。而且，Light（1995）对德国医学职业的研究也表明，该职业的兴起获得了军国主义独裁政府的巨大帮助。徐小群（2007）对民国时期的"自由职业者"的研究也提供了令人信服的证据，表明职业与国家是互为依靠的（下文详述）。所有这些研究在一定程度上均扫除了国家干预与职业自主的二元对立预设，从而为引入一种新的关系思维留下了空间。

因此，当探究国家与职业关系的时候，我们必须将二者及其关系置于具体的历史和社会情境当中，同时摒弃那种国家与职业相互矛盾和对立的假设。

第三节　分析框架与研究问题

根据以上简短的文献综述，职业社会学领域现有的大部分研究存在两个明显的缺陷（Johnson，1972；Torstendahl & Burrage，1990；Hafferty & McKinlay，1993；Johnson，Larkin & Saks，1995；Light，1995；Jones，1991；Krause，1991；Hoffman，1997；Liu，2009）。其一是时间问题，职业社会学的主流视角和理论均建基于医学职业在"黄金时代"的情形。其二是地域问题，因为大部分的研究关注的都是英美社会的医学职业。英美医学职业被视为职业研究的理想类型（Light，1995）。正如 Krause（1996）在批评 Freidson 所指出的："我们要特别注意 Freidson 的著作都处于抽象而又演绎（deductional）的层次，他并没有历史地看问题，他几乎所有的研究都建立在一个国家的一个职业基础之上——1950—1965 年的美国医学，他并没有做比较研究。"

显然，第二个问题更为致命，有的学者批评这是种族中心论（Ethnocentricity）（Macdonald，1995）或种族主义（Ethnocentrism）的表现（Jones，1991）。逐渐地，后来的职业研究扩展到西欧国家，比如法国、德国和意大利。在这些社会中的医学职业已经非常不同于根植在英美社会的职业的理想类型。这是 Collins（1990）为什么区分两种医学职业的原因：一种是英美模式，另一种是欧陆模式。之后，学者们又发现了第三种类型：前社会主义国家的医学职业，譬如苏联、捷克和匈牙利。为此，Krause（1991）构建了一个类型学，以美国、西欧和东欧为例，来分别代表“国家与资本主义公司的权力相对于职业逐渐增长”的类型，“（国家与资本主义和职业）僵持”的类型，以及“相对于国家与共产党，职业在权力、凝聚力、群体自主性等方面缓慢增长”的类型。

不过，职业这一概念能否被应用于各种社会形态？这种疑问或者说应用上的困难源于对“职业化”的错误认识，即认为职业化是“一种单向度的现象”。然而，“一种关于职业化的一般理论应该是由对支配、自主、主权和独立等过程的因果关系的详细说明而构成的”（Frenk & Duran‐Arenas，1993，见表 1 – 3）。所以，每个国家的医学职业可能都会有其独特的关于支配、自主、主权和独立等方面的组合。

因此，职业的概念可以应用于社会主义国家，尽管在这些国家中职业由于所处的环境比较特殊而导致这四个方面的组合形式与其他国家的职业迥异。毫无疑问，“较之资本主义或混合经济国家，社会主义国家在社会生活的组织方面具有一个更为广阔、更为开放，以及更为中心的角色”（Jones，1991）。在这些社会主义国家中，生产工具为国家所有或公有。在这样的环境下，专业人士变成了国家的雇员，他们不再“自由”。而且，“国家的重要性远远超出其作为一个雇主的角色，因为国家形塑着所有行业大致的工作环境”，包括政治与意识形态环境、教育，以及其他专业工作的条款（Jones，1991）。

回到医学职业。Field（1988；1991；1993）将其研究的苏联医生概括为“医学职业的驯化”。作为社会主义国家的雇员，他们被禁止私人执业，医学职业在各个方面都依赖国家，因为社会主义国家控制了所有的资源，并通过中央计划经济体制对这些资源进行分配，所以医学职业变成了“国家的一个工具”（Field，1991）。除了要向公众递送医疗服务，社会主义国家的医生还扮演着社会控制的角色。比如，他们严格控制着病假条的发放以确保生产和建设不被打断（Field，1993）。换句话说，集体的利益而非病人个人的利益是医学职业的首要关注点（Field，1988，1991，1993）。用 Johnson（1995）的话来说，社会主义国家雇用的医学职业可以被视为“国家治理的一个延伸”。

然而，正如笔者在文献综述中所说，如果将职业与国家做一个二元对立的分析，那么我们认识的医生职业与国家的关系就会产生极大偏颇。因此，仅仅认为医学职业是社会主义国家的工具，就绝对简单化了国家与职业之间的关系。Field（1991）自己就将苏联的医学职业称作一个“混合”的行业群体（The Hybrid Profession），以指称这个职业拥有一定程度的临床自主性但却丧失了法团自主性（Corporate Autonomy）。在这个曾经是世界上最大的社会主义国家里，任何独立的职业与职业协会都是不允许存在的。但同时，医学职业又是一个"科层化的职业"（Field，1988，1991，1993）。之所以用这样一个称呼，Field 是想表达一个不同于西方社会医学职业的权力来源路径。在西方，通常来讲，医学职业的权力来自他们的专业知识以及病人在情感上的依赖（Starr，1982）。但在社会主义国家，医学职业获得了一种额外的权力——这种权力来自职业的科层化。Field 认为，社会主义政权将一部分科层权力让渡给了医生以弥补他们从属于"一个等级和专制的结构"后的损失（Field，1993）。

对捷克与前捷克斯洛伐克的医生职业的研究也达至了相似的结论（Heitlinger，1991，1993，1995）。"社会主义医学在财政、工作场所的提供、医疗供给、医疗设备、顾客、工资、执业许可以及顺从的其他卫生人员的充足供应等方面，都依赖于国家。国家通过财政和立法或者行政等手段决定卫生服务的组织架构，以及谁应该获得这些服务，并应遵循怎样的先后顺序获得服务。"但医生个人"通常在如何治疗他们的病人以及如何执业等方面保有自由"（Heitlinger，1993）。他们的权威不但来自专业知识，也来自他们所在的组织（Heitlinger，1995）。于是，医学职业依然享有很大程度的临床自主性和对病人的专业权威。这一判断与 Field（1988，1991，1993）研究苏联医生时所得出的"科层化职业"（Bureaucratic Profession）的结论如出一辙。

显然，Field 和 Heitlinger 的研究建基于 Freidson 对技术/科学与政治/经济自主性的理论区分：一方面，医生几乎没有什么政治自主性，他们没有权力去定义他们自己的工作条件和经济利益；另一方面，在向病人提供医疗服务时，他们却有很大的技术自主性。这样的论调受到了 Hoffman（1997）的严厉批评。依据 Freidson 的思路，她在研究捷克医生职业时重新定义了两种自主性：法团自主性和临床自主性。前者指"组织起来的职业群体定义有关自身工作的社会和经济条件的政治权力"，而后者则指"对工作场所中决策的控制"（Hoffman，1997）。她强调，临床自主性不仅是指医生对医学知识的掌握，更是指在临床决策中不受外部势力的干扰，从而能够完整应用这种知识。对一个职业来说，技术自主性不仅仅是"一个功能上的需要，它也导致了一定程度的法团自主性"（Hoffman，1997）。而且，在批驳 Freidson 的基础上，Hoffman 进一步指出，法团自主性和临床自主性是不能分离的，两者是密切相关和相互作用的。在社会主义捷克，由于医生在很大程度上丧失了法团自主性，这一职业经常面临着医疗资源不足的尴尬处境，导致其面对患者时经常捉襟见肘，无法充分应用其知识展开诊疗。而且，作为国家机器的一部分，医生还充当着社会控制者的角色，他们对于劳动者病假请求的批复是严苛的。此外，国家对于医学教育的粗暴干涉也从根本上削弱了医生的知识储备。总之，正是由于国家剥夺了医生的法团自主性和其"控制和指导知识的应用的能力"，其临床自主性亦遭到了侵蚀（Hoffman，1997）。可以说，Hoffman 对法团自主性与临床自主性的区分与二者相互作用的考察，为本书提供了一个适用的分析框架。

考虑到我国政治体制的特殊性，"国家"是绝对不能忽略的一个因素或曰行动者。当代中国正处于迈向有中国特色社会主义市场经济的转型当中，正越来越远离科尔奈所谓的"经典社会主义模型"（科尔奈，2007；Burawoy & Verdery，1999）。

在临床医生这个职业当中，我国医生还未获得如他们的西方同行一样的职业权力。迄今为止，城市医生并没有真正属于自己的、独立于政府的自治的职业协会，而独立自主的职业协会是一个职业之为职业的基本条件（Goode，1957；亦可参见表 1−4）。大多数的临床医生仍然是国家的雇员。某种程度上，这类似于俄罗斯，正如 Osinsky 和 Mueller（2004）在研究俄罗斯医生时所描述的，"临床医生的大部分执业行为都被纳入国家的层级结构当中"，因为绝大多数专业人士依然在国家所控制的科层制环境中工作。他们的研究发现，虽然超过半数的医生对自身的工作不满，但他们之中只有 5% 离开这个行业。不过，俄罗斯的情况与我国存在较大的差异，因为两位作者说到，在俄罗斯，医生仍旧是被制度化的（Institutionalized），而且"依旧非常依赖于中央集权的预算分配，而不是靠对专家服务的一种初步的市场（补偿与收益）"（Oskinsky & Mueller，2004）。而在中国，国家与医学职业的关系已经发生了深刻的变化。中国的临床医生早已不靠国家财政吃饭，随着他们所在的公立医院被要求"自负盈亏"，他们便变成了自己养活自己的国家工作人员。因此，医生会受到市场的激励，他们有时候看起来像商人。总而言之，在当代中国，医生的一部分执业环境已经发生了翻天覆地的变化，但与此同时另一些部分则延续着改革前的制度安排。二者同时构成了当代中国医生执业的独特情境。

表1-4　　依据国家权力与利益集团代表区分不同类型的医学协会

国家权力	医生的代表	
市民社会的组织	法团主义的	非法团主义的
强		
法团主义的 国家法团主义	适度弱势和异质的职业协会（如佛朗 哥时期的西班牙，希腊亦属于此类）	非常弱势或不存在职业协会（如 墨西哥）
社会法团主义	适度强势和同质的职业协会（如斯堪 的纳维亚国家）	矛盾位置
非法团主义 国家中心主义	转型位置（如东欧国家）	适度弱势的职业协会；也许组建 与非医务人员一起的协会（如苏 联和中国）
弱		
多元主义	有力的但可能不稳定的职业协会（如 美国、英国、加拿大、澳大利亚、新 西兰和法国）	弱势和异质的职业协会（如19世 纪的美国）

资料来源：Frenk 和 Duran - Arenas，1993。

　　所以，本书的基本意图是检视医生职业与国家的关系。而为了达至此目的，"职业自主性"（Professional Autonomy）是一个不可或缺的概念，我们以此概念来考察职业与外部权力（External Powers）的关系。

　　基于以上的讨论，笔者在本书中将集中回答这样一个问题：我国现行的医疗卫生体制如何影响到医生的职业自主性？而这背后又反映了城市医生这一职业群体与国家怎样的关系？为了分析上的方便，延续 Hoffman 的思路，笔者将研究问题分成两部分：

　　其一，我国城市医生职业在何种程度上享有法团自主性？换句话说，在现行医疗卫生体制下，这群专业人士是否有权力去界定自身的工作环境？他们是在什么样的工作环境中执业的（即提供医疗服务）？

　　其二，这种法团自主性状态如何影响到医生职业的临床自主性？这意味着我们要考察，在现行医疗卫生体制下，医生是怎样向患者提供专业服务的？在诊疗中，他们如何做出决策？以及，医生与患者是如何互动的？医患关系与临床自主性是如何相互影响的？

　　关于核心概念——法团自主性与临床自主性——的操作化，笔者必须多说两句。按照 Hoffman 的界定，二者分别指"组织起来的职业群体定义有关自身工作的社会和经济条件的政治权力"和"对工作场所中决策的控制"（Hoffman，1997）。因而，在当代中国的情境下，法团自主性主要指医生职业与作为国家代表的政府部门就有关自己的"工作条款"进行协商的权力。而在这些工作条款中，有关职业工作的经济条款特别重要，因为Freidson 曾经强调"有关工作的经济方面的条款对职业的表现有强烈的影响"（Freidson，1970）。作为经济条款的核心内容，支付制度实际上创造了一个"诱因结构"，可能促进也可能阻碍职业使命的实现（林国明，1997）。经济条件主要包含了三个方面——职业收入、补偿方式以及补偿来源，而这些都与医生的雇用紧密相关。在研究英国的医生职业时，Schulz 和 Harrison（1986，转引自 Harrison & Ahmad，2000）将临床自主性操作化为四个元素：对诊断与治疗的控制、对照护（care）的评价的控制、对临床任务的性质与数量的控制，以及雇用合约自主。前三者都直接关涉医生的临床工作。而第四个方面，即有关雇用自主性的问题，笔者在研究我国城市医生时将其视为法团自主性的一个重要方面，原因是在社会主义国家和转轨国家，医学职业者的雇用合约直接并紧密地与国家相连，在这些国家中，国家通常是医生主要的、有时候甚至是唯一的合法雇主。因而在我国，雇用合约是否自主，更多地反映了医生群体的法团自主性而非临床自主性。社会主义国家与英美等国的差异，正如一些研究者所指出的，是在以前的社会主义国家和现今的转轨国家，在医生身上所表现出来的多数张力都源于国家与职业的纵向联系（Krause，1991；Osisky & Mueller，2004；Riska，2011），而在英美社会中，有关医生的张力则主要来源于不同职业之间对于管辖权（Jurisdiction）的争夺，显然，这是一种水平关系（Abbott，1988）。

就临床自主性而言，正如 Schulz 和 Harrison（Harrison & Ahmad，2002）所言，其包含诸多层面的内容。不过，临床自主性最核心的内涵就是医生在执业过程中对有关诊断与治疗的一系列决策的控制，强调的是医生的临床活动不受外界规范与评判的状态（Harrison & Ahmad，2000；Elston，2002；Evetts，2002）。因而，本书在使用临床自主性这一概念时，即聚焦在此核心意义上。也就是说，本书关注的是医生在具体的诊疗与治疗过程中，其相关决策是否完全出于病人利益与临床知识，抑或受到了各种外在力量的影响，使其自主性（autonomy）无法发挥，或者变成了"自由裁量权"（discretion）（Freidson，1994；Evetts，2002），从而失去了或滥用了其临床自主性。这需要将医生的临床活动放置于具体的时空背景下进行考察。

综上所述，本书的研究提供了一个经济转型国家中医学职业的个案，一方面能够丰富职业社会学中有关职业与国家的关系的研究，使国家在职业生活中的角色与作用得到正视；另一方面则具有较强的现实意义与政策参考价值。自 2009 年 4 月 6 日，《中共中央、国务院关于深化医药卫生体制改革的意见》公布并实施以来，新医改当中仍然十分缺乏医生职业的参与和发声（Blumenthal & Hsiao，2015），而医生是医疗卫生体制运行的关键要素。如果提供专业服务的人并没有在关乎他们的切身利益的体制改革中发出声音的话，这场改革恐怕很难取得成效。正如权威医学杂志《柳叶刀》（*The Lancet*）所指出的，不改变医生的社会经济地位，不让医生更多地参与到体制改革中来，中国的医疗卫生体制改革难以成功（*The Lancet*，2010）。

第四节　研究方法与资料收集

为了考察城市医生的法团自主性与临床自主性，我们就必须分析这个职业群体的执业环境，以及在此环境下，他们日常是如何进行执业的。也就是说，我们需要去理解医生的工作场所（Workplace），这种场所所包含的"工作条款"，以及在这种场所中医生如何进行诊断与治疗的决策、如何提供医疗服务、如何与他们的客户（即病人）进行互动。因此，笔者必须探究国家有关医疗卫生的一系列制度设置，这种设置的目的、运作机制、医生群体采取的应对这些制度设置的策略，以及这些制度设置的意料之外的后果。因而，笔者采用了质性研究的路径（Ragin，Nagel & White，2004）。

在具体的研究方法方面，笔者主要采用深度访谈与参与观察来收集田野资料。个人的叙述被认为"在社会研究中具有最核心的重要性"，因为语言能够"对有关世界的任意一面的几乎无尽的变化提供描述、解释和评价"（Ritchie & Lewis，2003）。但是，由于人的叙述与想法总与其所作所为存在差异，所以为了理解医生如何提供医疗服务、如何在诊断与治疗时做出决策、如何与病人交流沟通等，除了对个体进行深度访谈外，在医疗机构的参与观察也是极为必要的，这一方面的资料既是对被访者所说的内容的一个印证，也是对通过深度访谈所获得的资料的拓展与深化。此外，笔者也尝试采用了传播研究惯用的内容分析方法，关于这一点，笔者会在第五章中呈现。

Wuthnow 曾经指出，说明社会研究方法的最佳途径就是详细地展示方法和研究假设（Wuthnow，1987；转引自 Chan，2004）。所以，接下来笔者会言简意赅地描绘自己的田野工作。

笔者的田野调查地点在北京，在那里收集了较为丰富的一手资料。田野调查分为四个阶段，分别为 2009 年 7 月、2010 年 1 月至 7 月、2011 年 8 月，以及 2012 年的 9 月至 12 月。2013—2016 年，笔者还在京沪两地做过一些访谈，这些访谈资料亦有部分呈现在本书当中。应当特别指出的是，笔者的田野资料收集时间集中在 2009—2012 年，尽管 2009 年新医改开始，但是 2013 年之后的政策与制度变动也非常明显，包括医联体、多点执业、医生集团、医生工作室、互联网医疗等新兴事物的出现，以及 2016 年 7 月政府决定取消新进公立医院医生的编制等。应该说，这些变化印证了本书的基本观点，但有关其后果与意义，我们仍需时间观察，笔者在结论部分会有所讨论。不过总而言之，这些新变动并未否定本书的分析与基本观点。

表 1-5　　　　2009 年与 2013 年北京市与全国部分医疗资源的比较

指标	2009 年		2013 年	
	北京	全国	北京	全国
每千人执业（助理）医生数（人）	3.55	1.75	4.1	2.06
每千人床位数（张）	5.35	3.31	5.5	4.55

注：北京的床位数是指包含部队医院在内的医疗机构的编制床位数。

资料来源：1. 2009 年北京数据：北京市卫生局，2010。

2. 2009 年全国数据：卫生部，2010a。

3. 2013 年北京数据：北京市卫生与计划生育委员会，2014。

4. 2013 年全国数据：国家卫生与计划生育委员会，2014a。

为什么选择北京为笔者的田野调查地点？作为首都，北京是我国医疗资源最为集中的地区之一。表 1-5 显示的是 2009 年和 2013 年北京市和全国的每千人口执业（助理）医师人数和每千人床位数。可以看出，无论是每千人拥有的卫生技术人员、医生或床位，北京均高于全国的平均水平，其优势明显。这样的医疗资源自然会吸引来自全国各地的病患前去就诊，因此北京每年接待了大量的非本地病人。据国家卫生计生委的研究统计和抽样测算，2013 年北京市内三级医院外来就诊患者达 3036 万人次，外来进京就医流动人口日均 70 万左右。北京因而被戏称为"全国的看病中心"（赵仁伟等，2014）。

许多人担心，北京这些"极端"的情况会造成本书的研究结论的偏差。这涉及质性研究的代表性与典型性问题（王宁，2002；卢晖临、李雪，2007）。社会科学研究从来都不是就个案谈个案，而都有"走出个案"的企图与尝试。然而，由于并非采用科学的抽样方法选择样本，质性研究的"代表性"问题一直受到质疑，即对一个个案、一个社区、一个地域的研究结论，如何可能推论到更大范围的现实，或总体，或整体呢？对于这种疑问，我们应该意识到，质性研究遵循从理论到个案再到理论的路径，我们对研究发现的归纳、概括与升华是"建立在已有理论基础上的理论修正、检验或创新"（卢晖临、李雪，2007）。对于有人常常将研究地点误解为研究对象的情况，需要指出，我们研究的不是地点本身，而是该地点所蕴含的某些特征。为此，我们实际上采用了"理论抽样"（Theoretical Sampling）的方法。"理论抽样意味着个案的选择要建立在那些与理论发展具有理论相关性的概念基础之上。这样的样本具有理论上的意义，因为它体现了某些特征，有助于发展并检验理论和解释。"（卢晖临、李雪，2007）此处所谓的"特征"，在笔者理解，即是这一案例与企图案例，以及我们所企图理解与解释的更为宏观的现实的共同特征，即"共性"（王宁，2002）。

所以，我们选择北京既不是研究北京本身，也不是研究北京的医疗资源有多丰富，因而如何吸引了大量病患前去就医，亦不是研究医疗资源的分布与配置，以及由此导致的可及性与可得性问题。我们之所以选择北京，是因为北京的医疗服务领域存在与全国医疗服务领域的某些共性，而这些共性恰恰是本书的研究问题，即现行的医疗卫生体制如何影响医生的职业自主性。在此意义上，笔者认为北京这一"极端个案"恰恰是考察医生与国家关系的理想地点。首先，北京具备两点"共性"：

其一，私人行医与民营医院虽早已合法化，但公立医院仍旧牢牢垄断着整个医疗卫生服务领域。表1-6显示了2015年北京市公立医院与民营医院在医疗服务资源与提供方面的比较（全国范围内公立医院与民营医院的数据，请参见第二章表2-5）。我们可以看到，民营医院虽然在数量上已经远远超过公立医院，但无论从配备的医疗资源、所属的医务人员，还是提供的医疗服务方面，公立医院仍然占据着主导地位。

表1-6　　　　　　　2015年北京市公立医院与民营医院的
医疗服务资源与提供比较

	公立医院	比例(%)	民营医院	比例(%)	合计
机构数量	269	38.37	432	61.63	701

	公立医院	比例(%)	民营医院	比例(%)	合计
编制床位(张)	87191	80.14	21604	19.86	108795
实有床位(张)	82792	79.12	21852	20.88	104644
卫生人员(人)	198290	82.91	40865	17.09	239155
卫生技术人员(人)	165610	85.28	28593	14.72	194203
执业(助理)医师(人)	57304	84.04	10880	15.96	68184
注册护士(人)	83148	86.71	12747	13.29	95895
总诊疗人次数(万人次)	14870.1	90.95	1479.7	9.05	16350
出院人数(万人次)	297.3	90.78	30.2	9.22	327.5
医师日均担负诊疗人次	11.9	—	6.4	—	18.3
医师日均担负住院床日	1.7	—	1	—	2.7

资料来源:北京市卫生和计划生育委员会,2016a。

其二,公立医院已经自负盈亏。据北京市的数据,2014年全市医疗机构总支出1416.3亿元,其中政府办医疗机构总支出占医疗机构总支出的80.4%即1138.7亿元。然而,医疗机构从政府那里获得的财政补助只有184.6亿元(北京市卫生和计划生育委员会,2015a)。显然,公立医疗机构主要不是依靠政府的财政拨款存活的(详见第三章)。尽管公立医院已经不像是公立医院,但这些医院仍然保留了较多的传统单位制特征,这主要体现于人事制度方面(详见第二章)。这正如顾昕(2011)所说,国家在削减其在医疗卫生领域的责任与负担的同时,并未放松对医疗卫生体制与医生职业的控制。

公立医院的垄断地位、自负盈亏与传统单位制特性,三方面制度上的延续都对医生的执业行为产生了深远的影响(更详细的分析请参见第二章)。而北京的这些结构性因素与全国的情况基本一致,因此北京较为丰富的医疗资源并不妨碍我们考察国家单方面的制度设置如何影响医生的职业自主性这个基本问题。

除了以上两点共性之外,北京具有某些"极端"特征反而使笔者更好地回应本书的研究问题。一方面,在笔者进行田野调查期间,北京市的一部分居民还被公费医疗所覆盖,而大量的外来人口又属于自费就医人员①,

---

① 尽管外地人员在其户口所在地或常住地享有社会医疗保险或新农村合作医疗,但由于我国的医疗保险的统筹层次一般是地级市或省,因此当其跨省区就医时,其原有的医疗保障类型就失效了。也就是说,当他们面对北京医生的时候,他们就是自费病人。

这实际上为笔者考察病患的医疗保障类型对其行为与对医生行为的影响提供了一个其他地区难以提供的绝佳机会。另一方面，北京异常繁忙的医疗系统、异常突出的看病难问题，恰恰使笔者更加易于观察到体制运行当中的问题、观察到医生在体制当中所面临的困境与挣扎、观察到医生与患者之间的互动与关系。因此，笔者认为，选取这样一个"极端"的地点，非但不会影响本书的结论，事实上可能反而为我们观察一种变迁中的体制如何影响医生的执业行为提供了恰当的窗口。

此外，选择北京还有技术上的原因。笔者在北京学习、生活了7年，因此对这个城市非常熟悉，更重要的是笔者可以更容易地找到"关系"，而这是进入医疗机构进行观察所必不可少的。

医生是一个高度专业化的职业群体，但这种专业性亦导致其"封闭性"。他们通常受过严格的高等教育，掌握常人难以评判的医学知识，加上他们的工作强度大，种种因素都导致了他们成为一个较为封闭的群体，与其他职业相比，他们少有时间和精力跟圈外人士接触。而且，由于身处恶劣的医疗环境、复杂的医患关系，以及可能被媒体曝光的威胁下，医生们也逐渐变成了"惊弓之鸟"，这更加剧了他们的封闭性。[①] 这些都给笔者的田野工作带来巨大的障碍。

带着这样的担心，2009年7月，笔者回到北京进行试调查（Pilot study）。出人意料，调查进行得比较顺利，其结果也好过笔者与导师的预期。同杨美惠（2009）的感受一样，在中国做田野调查，很重要的一点是要找到"关系"。笔者回到北京后，很快便意识到进入机构的最大诀窍是要寻找私人关系而非官方途径。如果笔者拿着香港大学的介绍信去医院办公室，那么十有八九会被院办以冠冕堂皇的理由拒绝，比如这个调查可能会影响到医生的日常工作。很明显，绝大多数医院都不希望外人去研究他们，无论是揭露他们的所谓"不光彩的勾当"还是客观的社会科学研究。因此，笔者通过各种途径，包括在医院工作的校友、系友、朋友，甚至在网上社区认识的医学生，找到了一些医生和医学生做访谈，并请他们再给笔者介绍其他的医务人员。

不过，笔者面临的更大困难是进入医疗机构进行参与观察。到2009年年底再次回北京开始田野工作时，笔者仍然四处搜寻各种关系。最终，

---

① 笔者的一位被访人、骨科医生刘大夫曾经将目前医院与医生的这种状态比喻为"刺猬"，即一有点"风吹草动"，他们会马上采取措施保护自己（IN090719）。为了不对被访者的工作、生活造成影响，除特别说明外，文中所有医院名称、受访人名字均为化名。

通过一个高中校友的介绍，笔者联系到一个年长数十岁的同乡。这位老太太曾经是某医学院的领导，她非常热心。在跟她说明笔者的背景和这个调查意图后，她欣然答应替笔者联系她的学生，以便让笔者能够进入到某家医疗机构。通过她的介绍，笔者认识了宋大夫，由此进入了悬壶医院（三甲）心内科进行参与观察。其后，通过宋医生的介绍，笔者进入了杏林医院（二甲）的心内科。再后来，又通过杏林医院谭大夫的介绍，笔者去了一家岐黄社区卫生服务站。除了宋大夫，另一个关键的关系人物是笔者的一个师妹小沈，通过她笔者认识了济世医院（三甲）骨科的一位副主任医师刘大夫，由此进入该院的骨科和血液科进行观察。笔者也认识了济世医院心内科的程大夫，不过那是通过宋大夫的介绍。

在这些科室（见表1-7），笔者一般都以医学实习生或是社会实践学生的身份跟随大夫出门诊，有时候笔者还穿着白大褂。通常很少有病人会询问笔者的身份。如果有病人询问，笔者一般只说是学校安排的社会实践，来了解医患关系和医疗环境。在诊室里，笔者会帮着医生叫号、维持秩序。笔者会较为仔细地观察医生与患者之间的互动，他们的神态、言语、动作。在门诊间歇笔者还会跟医生或患者聊上几句，以获得更多的信息。

表1-7 参与观察的医疗机构名单

序号	医疗机构的名称	级别	医院类型	科室	时间(2010年)
1	济世医院	三甲	综合医院	骨科、血液科	1月
2	济世医院	三甲	综合医院	心内科	6—7月
3	悬壶医院	三甲	综合医院	心内科	3—5月
4	杏林医院	二甲	综合医院	心内科	3—5月
5	岐黄社区卫生服务站	基层	社区卫生服务站	全科	5—6月

尽管笔者联系到了这些科室的负责人，但是允许笔者进入病房进行观察的只有悬壶医院和杏林医院的心内科。在这两个病房区里，笔者基本上可以"畅行无阻"，负责人同意笔者在不打扰病人休息和医护人员工作的前提下，可以随便与病人聊天。

以上几家笔者进行参与观察的医疗机构在我国的医院分级管理体系中属于不同级别，这是笔者有意选择的结果。目前我国的医院被分为三级十等。评定医院级别的主要依据包括医院规模、医务人员的配备、医疗设备配置等（详见第三章）。考虑到在不同层级的医院，医生的职业自主性可能会有较大差别，因此笔者进入这四家处于不同级别的医院进行参与观察。

在总计长达一年的田野调查中，笔者完成了多于100人次的访谈，其中有十位左右被访谈过两次或多于两次。许多访谈其实不那么正式，有的可能是趁吃饭时间一起聊天，因为想约医生做一两个小时的访谈是非常难达成的事情。笔者的被访谈对象包括医生、医学生、护士、医院的行政人员、病人以及普通人。从业医生大约占所有被访者的49.3%，医学生则占21.3%。医学生都有在医院见习或者实习的经验。

表1-8则显示了医生被访者的职称分布情况。由此可见，在笔者的被访者中，主治医师与住院医师的比例与全国范围内的比例相差较大。造成这种情况的最重要原因，是因为笔者与高级别大夫之间的身份地位差距导致他们可以直接忽略笔者的访问请求，而且往往根本接触不到他们。所以，笔者访谈更多的是低资历的年轻医生。这种访谈对象上的特性需要笔者自己在本书的分析中时刻保持注意。

表1-8　　　　　　　　　　医生被访者的职称结构

职称	人数	比例（%）	全国比例（%）
副主任和主任医师	9	24.3	18.9
主治医师	8	21.6	33.2
住院医师	20	54.1	37.3
合 计	37	100	89.4①

资料来源：全国范围内医生职称比例为2013年的统计数据。

在田野调查中，至今有一件事仍然令笔者印象深刻。2010年3月笔者进入杏林医院心内科进行参与观察。第一次参加他们的早会，科主任方大夫让笔者跟全科的医护人员做个自我介绍。笔者介绍自己是香港大学的在读博士生，主要研究医学社会学，来科里学习和体验生活，了解北京的医疗情况，希望大家多多关照。然而，随后的几天，科里的医生都对笔者"敬而远之"，直到大约一周以后，科里年轻的童大夫跟笔者聊了起来。她问笔者为什么选择杏林医院，怎么进入到杏林医院的，在香港读博士为什么不研究西方社会的医疗卫生体制等，笔者就一五一十解释了一番。对于最后这个问题，笔者解释自己是内地去香港读博士的，是浙江人，去香港

---

① 除了四种职称外，还有医生是其他职称，因此合计不为100%。

前是在北京读的大学与研究生，所以笔者自然就关注内地的医疗卫生体制。就在这时，在场的另一个大夫突然说道："原来是'自己人'！我说香港人不可能普通话说得这么好啊！"这突如其来的一个"转折"，使笔者和他们之间的距离拉近了许多。之后，他们也就没有那么多顾虑了，他们开始向笔者"吐槽"，诉说他们做医生这行有多苦多累。这样一件事情，使笔者一下子意识到自己在研究中的身份：一定要向调查对象表明笔者是他们的"自己人"，而不是"外人"。"自己人"意味着跟医生之间会有更多的信任，两方之间的距离更近，这样就更好"说话"，由此就能获得更多更真实的信息。

2010年5月，笔者通过杏林医院谭大夫的关系，准备去岐黄社区卫生服务站做参与观察。当时因为钟站长在外学习，所以笔者先通过手机跟他取得了联系。他在通话中就问笔者的来意，而且听得出来，他非常关切笔者的身份——究竟是大陆人还是香港人。笔者这时候已经有了先前的经验，于是就跟他强调笔者是浙江人，之前一直在北京上学，只不过目前在香港上学而已。钟站长这才放心，答允为这个调查提供尽可能多的方便。

关系运作是在中国做田野调查的必备知识与技能。面对医生这样的群体，与他们建立"自己人"（杨宜音，1999）的关系是极为重要的。我国医疗服务当中偶尔会发生患者偷偷甚至明目张胆对医患对话进行录音的情况，因此医生对"录音"一词非常敏感。在2009年试调查期间，第一次见面，济世医院的刘大夫就跟笔者聊了3个小时，由此提供了非常翔实的、难得的资料。这其中很重要的原因便是笔者的师妹是"中间人"，而她现在是刘大夫的同事。但最后他却说，"今天你要是录音的话，我就不会讲这么多了！"后来笔者去某医院采访严大夫，他看了笔者的受访同意书后就问笔者会不会录音，"如果录音，那我讲的可能跟不录音会有很大区别"。笔者强调说不会录音，他这才放心。因此，顾忌到医生对录音的感受和戒备心理，笔者在访谈中多半没有录音。

不过，一旦建立起"自己人"的关系之后，录音就不是什么问题了。比如，经过两个多月的相处，笔者与杏林医院心内科的大夫们建立了良好的关系。7月初，笔者约科里的小乐大夫做访谈。当笔者问能否录音时，他说"录音不怕，咱们都是'自己人'"。

最后还有一些问题需要澄清：其一，本书将研究对象限定为在我国城市地区执业的医生，而并不包括乡村地区的医生。尽管笔者认为在一定程度上，乡村的医生也面临着与城市医生同样的困境，但众所周知，我国的城乡二元结构造成了城市与乡村两个完全不同的世界，两个世界当中的医生所面临的主要问题也有着巨大差别。因此，本书的讨论只限于城市地区的医生。

其二，本书并不区分中西医，即本书所称的"医生"既包括了学习西医出身的医生，也包括了学习中医出身的医生。中西医之争当然是近世以来中国医学史的一条主线（尹倩，2013），但是笔者认为是否区分中西医并不影响对本书主题的讨论。在当今中国，中医无论是从学科建制、教育培训还是服务体制方面，都已经深深"西医化"了（梁其姿，2012）。中医的学生要学习大量西方医学的知识，中医院也仿照西医院细分了各个科室，中医的诊断治疗也离不开各类检查、化验和西医药物的使用。加之笔者所访谈的中医医生和医学生有限，因此在书中就不再区分这两个医学系统。

其三，本书的访谈对象中也包括少量的口腔科医学生和公共卫生专业的医学生。按照目前教育部与卫生部对这些专业的课程要求，这些学生都有过严格的临床医学学习经历，并且他们曾到医院的各个科室轮转实习。因此本书亦不对他们与临床医生和医学生再做区分。

第五节　本书结构

除本章导论之外，本书分为五章进行论述。

第二章的主题是医生职业对公立医院的依附状态。以雇佣关系为线索，笔者会对医生的身份做一番历史的考察。在民国时期，医生是一个典型的自由职业者，他们大多自我雇用，而职业团体会代表他们与政府及其他势力协商，以维护自己的权益。新中国成立后，这一切都随着改变。医生被纳入公立医疗机构，成为国家雇员。职业团体转换为半官方机构，其只承担学术功能。这对医生的职业自主性造成了极大影响。但本章的重点是要强调，在当代中国，医生对公立医院的依附状态仍然在延续。公立医院在医疗服务市场中的垄断地位抹杀了医生在体制外就业的可能性，而体制内部的人事制度又使单位牢牢束缚着医生。于是，当下的医生仍然缺乏法团自主性。

那么他们的临床自主性如何呢？要回答这一问题，笔者必须详细分析医生职业所依附的公立医院究竟是如何运行的。第三章笔者要描述的便是自1949年以来我国医疗卫生体制的变迁。这里，笔者仍旧采取了一种历史维度。改革前，医疗卫生体制的突出特点是国家包办一切，而这一切不但与一整套医疗卫生体制的建立有关，而且也与单位制度的建立息息相关。改革后的体制变迁分为三个部分进行论述：其一是"国家—单位医疗保障制度"的崩溃与重建；其二是公立医院变成了名不副实的公立医院，因为其变成了自负盈亏的机构，笔者称为公立医院的"蜕变"；其三是科层化的分级诊疗体系在当下已经形同虚设。这些就构成了医生职业日常的执业环境，其对我们理解医生的临床自主性具有极为重要的意义。

第四章与第五章集中讨论医生在日常执业活动中，其临床自主性如何受到影响。笔者的研究发现，医生在提供专业服务时，有两种倾向严重影响了其专业知识的应用与职业自主性的有效发挥：追逐经济利益与寻求自我保护，这分别导致了两种医疗行为：诱导性医疗与防御性医疗。第四章讨论的便是医生在临床工作中除了医学知识之外，还经常夹杂着经济利益的考虑，这是医生滥用临床自主性的重要根源。当然，这种对经济利益的追求非常复杂，笔者在该章中会尽力展现这种机制，尤其是公立医院中存在的"双轨分配制"和医生职业所拥有的"双向支配"地位，两者都为医生将自身的处方权转化为经济利益提供了条件。

第五章分析的是医生的自我保护倾向以及由此产生的防御性医疗行为。医生的逐利行为大大损害了患者对医生的信任。为了获得可靠的医疗服务，患者采取了"逛医师"和关系运作等策略，但收效甚微。医生对患者试图拉拢关系的行为保持警惕。面对日益紧张的医患关系和越来越多的医疗纠纷，医生采取了大量的防御性医疗行为。在此过程中，医生再一次滥用了其临床自主性，以避开可能的医疗风险。这反映了医生对患方的不信任，亦加深了患方对医生的不信任。缺乏公正透明的医疗事故鉴定制度和医疗纠纷处置制度，悲愤的患方便采取了暴力的手段来维护自身的权益。这更加剧了医患关系的紧张。于是，我们看到，医生成为有问题的医疗卫生体制的"牺牲品"与"缓冲器"。

第六章是全书的总结。笔者分别从法团自主性与临床自主性两方面来归纳本项研究的主要发现。基于此，笔者也会回到职业社会学中法团自主性与临床自主性截然二分的观点，以及职业与国家二元对立的观点。笔者指出，当代中国的案例充分挑战了这些陈旧的观点，我们应当抛弃两种自主性二分的观点，在具体的历史社会情境中去理解职业与国家的互动关系。在本章最后，笔者会论及本书对新医改的政策启示，并且具体阐述新医改的可能方向。

第二章　延续的"依附"：城市医生法团自主性的缺失

　　2013 年 1 月 13 日，《南方周末》刊登了一篇题为《解放医生》的文章。其中谈道："医生自由执业，是医改至关重要的一环。只有从体制中解放医生，让他们自由流动与充分竞争，才能真正让市场来为医生定价，让好医生为医院带来高价值，从而改变医院靠药品供养的畸形现状，最终从根本上改变医患关系。"（刘薇，2013）彼时，公共舆论中关于解放医生与医生自由执业的讨论此起彼伏。如果我们用谷歌搜索"解放医生"（2016 年 7 月），大约会得到 75 万条结果。可见"解放医生"的讨论已是一个热点话题。

　　为什么要"解放医生"？我们已然经历了 30 多年所谓"市场化"的医疗卫生体制改革，医生难道还不自由？这一呼吁背后包含着怎样深刻的意义？这使笔者想起田野工作伊始，笔者首次见到晓赫时的情景。晓赫是八年制的临床医学生，当时他快要毕业。在笔者结束访谈，他送我去地铁站的路上，我们谈起来他毕业后的打算。他就说到了"定点执业"的问题，即按当时的法律规定，医生只能合法地在一个医院执业，换个医院看病开刀就是非法行医（当然，彼时这一政策规定已经开始松动，而"多点执业"已经开始推行。关于这一点，本章后文会有深入讨论）。晓赫接下来说的话让笔者心中一动，直到现在笔者仍然记忆深刻。他说，如今的医生和公立医院还是一种"人身依附"关系。而大夫"走穴"都是以会诊的名义进行，这是钻了法律的空子。这类似于一种"奴隶主与奴隶"的关系，使公立医院能够有效地支使医生。他举了自己实习医院的例子：大夫在周末也得查房，这事实上的加班却没有加班费。每天上午本来 8 点上班，但医院又叫医生必须早到病房。下午的下班就更没准点。可以说，关于自己每天工作几小时、每周工作几天这种最简单的安排，医生都没有与所属医院讨价还价的权利。晓赫甚至说了这么一句惊心动魄的话："新中国成立后的前 30 年，医生不过就是国家的'工具'而已"。

医生对公立医院的"人身依附"，这是一个极具社会学色彩的重要概念。1986 年，魏昂德（Andrew Walder）出版《共产党社会的新传统主义》（*Communist Neo - Traditionalism*：*Work & Authority in Chinese Industry*）一书，其中分析中国社会的工业结构与单位制度中的权威关系，"依附"（Dependence）乃是核心概念（华尔德，1996）。联系到《南方周末》的报道与晓赫的讲述，种种迹象表明，医生与医院的关系似乎并未随着 30 多年前开始的"市场化"改革而发生根本变化。笔者的心中陡然有了这样一个疑问：也许，魏昂德所提出的单位制度中的依附关系并未退出历史舞台，而是在当下的公立医院中还在延续？

本章的主要任务就是探寻我国城市医生的"前世今生"，以此为基础考察他们的法团自主性。首先笔者会依靠现有的研究成果，简单描述民国时期医生职业的法团自主性状况；而后笔者将新中国成立至今分为两个阶段，并分别分析这两个阶段医生与公立医院的关系。笔者试图回答这样一个问题：当下的医生职业与他们所执业的单位——公立医疗机构——究竟是怎么样的关系？这种关系反映了医生职业在雇用方面怎样的处境？需要特别指出的是，雇用方面的独立自主在职业社会学中常被认为是临床自主性的一个重要方面（Schulz & Harrison，1986；Harrison & Ahmad，2000），但是笔者将雇用作为法团自主性的直接体现，正如导论中所说，在社会主义国家，国家通常是医生职业最主要的、有时候甚至是唯一的合法雇主。因而在社会主义国家，医生职业的雇用自主更多地反映的是医生职业与国家的关系，带有更多的政治权利意味，从而更多体现的是法团自主性。

第一节　新中国成立前的医生职业：一个自由职业群体

民国时期的医生通常被称为"自由职业者"或"自雇职业者"。当时，"自由职业者"是一个特定的概念，只被用来指称特定的几个行业，包括律师、医生、会计、记者和教授（徐小群，2007；朱英、魏文享，2009；尹倩，2007），因为这些行业的一些共性使其区别于其他行业：执业者必须受过专业教育；他们自我组织，建立职业协会、出版学术刊物、制定教育与执照制度；他们提供公众所必需的服务；他们的职业生涯相对独立，可以自我雇用。而且，国民政府在管理人民团体时，也将医师、律师、会计师等称为自由职业群体，以与其他职业群体相区别。1929 年，"自由职业者"第一次出现在国民政府的文件中，这意味着这一社会群体范畴已经被国家和社会所认可。

其时，医生自身的职业认同逐渐加强。在1929年的《医药评论》上，西医姜振勋写道："医师行医确是一种营业，但是这种营业，是应用科学原理和原则，为人谋预防或诊疗其疾病为目的的。所以和原始的生业（像农业渔业）及狭义的营业（像工商业和不需高等学术的劳作比如理发之类）单以营利为目的者完全不同。其实医业是社会上一种学问的职业。"（朱英、魏文享，2009）可见，医生认识到自己所从事的职业，无论是重要性还是目的，抑或入行资格，都与其他行业存在清晰的界限。

在职业身份认同感加深的同时，职业团体的作用也日益突出。作为医生的代表，这些职业协会为了维护自身权益，常常就有关医疗的政策与政府讨价还价。两个事件清楚地说明了当时的医生职业与国家的关系：

其一，1922年，北洋政府内务部（其时还未设立卫生部）制定了一个关于对中西医学生进行考试和登记的条例，由各地的警察署具体负责实施。此举是应中华医学会于1916年和1922年要求国家实行医药从业登记制度的请愿活动而制定的，但西医医生对此反应强烈。他们批评并反对该条例，一方面他们认为由警察部门管理医师从业资格并不合适，另一方面他们认为政府承认了中医与西医同等的职业地位。讽刺的是，中医医生亦反对该条例，理由是该条例并未提供可操作的考核中医的办法，且将中医视为低西医一等的地位。在中西医职业团体的合力"夹攻"下，这个条例最后不了了之（徐小群，2007）。

其二，1929年，上海市卫生局试图就西医向病人收取的费用规定最高上限以规范医药市场，但却招致西医医生的强烈抵制。据尹倩（2013）的分析，卫生局对医生诊金的限制并不苛刻，事实上基本符合当时的市场行情，而且亦不具备强制性，只是希望医生于"可能范围内，力图低减"。然而此项政策尝试还是遭到了上海医学界特别是上海医师公会的反对。他们认为政府限制医生诊金的措施本身就侵犯了其职业自由与利益。"医师的收费是对其专业技能的一种回报，不是普通的商业交易和物质交换。""医师诊金，仅有最低额之制限，所以防其滥，损其同业也，且是项规约常凭公会主张，而国家并不干涉。""政府干涉医师收费是不恰当的和不必要的。"上海医师公会向卫生部请愿，要求卫生部命令上海卫生局撤销这一条例。此一举措最后也没有实际执行（尹倩，2013；徐小群，2007；朱英、魏文享，2009）。

尽管这里只列举了两个案例，但关于执照的争论实际上是职业与国家之间就"入行门槛"的争夺战，而有关服务的经济补偿则涉及医生执业的基本条款。上述案例说明在民国时期，中国的医生群体享有较高的职业自主性：他们可以自己开业、个体行医，可以就服务价格与政府协商，可以把持入行门槛。他们在一定程度上代表了独立于国家的另一种力量（徐小群，2007）。可以说，民国医生所享有的较大程度的法团自主性是其保有较多职业自主性的前提。不过，在民国医生职业与国家不断"摩擦"的同时，职业与国家又互为倚靠：一方面，职业的权力和自主性必须为国家所承认和保障；另一方面，仍处于构建中的现代国家需要医生职业的支持和帮助。

近代中国的一大主题是救亡图存、强国保种。在许多人看来，西医正是达此目标的必要手段，而医学是现代文明国家所不可或缺的要素。"残废衰弱，社会之病也，国家应如何鼓励个人卫生，使人民之康健增进；疾病伤痛，贫国之道也，国家应如何谋防病之方及治疗之术，使人民之厄苦减轻。"（杨念群，2006）这种对于身体的管理职责，在近代之后就由个体和家庭逐渐转移至国家的手中（黄金麟，2006），而国家对身体的有效管控必须以医生职业所掌管与提供的现代医学知识与技术为基础。"所以要求国家的生存，要谋民族的自救，非但只在军备上求自卫，还要谋文化上所必需的各种文物的建设，科学新医便是这种科学文物的建设中之最要者。"（杨念群，2006）

因此，对医学职业的有效动员是国家政权建设与国家治理体系现代化的一个重要基础和有机组成部分。民国时期的"医学国家化"，就是国家借助现代医学，通过建立现代卫生行政体系重构城市空间，实现对基层社会与公民个体的监控和干预的过程（杨念群，2006），而这些社会革命的实施都离不开医生职业的协作。杜丽红（2014）对近代北京创立公共卫生制度的研究表明，卫生行政这种新的国家治理制度的创设绝不能缺少医学专业人士的支持和参与；否则，新生国家推行新制度的企图就会归于失败。

与此同时，医生职业也不断地争取来自国家的支持，其中一个重要方面就是寻求政府对行医资格的认定，进而界定和保障其法团自主性。当时越来越多的医生具备了清楚的意识，宣称"医师是个法定的称谓。字义上和律师并称，就是指社会上有行医权的人说的"（尹倩，2013）。西医与中医都认为只有政府才有资格颁授行医资格，而只有获得行医资格，医生才能行医。"鉴别医之学问、干涉医之行业，唯政府之责任，政府之权力耳。"（朱英、魏文享，2009）可见，当时的医生职业群体清楚地意识到国家的不可或缺的作用，"都指望国家支持他们的合法性，由此而确立他们在社会上的合法职业地位和职业特权"（徐小群，2007）。当然，医生职业仍掌控着行医资格的认定标准，而国家更多的则是赋予医生职业行使此种权力的合法性。而当职业与国家就此发生冲突，比如1929年卫生部《医师暂行条例》规定非医学院校毕业生不得行医以及由警察部门进行医师注册时，西医医师公会强烈反对。结果是政府做出让步，允许所有业已开业的西医继续行医（朱英、魏文享，2009）。

因此，正如约翰逊（Johnson，1982）所强调的，职业的形成与国家的形成是相互交织在一起的。民国时期的中国亦不例外。尽管医生职业与国家时常发生矛盾与摩擦，但作为一个新兴的现代国家，中国更为热切地想利用新生的医生职业来服务于现代民族国家建设的目标（Henderson，1993；徐小群，2007；杨念群，2006）；而新兴的医生职业也需要借助国家的力量确立自己在医疗领域的权威和合法性，由此确保其较高的职业自主性。在此意义上，笔者将民国时期的医生职业与国家称为"互构"关系（姚泽麟，2015a）。

第二节　新中国前30年：被"驯化"的医生职业

1949年10月1日，新中国成立。一个月之后，卫生部成立。政府实施了一系列对政治、经济和社会领域的社会主义改造，其中就包括了一套新的医疗卫生体制的建立。这使医学职业与国家的关系发生了转变。

在经济层面，新中国建立了计划经济体制。参照苏联的模式，政府对医生职业进行了社会主义改造，将医院、诊所和医生国有化。而在政治层面，较为独立的职业团体有的被取缔，有的则成为依附于政府的半官方组织（Davis，2000），从而丧失了能够代表医生与政府进行协商的可能性。在这种情况下，医生职业变成了国家的雇员，他们不再"自由"。而且，"国家的重要性远远超出其作为一个雇主的角色，因为国家形塑着所有行业大致的工作环境"，包括政治与意识形态环境、教育，以及其他专业工作的条款（Jones，1991）。一个崭新的全国性医疗卫生体系被建立起来，医生被置于一个全然不同于民国时期的执业环境中。因此，医生职业与国家的关系被重构，该职业基本失去了法团自主性。

一 卫生工作的四大方针

正统的共产主义意识形态将职业视为新社会的"敌人"。作为科学共产主义的创始人,马克思不太看好包括体力劳动与脑力劳动分化在内的劳动分工,因为不断细化的劳动分工是异化的根源。因此,尽管他也承认分工带来了生产效率的提高,但是他非常激烈地批评说,分工是个体全面发展的阻碍(Meisner,1989)。而由于专业人士掌握着外行人难以理解的知识,共产主义的意识形态便对"专业主义"(Professionalism)嗤之以鼻(Jones,1991)。所以在苏联,"医生通常被视为苏维埃统治的敌人"(Field,1991)。

但另一方面,正如我们先前的分析,新生国家(无论社会主义还是资本主义)离不开医生职业,需要医生职业的协助,以向民众提供医疗服务,干预个体的身体,保障劳动生产。因而,科学社会主义的实践者并未完全照搬马克思的理论。政府担心专业人士可能会脱离人民群众,或者说一个职业具有(过多的)职业自主性,因而对各个职业的改造是必需的。某种程度上,新政府对专业主义表现出一种非常矛盾的心理:一方面,社会主义建设急需这些专业工作者;另一方面,倘若这些专业工作者拥有过多的专业自主性,他们就有可能凌驾于"顾客"之上,无视劳苦大众的需要(Kraus,2004)。因此,重塑医生的职业伦理刻不容缓。

于是,甫一成立,政府便提出了卫生工作的四大方针以指导新时期的医疗卫生工作(Sidel & Sidel,1973;杨念群,2006):(1)医疗卫生体系为工农兵服务;(2)预防为主,治疗为辅;(3)团结中西医;(4)医疗卫生工作必须与群众运动相结合。这些原则从根本上重构了医生的职业伦理:医学必须为无产阶级服务。其中,"预防为主"是医疗工作的核心理念;"面向工农兵"是为了平衡城乡医疗资源的差距;"团结中西医"是在强调中医与西医要相互结合;而"医疗卫生工作必须与群众运动相结合"则是中国共产党一贯的群众动员路线在卫生领域当中的体现。这些原则从根本上重构了医生的职业伦理,即医学必须为无产阶级服务。

从国家角度来讲,这些原则则有另外一番含义。卫生工作的四大方针凸显了中国共产党的阶级基础与其一直宣称的宗旨——"为人民服务"(Sidel & Sidel,1973),但同样重要的,恐怕是政府考虑到当时国家经济条件的拮据所做出的一个必然选择。"预防为主、治疗为辅"与中西医结合的理念都极大地降低了医疗支出，使一穷二白的新中国有可能在短时间内提升人民的健康水平，而这正是国家的政治合法性的来源之一（对"卫生合法性"的讨论，参见刘鹏，2006）。这显示了政府通过为民众缓解和解决生老病死问题的方式来获得合法性的意愿，因为"中国政治制度没有宗教思想的支持，它的正当性（legitimacy）是从解决各种实际问题的能力而来，不能解决实际问题的政府和政治制度，就失去正当性"（邹谠，1994）。

总体来说，这些方针是弥散于整个卫生领域的意识形态因素，其被政府用来指引当时卫生工作的路线与方向。正如组织社会学家斯科特所指出的，文化—认知性维度的制度为组织和行动者提供了重要的合法性来源，亦设定了行动的边界（斯科特，2010）。就这些方针来说，其为新中国的医生职业设定的边界之一是服务对象。卫生工作以服务"人民群众"为目标，这成了医务人员的核心职业伦理。换句话说，这是对医务人员的规范和期望，唯有这样做，他们才能被国家和社会所认可。这与新中国成立前医师作为"自由职业者"（徐小群，2007），大多为城市中上层人群提供服务存在明显的分野。[1] 边界之二则是服务成本问题，即要以低投入获得高回报，比如强调公共卫生与预防医学、要充分地利用传统中医药、要以群众运动的方式改善环境、消灭传染病源等。可以说，这为新中国成立后前30年我们所取得的医疗与健康成就奠定了思想基础。

二 医生的国有化

为了以这种方式来获得合法性，国家就必须充分有效地调动和利用医生职业。为此，国家设计了一系列新制度（主要是规制性制度，参见斯科特，2010）。当时现实条件的约束——各种资源短缺，经济生产与人民生活都比较困难——要求执政党必须重构整个社会的组织方式。单位便是这样一种"组织化手段"（路风，1989），其通过国家对各种类型的资源进行强制集中，而后再分配给各个生产部门与生活部门的方式，来达至推进现代化与满足民众生活需要的目标。因此，原本分散的医生便被组织起来，置于政府和单位的领导之下，大众的需要和专业服务的提供都成为国

---

[1] 这至少在理念上是如此，但事实状态是另一回事。1965年毛泽东批评卫生部是"城市老爷卫生部"，并提出"把医疗卫生工作的重点放到农村去"的号召，说明虽然政府进行了十几年的宣传和政策推行，但实际上医疗卫生资源还是没有做到分布平衡，尤其是占人口多数的农村一直难以在医疗资源的可及性上有大的改进（Sidel & Sidel，1973；杨念群，2006）。这是"文化大革命"后医疗卫生政策更为激进的原因之一。

家调节的对象。①

新中国成立前，中国城市中的医生大多以个体方式行医。在新中国成立初期，医务人员中有80%是个体开业的医生。为了调动他们的积极性、发挥他们的作用，一开始政府允许他们私人执业。其后，政府便逐渐以各地成立“卫生工作者协会”、吸收个体行医者为会员的形式，将他们组织起来。至1965年年底，全国城乡尚有个人开业医生44000余人。这个数字到1983年年底变为49148人，但其中43539人在农村。由此可见，城市当中的个体医生在新中国成立后很长一段时期内几乎消失殆尽。②

表 2 - 1　　　　　北京市医生数量变动（1954—1965 年）　　　　单位：人

年份	中医总数	西医总数	医士总数	医生总数	个体中医	比例（%）	个体西医	比例（%）	个体医士	比例（%）	个体医生	比例（%）
1954	1211	2394	569	4174	928	76.63	358	14.95	25	4.39	1311	31.41
1955	2054	3023	773	5850	1672	81.40	332	10.98	17	2.20	2021	34.55
1956	2282	3922	1034	7238	1280	56.09	189	4.82	15	1.45	1484	20.50
1957	2202	4590	1153	7945	1149	52.18	179	3.90	3	0.26	1331	16.75
1958	3422	5019	1659	10100	892	26.07	152	3.03	7	0.42	1051	10.41
1959	3294	5527	1965	10786	711	21.58	106	1.92	9	0.46	826	7.66
1960	2993	5491	2589	11073	127	4.24	23	0.42	11	0.42	161	1.45
1961	3058	6850	2924	12832	194	6.34	19	0.28	6	0.21	219	1.71
1962	3151	7521	3269	13941	443	14.06	116	1.54	13	0.40	572	4.10
1963	3379	8139	3820	15338	467	13.82	99	1.22	13	0.34	579	3.77
1964	3303	7811	4300	15414	354	10.72	67	0.86	12	0.28	433	2.81
1965	3248	8687	4351	16286	281	8.65	63	0.73	7	0.16	351	2.16

资料来源：王康久主编，1992。

在北京，个体医生的变动与全国整体的趋势基本一致。根据表2 - 1，从1954年生产资料所有制的社会主义改造开始，至1965年“文化大革命”前夕，北京市个体医生占全体医生的比例从31.41%减少为2.16%。分中西医来看，中医个体医生的比例至1965年还有8.65%的比例，比西医和医士都要多，这大概是中医的个体行医传统的惯性使然。而西医的个体医生下降明显，至1965年剩下不到1%。

———————————

① 有关单位的详细描述，请见本书第三章。

② 《当代中国的卫生事业》，当代中国出版社2009年版。

在个体执业的医生数量大幅下降的同时，公立医疗机构迅速增加。新政权成立时，全国各级各类医疗卫生机构总计有 3670 个，其中大小医院 2600 所，门诊部（所）769 个。但其中多数都在城市。在卫生工作四大方针的指导下，至 1952 年年底，全国县一级卫生院已经达到 2123 所。换句话说，当时全国有 90% 的地区建立了县级卫生机构。而"在中国医疗卫生事业中，占有投资最大、人力最多，取得成绩最大的是医院建设"。到 1983 年年底，全国城乡与厂矿的医院有 66662 所，比 1949 年增加了 24.6 倍，医院工作人员约占全国卫生技术人员总数的 80%，这一数值正好与 1949 年时个体医生的比例相同。[①]

表 2—2 显示了 1949—1980 年全国范围内医疗机构和设施的数量变化。

表 2－2　　　　　卫生资源的增长（1949—1980 年）

机构类别（所）	1949 年	1956 年	1960 年 3 月	1980 年
医院（个）	2600	—	—	65009
疗养院（个）	65	—	—	440
门诊部（个）	775	—	—	99643
传染病预防站（个）	154	1260	—	1066
妇幼保健院（所、站）（个）	90	4560	—	2559
药物控制单位（Pharmaceutical Control Units）（个）	—	—	—	1159
研究机构（个）	3	6	100	295
公共卫生站（个）	—	600	—	1159
医院床位（张）	80503	328000	724827	1982000
高等医学院校（个）	22	29	98	109

资料来源：根据 Hillier S. M. & J. A. Jewell, *Health Care & Traditional Medicine in China*, 1800－1982, London：Routledge & Kegan Paul, 1983, p. 140 表格整理。

由此可见，通过将医生"收编"进入公立医疗机构的方式，新中国实现了医生的国有化。这是中国医生在身份上的根本转变：他们由民国时期自由执业的医生变成了社会主义国家的"雇员"。这种对医生群体的单位化组织方式是对其原有的自组织模式的替代。在民国时期，医生通常属于某个职业团体，在其中参加学术与职业活动，通过这种方式而与其他同行

---

① 《当代中国的卫生事业》，当代中国出版社 2009 年版。

有所连接。但在 1949 年后，医生更重要的身份是某个单位（即某个医疗机构）的成员，他们被成百上千个单位分割开来。尽管诸如成立于 1915 年的中华医学会等行业组织仍然存在，但经过改造后，其出现了去政治化的趋势，除了承担学术交流的功能外，原有的重要职责——为医生维权和行业自律都转移至所属单位与卫生行政部门。①

作为单位成员，医生基本不可能退出公立医疗机构，在单位中执业、沿着国家规定的职业路径晋升成了他们的唯一选择（Davis，2000）。这就是华尔德所说的单位成员对单位的依附状态（华尔德，1996；Henderson & Myron，1984）。华尔德指出，两个方面的因素决定了雇员对单位的依附程度：单位满足工人需求的程度与替代性途径满足需求的程度。前者不仅包括货币工资，也包含了健康保险、医疗保健、退休金、住房、贷款、教育等。而后者又可分为"可得性"和"外部选择机会"两部分。可得性不仅指"其他工作空缺的存在"，而且包括"在法律上或政治上对自由选择工作的阻碍"。外部选择机会则不仅指就业机会，还指"从企业外获得收入或满足其他非工资形式的需求"。如果能从外部获得的资源多且对内部所提供的资源形成有效的替代，那么雇员对单位的依附程度就小（华尔德，1996）。

利用这一分析框架来检视改革开放前的医生，一方面，他们必须要取得公立医疗机构的成员身份才能执业，且医生的服务费用、收入、所使用的医疗设施，乃至所服务的病人都是由国家决定的，因而他们唯有扮演好"螺丝钉"的角色。另一方面，当时所有资源都为国家所控制，一旦离开体制，医生非但不能执业，连生存都可能成问题。因而，在新中国前 30年，绝大部分医生对公立医疗机构（由此对国家）是一种高度依附的状态。

笔者认为，这种取缔个体、私营行医，而将大部分医疗执业者纳入公立医疗机构的行为，有着深刻的社会历史背景。

其一，当时的意识形态基础使得政府担心作为知识分子一部分的专业工作者脱离人民群众。或者说，担心一个职业具有（过多的）职业自主性。如前所述，政府对专业主义有着非常矛盾的心态（Kraus，2004）。Kraus 的研究虽只是集中于对艺术家专业工作者的讨论，但笔者认为同样的逻辑也出现在其他职业当中。20 世纪 70 年代 Sidel 夫妇对中国医疗卫生

① 一个明显的特征是，1949 年之后，中华医学会的会长多数均为时任国家卫生部的领导，包括傅连暲、陈敏章、张文康、陈竺等。

体制的参观，就记录了类似的情形（Sidel & Sidel，1973）。他们指出，种种政治运动以及针对卫生领域的改革，比如毛泽东所提出的"把医疗卫生工作的重点放到农村去"，以及对医学教育大刀阔斧的改革（接下来将有论述）都说明了这个逻辑。因此，将原本分散的专业人士组织起来，接受国家和单位的领导，也即由国家来调节大众的需要和专业服务的提供。借用怀墨霆等的话来讲，如果想让最穷的民众都能得到医疗服务，"最简单的方法也许就是国有化所有的医疗服务，然后将这些服务免费提供给每一个人"。因而，非国有化的医疗服务在改革开放前近乎销声匿迹（Whyte & Parish，1984）。

表 2 - 3　　　　　每千人西医医生数和床位数（1949—1980 年）

年份	西医医生	床位数
1949	0.08	0.15
1956	—	0.52
1960—1963	—	0.90
1965	0.25	—
1979	0.4	—
1980	0.45	2.0

资料来源：根据 Hillier & Jewell，1983 年的表格整理。

其二，新中国成立初期的资源短缺，经济困难。在这种严峻的资源环境约束下，推进社会主义和现代化建设，必然遭遇到诸多障碍。于是，"为了适应社会资源总量不足，即可用来实现社会有效调控的因素（包括物质性资源和文化资源、价值资源、智力资源、权力资源等）不足这一状态下实现现代化的战略需要"，就必须"通过国家对各种资源的强提取和再分配来满足现代化的要求"。而单位正是实现这一目标的一种"组织化手段"（李路路、苗大雷、王修晓，2009；亦可参见李汉林，1993，2004，2008）。"单位是基于中国社会主义政治制度和计划经济体制所形成的一种特殊组织，是国家进行社会控制、资源分配和社会整合的组织化形式，承担着包括政治控制、专业分工和生活保障等多种功能。"（李路路、苗大雷、王修晓，2009）医院正是一种典型的事业单位。而医生作为一种宝贵的人力资源，在解放初期相当稀缺（见表 2 - 3）；又由于医疗资源的分布极不平衡，多数医院和医生都在城市，而且相对于多数人口所聚集的乡村而言①,他们的健康和医疗状况就更加恶劣。所以,以单位制的方式将医生组织起来,通过行政力量进行卫生资源的调配,是当时一个必然的选择。

三 对医学教育的激进改革

面对当时的社会历史环境,政府一方面将当时现有的医生组织起来,另一方面则力图在短时间内培养更多的医生,改变总量不足的现状。由于社会主义革命前的发展水平较低,苏联需要"更多的医生、更多的律师和教授、更多的科学家和工程师"(Field,1991)。而新中国在这方面所面临的问题与苏联极为类似。于是政府也仿照苏联模式,大刀阔斧地改革医学教育。而这一改革的根本原因还是医疗资源总量不足和分配不均。

据统计,1949 年新中国成立前夕,中国有高等医药院校共 44 所,其中 22 所附属于综合大学。在南京国民政府统治的 22 年(1928—1949),高等医药院校的毕业生仅有 9499 人。多数中等医药院校只培养护士和助产士,毕业人数也相当有限。当时总共只有专业卫生技术人员 541240 人,其中西医师 38875 人,牙医师 300 人,药剂师 484 人②。而且,多数都分布于沿海地区和大中城市,当时占总人口 80% 的农民处于缺医少药的状态。因此,传统中医、江湖游医和巫医都还广泛存在于社会当中(杨念群,2006;Sidel & Sidel,1973)。

所以,在新中国成立初期,改变这种状态迫在眉睫。当时中央政府统一开始进行医学教育体系的调整,包括对各级医学教育的规范和高等医学院校的重新组合。综合来看,医学教育领域有三个突出特点:

其一,医学教育的规模随着政治形势异常波动。政治上"左"与"右"的摇摆影响到经济发展,也影响到医学教育。比如"大跃进"时期,高等医药院校和中等卫生学校分别从 1957 年的 37 所和 182 所迅速增加到 1960 年的 204 所和 1323 所;同时期的招生人数也从 9861 人和 19373 人增加到 31392 人和 120878 人。而在 1974—1975 年又发生了一次扩招,高等医药院校的招生数从 26887 人猛增到 33785 人③。教育规模与招生数量的异常大幅波动给医学教育的质量蒙上了阴影。

---

① 1949 年的城市化比例为 10.64%,到 1966 年达到 17.86%,1980 年为 19.39%(参见国家统计局国民经济综合统计司,2010)。

② 《当代中国的人事管理》,当代中国出版社 2009 年版。

③ 《当代中国的卫生事业》,当代中国出版社 2009 年版。

其二，临床医学被拆分为数个专业，从而实行分科教育。政府仿照苏联模式，将原本统一的临床医学专业教育分解成了五个专业，包括（针对成年人的）临床医学、儿科、公共卫生、口腔医学和药学等。

其三，医学教育的年限被大幅缩减。像协和这样的医学院仍旧保留了八年制的教育体制，因为其任务被确定为负责培养教师和研究人员。但与此同时，政府新设立了很多五年制和三年制的医学教育机构。三年制的医学校招收的是初中毕业生（Sidel & Sidel，1973）。在 Sidel 和其夫人于 20 世纪 70 年代初参观中国的记录中，作者引用了当时上海第一医学院革命委员会的一个文件。文件中指出，医学教育走的是资产阶级路线，过去培养一流医学生的做法明显偏离了无产阶级，六年甚或八年的学习根本没有必要，因此必须缩短在校学习时间、延长待在乡村动手实践的时间（Sidel & Sidel，1973）。正如毛泽东所指出的，当时那种高精尖的医学发展模式根本不适合农村和数亿农民，因此医学教育模式必须改革，要在实践中提高医学技能，如此才能满足农民的基本需求（Sidel & Sidel，1973）。简言之，按照政府当时的设想，小学加上三年的医学院校教育就已经足够，剩下的就应该到实践中去摸索。这些较为混乱的局面造成了严重的影响，即医学教育的去中央化（Decentralized）。医学教育的权力被下放到各省市，从而使得原本就存在于地区之间的有关医学教育的年限、质量等的差异愈加扩大（Sidel & Sidel，1973）。

这样一种近乎"革命"式的医学教育改革，直接导致医学专业人员在短期内大量增加。表 2-4 显示，1949—1983 年，中国中等卫生院校培养出来的卫生人员比高等医药院校培养出来的卫生人员要多出 1 倍。这正凸显了改革开放前激进的医学教育政策。不过，即使如此大量地培养快成品人才，城乡医疗资源分配不均的问题也没有改变，因为这些新的医务人员，包括三年制体系下培养出来的医生、护士、助产士等都留在城市当中，而不愿去农村提供医疗服务。这样一种结局显然没有达到政府一开始的预期，因此才有了 1965 年 6 月 26 日著名的毛泽东对卫生部的谈话，并发出了"把医疗卫生工作的重点放到农村去"的最高指示。于是"文化大革命"期间举世瞩目的"赤脚医生"制度才应运而生，大量填补了农村医生的不足。

表2-4 全国高等医药院校和中等卫生学校毕业生情况（1949—1983年）

时期	全国高等医药院校毕业生数(万人)	全国中等卫生院校毕业生数(万人)	比率
1949—1983	49.6	108.0	1：2.18
1949—1965	16.7	37.0	1：2.22
1966—1976	14.6	29.6	1：2.03
1977—1983	18.3	41.4	1：2.26

资料来源：编写组，2009。

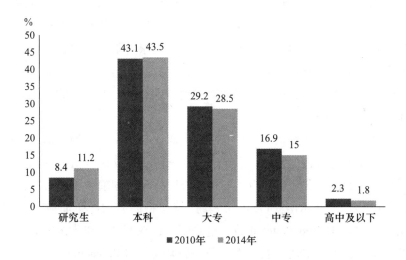

图2-1 2010年与2014年我国执业医师的学历构成比较

资料来源：国家卫生和计划生育委员会，2015b。

一方面，医学教育方面这些革命性的变革确实在短时间内培养了大量的医务人员，一定程度上缓解了我国医生的短缺；但另一方面，有关职业教育和职业准入的权力被"收归国有"，医生职业的专业知识传承受到了严重影响，医生的再生产严重受阻，医生职业的自主性受到了严重侵害，而且一直持续至今。那个时代通过缩短教育年限（实际上是通过降低职业的准入门槛）以实现短期内扩大总量的尝试，深深地影响到了目前的医学教育和医疗卫生服务的水平。这从图2-1的数据中可见一斑。

据卫计委的官方数据（见图2-1），尽管2010—2014年，职业医师的学历构成朝着高学历比例增加、低学历比例减少的方向变化，然而我们仍然有高于45%的执业医师都没有本科学位。此外，中等职业学校中医学专业的招生与毕业人数自改革以来不降反升，2011—2014年的招生人数和毕业人数则各自均维持在50万人左右的规模，而同期高等学校中医学专业的招生与毕业人数规模仅稍大一些，各自维持在 60 万人左右（国家卫生和计划生育委员会，2015）。

四 对医生职业自主性的影响

上述法团自主性的丧失对医生的临床自主性产生了不利的影响。概括起来有三点：其一，因为医学在计划经济体系中通常被排在末尾[①]，所以在国家资源分配时，医学领域处于劣势，这直接导致了我国医学领域的长期投入不足，医学设备陈旧甚至欠缺，使医生在开展诊疗时大大受限；其二，医生要服从国家利益，要保障社会主义生产劳动的有序进行，因此他们严格控制着劳动者的病休和工伤；其三，国家对于医学教育的干涉更直接影响了医生对专业知识的传承与掌握，使其职业自主性的基础——医学知识受损。三者实际上都不同程度影响到医生对其专业知识的应用，因而其临床自主性受到了侵蚀。

不过，医生的依附状态只是当时医生职业与国家关系的一面，医生的职业自主性也并非丧失殆尽。事实上，在依附于公立医疗机构的同时，作为国家雇员的医生职业也获得了一种西方同行和民国前辈不太可能拥有的"科层制权力"。费尔德（Field，1991）就曾将苏联的医生职业称作"混血职业"（The Hybrid Profession）。这是因为，在苏联，作为国家雇员的医生虽然没有法团自主性，但成为"科层性职业"（Bureaucratic Profession）（Field，1988，1991，1993）的他们拥有一个不同于西方同行的权力来源路径。西方医生职业的权力主要来自其专业知识以及病人在情感上的依赖（Starr，1982）。但在社会主义国家——包括中国，医生职业获得了一种额外的权力，这种权力来自职业的科层化，因为他们成了国家机器的一部分。对捷克医生职业的研究亦说明了这一点（Heitlinger，1991，1993，1995）。"社会主义医学在财政、工作场所的提供、医疗供给、医疗设备、顾客、工资、执业许可，以及顺从的其他卫生人员的充足供应等方面，都依赖于国家。党国通过财政和立法或者行政等手段决定卫生服务的组织架构，以及谁应该获得这些服务，并应遵循怎样的先后顺序获得服务。"不过医生个体的知识应用虽然受损，但其国家工作人员身份（当时的"干部"身份）在一定程度上弥补了权威地位，他们"通常在如何治疗他们的病人以及如何执业等方面保有一定的自由"（Heitlinger，1993）。这种对病人的

---

① 一直以来，我国都有科教文卫的排序，科教文卫作为非生产性部门通常列统计指标、政府工作报告、预算等的最末尾，而医疗卫生是最末尾的最末尾。

权威不但来自专业知识，也来自他们所在的组织（Heitlinger，1995）。

综上所述，在新中国成立前30年，通过一系列改造，中国的医生职业被置于国家的控制之下，从而失去了法团自主性。这是医生职业基本被驯服（Taming）的过程（Field，1988，1991，1993）。所有的执业者都成了国家雇员，他们被禁止私人执业，医生职业在各个方面都依赖国家，因为国家控制了从生存到职业发展的所有资源，并通过中央计划经济体系对这些资源进行分配。数以万计的医生被调配并依附于单位。尽管职业团体依然存在并运行，但却是半官方组织，且主要承担学术功能。与此同时，医生群体由此也获得了一定的科层制权力，借助这种科层制权力与专业权威，医生职业变成了"国家的一个工具"（Functionary）（Field，1991）。他们是稀缺的医疗资源的"看门人"，也是社会控制的执行者。不过总体而言，国家的利益而非病人的利益成为医生职业的首要关注点。正因如此，社会主义国家雇用的医生职业可以被视为"国家治理的一个延伸"（Johnson，1995），而中国医生在当时甚至出现了去职业化（Deprofessionalized）的趋势（Sidel & Sidel，1973），职业自主性可谓大大减损。

第三节　社会转型时期：延续的依附状态

1976年，随着"文化大革命"宣告结束，医疗卫生事业开始"拨乱反正"阶段。许多近乎瘫痪的卫生机构恢复运行，大量下乡的医生也回到城市的医疗机构中继续执业。但当时的医疗服务系统与人们的医疗需求之间的差距越来越大，源于低效率的看病难问题日益凸显。1978年，中国共产党十一届三中全会的召开标志着经济改革拉开了序幕。很快，提高效率、增加产量、调动个体积极性这些经济领域的口号便也蔓延至医疗卫生部门[①]。那么，医生是否随着公立医疗机构的市场化改革而与这些单位"脱钩"呢？

答案是否定的。以下笔者仍然使用华尔德（1996）的两分框架来分析医生与公立医疗机构的关系：其一是在内部，单位满足成员需求的程度；其二是在外部，是否存在某些替代性途径满足成员需求的程度。如果能从外部获得的资源多且对内部所提供的资源形成有效的替代，那么雇员对单位的依附程度就小（华尔德，1996）。

---

① 关于医疗卫生体制的改革，详见第三章。

一 外部替代性机会的缺失

早在 1980 年，国务院就批转了卫生部《关于允许个体开业行医问题的请示报告》（卫生部，1980），废止了我国长期限制和禁止个体行医的政策规定，实际上即承认了城乡医生个体开业行医的合法性（葛延风等，2007）。其后，中央政府不断地在各种法律法规中确证此种合法性。

1994 年国务院颁布的《医疗机构管理条例》第四条中规定："国家扶持医疗机构的发展，鼓励多种形式兴办医疗机构。"第九条则规定："单位或者个人设置医疗机构，必须经县级以上地方人民政府卫生行政部门审查批准，并取得设置医疗机构批准书，方可向有关部门办理其他手续。"同时，卫生部颁布的《医疗机构管理条例实施细则》第十三条规定："在城市设置诊所的个人，必须同时具备下列条件：（一）经医师执业技术考核合格，取得《医师执业证书》；（二）取得《医师执业证书》或者医师职称后，从事五年以上同一专业的临床工作；（三）省、自治区、直辖市卫生行政部门规定的其他条件。"

这一"五年"的门槛在 1998 年颁布实行的《中华人民共和国执业医师法》再一次明确。该法第十九条明确规定："申请个体行医的执业医师，须经注册后在医疗、预防、保健机构中执业满五年，并按照国家有关规定办理审批手续；未经批准，不得行医。"

到 2009 年，《中共中央、国务院关于深化医药卫生体制改革的意见》重申了政府自 20 世纪 80 年代以来的"办医原则"，即"非营利性医疗机构为主体、营利性医疗机构为补充，公立医疗机构为主导、非公立医疗机构共同发展"。这一原则很明显地显示出政府对医疗领域不同所有制性质的医疗机构的定位，但并没有道明究竟非公立医疗机构可以发展到什么程度。

新医改开始后，政府几乎每年发文，鼓励社会资本办医。《国务院办公厅转发发展改革委卫生部等部门关于进一步鼓励和引导社会资本举办医疗机构意见的通知》（国办发〔2010〕58 号）、《卫生部关于进一步做好非公立医疗机构设置审批和管理工作的通知》（卫医政发〔2011〕54 号）、《国务院印发关于促进健康服务业发展的若干意见》（国办发〔2013〕40 号）、《国务院办公厅印发关于促进社会办医加快发展的若干政策措施》（2015）相继发布，明确要加快形成多元办医的格局，大力支持社会资本举办医疗机构，缩减申请办医的烦琐程序等。这些政策对于社会资本来讲是利好，但是反观之，却亦说明多年来我们的社会资本办医并没有太多发展,否则也就不需要政府不断出台政策鼓励其办医了。

诸多研究显示,迄今为止,个体执业和在民营医院执业的医生数量依然非常有限(周其仁,2008;顾昕、姚洋、高梦滔,2006;顾昕,2011;丁宁宁、葛延风,2008)。表2-5显示,尽管2015年我国民营医院数量已超过公立医院(民营医院已占到52.63%的比例),但无论是其所拥有的床位数、所雇用的卫生技术人员,还是所提供的门诊和住院服务,都只占总量的15%左右。具体到执业(助理)医师的状况,2014年,我国共有执业(助理)医师2892518名,其中在医院中执业的(助理)医师共1584393名,占所有执业(助理)医师总数的54.78%;在公立医院执业的有1358911人,占医院医师总数的85.77%(国家卫生和计划生育委员会,2015)。如果从所有类型的医疗机构(而非只是医院)来看,截至2014年,公立机构所聘用的卫生技术人员占所有人员的83.66%,所聘用的执业医师占到全体医师的80.90%(见表2-6)。由此可见,民营机构虽然数量增长可观,但公立医院仍然拥有绝大部分医疗资源与医务人员。换句话说,公立医院依旧占据着我国医疗服务市场的主导地位,大部分的执业医师仍然在公立机构执业。

表2-5　　　　2015年我国公立医院与民营医院的比较

项目	公立	比例(%)	民营	比例(%)	合计
医院数(个)	13069	47.37	14518	52.63	27587
医院床位数(张)	4296401	80.60	1034179	19.40	5330580
医院人员数(万人)	510.2	83.19	103.1	16.81	613.3
卫生技术人员(万人)	427.7	84.34	79.4	15.66	507.1
诊疗人次数(亿人次)	27.1	87.99	3.7	12.01	30.8
入院人次数(万人)	13721	85.29	2365	14.70	16086

注:医院人员数与诊疗人次数的公立与民营两项比例合计并非100%,统计公报的原始数据即如此。

资料来源:国家卫生和计划生育委员会,2016。

表2-6　　　　2014年我国公立医疗机构与民营医疗机构的比较

项目	公立	非公立	合计	非公立的比例(%)
卫生机构数(个)	542616	438816	981432	44.71
医院(个)	13314	12546	25860	48.52
社区卫生服务中心/站(个)	26344	7894	34238	23.06

项目	公立	非公立	合计	非公立的比例（%）
卫生院（个）	37288	209	37497	0.56
村卫生室（个）	396977	248493	645470	38.50
门诊部（个）	2823	9207	12030	76.53
诊所（个）	6045	149175	155220	96.11
床位（张）	5725010	876204	6601214	13.27
卫生技术人员（个）	6339325	1240465	7579790	16.34
执业医师（个）	1921275	453642	2374917	19.10

资料来源：国家卫生和计划生育委员会，2015。

北京市公立医院与民营医院的对比情况大致与全国一致。如图 2-2 所示，2010—2014 年，北京市的民营医院数量增长迅猛，甚至在 2011 年，民营医院的数量已经赶超公立医院。然而，当我们再仔细审查两种医院各自所拥有的床位、卫生技术人员与执业医师等关键医疗资源的比例时，我们却发现，在过去的 5 年，虽然公立医院的各项资源拥有比例稳中有降，相应地，民营医院的各项资源拥有比例稳中有升，但总体上，这并未改变公立医院医疗资源拥有的垄断地位，公立医院各项资源的拥有比例均高于 80%，有的甚至高于 90%。

因此，从现有的政策规定上来看，政府似乎并没有意图要对非公立的医疗机构进行限制；相反，政府是鼓励社会资本办医。但事实上，上述这些数据显示，非公立医疗机构的比例确实一直处于很低的水平。这正如周其仁（2008）所评论的：

> 法律上没有民间办医的限入或禁入的规定。从政策倾向看，动员社会各种资源办医一再得到政府文件和主管部门的鼓励。可是从结果看，非政府、非公有的医疗机构的绝对数不多，增长率不高，份额很小。这就是说，对民间办医，虽然法律不禁、政策鼓励，但实际结果就是不多。

在北京，民间办医似乎更难。周其仁曾经以台湾长庚医院进京计划受阻夭折为例，说明了医疗服务的实际开放程度"低得惊人"的重要原因："拥有'自己'直属医院的卫生行政主管部门，却同时控制着医院的审批权。此种制度安排下，'抑制竞争'合乎逻辑，主动开放就不那么正常了。"（2008）这就是为什么笔者的两位被访人会以如下的词汇来形容卫生行政部门与医院的关系：晓赫说卫生行政部门是医院的"业主"（IN100106），而笔者的一个老师说，公立医疗机构就是卫生行政部门"亲生的孩子"（IN100115）。这就是说，卫生行政部门既是医院的管理者，也是医院的所有者。当娘的自然要保护自己的孩子，所以政府部门对非公立医疗机构这些"野孩子"的政策就有点苛刻。

非公立医疗机构不但在准入上受到了巨大的阻碍，而且在被准入之后也面临着各种各样的生存与发展的困境。

首先是由所谓的"营利性"和"非营利性"医疗机构的划分所带来的税收政策的不同。按照国际上的通行定义，"非营利机构是一种禁止将其净盈余分配给享有控制权的个人的组织"，这一特征亦被称为"不分配约束"（世界银行，2005）。2000 年，国务院颁布《国务院办公厅转发国务院体改办等八部门共同制定的关于城镇医药卫生体制改革的指导意见》，明确将非营利性机构作为一种机构概念引入医疗领域。该意见要求在医疗卫生机构中建立新的管理体制，在新体制中，所有医疗机构被分为营利性和非营利性两类，后者被期望能够发挥"主导"作用。

2000 年开始实施的《关于医疗卫生机构有关税收政策的通知》（财政部）规定了对非营利性医疗机构按照国家规定的价格取得的医疗服务收入，免征营业税。不按照国家规定价格取得的医疗服务收入不得享受这项政策。而对营利性医疗机构取得的收入，按规定征收各项税收。倘若营利性机构将取得的收入直接用于改善医疗卫生条件的，则自其取得执业登记之日起，3 年内免征医疗服务收入营业税。这是公立的非营利性医疗机构和非公立的营利性医疗机构在税收方面的不公平待遇（沈彤，2007）。尽管 2010 年国务院办公厅印发了《关于进一步鼓励和引导社会资本举办医疗机构的意见》，其中明确，"社会资本举办的非营利性医疗机构按国家规定享受税收优惠政策，营利性医疗机构提供的医疗服务实行自主定价，免征营业税"（北京商报，2010），但民营医院的税负仍然较重（金春林等，2014）。金春林等（2014）的课题组调查报告指出：

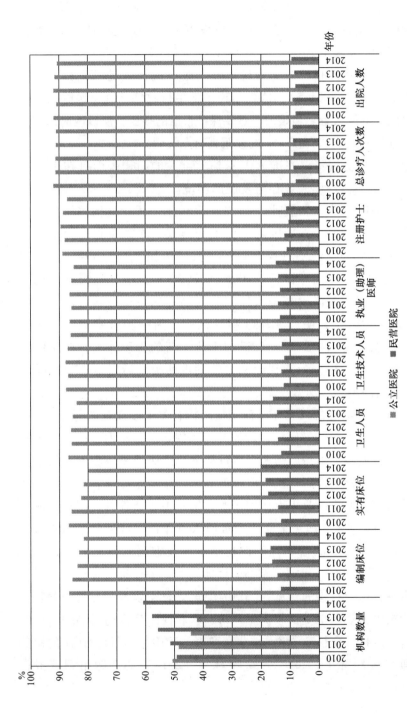

图 2 - 2 北京市公立医院与民营医院的比较 (2010—2014 年)

资料来源：北京市卫生和计划生育委员会, 2011, 2012, 2013, 2014, 2015。

尽管国内对非营利性医疗机构给予多方面的税收优惠政策，而由于上述非营利性民办医疗机构资产所有权方面的问题，大多数民办医疗机构注册为营利性医疗机构，实际上享受不到这些税收优惠。近年来，国家提出对营利性医疗机构免征营业税，但仍需按规定缴纳企业所得税，且3年优惠期届满后还需缴纳房产税、城镇土地使用税和车船使用税，其他税种、税率等同于企业，税负仍然偏重，影响到机构的发展壮大。另外，国家规定科研和教学用品的进口医疗器械可免征进口关税及增值税，由于绝大多数民办医疗机构不是学校附属医院，因此也享受不到这一税收优惠政策。

税负的高低会直接影响到非公立医疗机构的生存压力。在没有税收优惠，而与公立医疗机构进行不平等竞争的压力下，营利性医疗机构难以提供医疗服务价格上的优惠以吸引病人就医。正如晓赫所指出的，如果非公立医疗机构定的医疗服务的价格跟公立医疗机构一样低，则根本维持不了生存；如果定得高，则会减少病人就医。所以普通人对非公立医疗机构的感觉常常就是只为了挣钱（IN100106）。

第二个障碍是医疗保险的定点机构问题（农圣等，2014；危凤卿等，2014）。一家医疗机构如果被纳入医疗保险定点机构的范围，就意味着这家机构能够吸引一定的病流量和保证一定的服务量，也即有一定水平的营业额。这是因为被社会基本医疗保险覆盖的病人到定点机构看病才能报销医疗费用，而到非定点机构使用医疗服务就需要自费。但非公立医疗机构进入医保定点范围存在很大的制度性障碍。一个明显的证据是，2010年年底，国务院办公厅转发了发改委、卫生部等《关于进一步鼓励和引导社会资本举办医疗机构意见的通知》，提出了6条措施放宽社会资本举办医疗机构的准入范围，其中一条便是将符合条件的非公立医疗机构纳入医保定点范围。"通知要求，对符合医保定点规定的非公立医疗机构，社会保障、卫生和民政部门要将其纳入医保、生育、工伤等保险范围，并执行与公立医疗机构相同的报销政策。各地不得将投资主体性质成为医保定点机构的审核条件。"（吴鹏，2010）这就是说，之前对于非公立医疗机构进入医保定点范围是限制的。对于一个医保病人来说，他去定点医疗机构看病跟不去定点医疗机构看病的成本会相差巨大，所以他当然到定点医疗机构看病，而这绝大部分都是公立医疗机构（IN100610）。

上述两个不利因素造成了非公立医疗机构招聘不到足够的医生，而这反过来又加剧了非公立医院的劣势。一个医院如果没有好的医务人员配置，那么其同样也不会对病人产生吸引力。刚毕业的医学生一般都愿去公立医院工作，在晓赫看来，这主要有两个原因：其一，公立医院的大夫都是有事业编制的，晓赫干脆称为"公务员"，虽然岗位工资少，但是福利待遇等其他隐性收入非常高，而且基本上是"铁饭碗"，旱涝保收。但私立医院跟编制毫无瓜葛，完全是市场化的。其二，对刚毕业的医学生来讲，在一个临床、科研实力都强的医疗机构环境中工作，其实更是一种学习，但非公立医院往往提供不了这些资源（IN100106）。非公立医疗机构通常不会有资历老的医生、高端的设备和足够的病人，而这一切对年轻的医学生和医生的职业发展来讲都非常重要。此外，对于北京的医学生来讲，非公立的医院还不能提供户口（IN100205；IN100716）①，这又会影响到医生个人的一系列社会福利待遇。而对非公立医疗机构来讲，它也不太想招收刚毕业的医学生，"私立医院不会要我，因为他们要的都是有资历的大夫"，这样才能在最短的时间内吸引病人（IN100308）。因此，民营医院的医务人员往往出现"爷爷带孙子"的情况，即主要由公立医院退休医师与刚毕业的年轻学生构成。老医生退休后发挥余热，年轻学生则可能由于进不了公立医院才选择到民营医院执业，而中间的骨干力量是缺失的。

所以，非公立医疗机构在诸多方面都被现有政策所"歧视"。因此做得成功的，据笔者的田野资料，大概可以归纳为两类：一类是走高端路线，打造出"品牌"，比如和睦家；另一类则是走低级路线，诸如"莆田系"医疗机构，灵敏地寻找某些医疗服务市场的"边缘"或"空白"（即原来公立机构不太愿意或不怎么涉足的领域），在诸如皮肤病、性病、不孕不育、男科妇科、美容整形、肿瘤等这些"疑难杂症"、"极难根治"与有"难言之隐"的专科上谋求生存与发展（比如莆田系的祖师爷詹国团就是靠卖皮肤病"秘方药"发迹）。② 从对第一类案例的分析，我们或许更能明白非公立医疗机构在目前的体制中所遭遇的制度性障碍。

晓眉是北京一家非公立医院的药剂师。这家综合性医院目前只有20多位全职的医生，大部分门诊的大夫都是从各大医院以"会诊"名义聘请的兼职医生（因为中国的执业医师法规定一个大夫只能在一家医疗机构执

---

① 户口对医生求职的限制甚至体现在二级医院中，因为有的单位虽然也是公立的医疗机构，但没有"进京指标"，因此不能给医生落户，也影响到其自身的人员配置（IN100706）。

② 据笔者自己的观察，北京市现在街头巷尾、公共交通上最常见的广告莫过于有关性与生殖方面的医疗服务。通常做这种广告的都是非公立医疗机构。

业，下文有讨论）。作为一家营利性医院，晓眉坦言，她的老板创建这家医院就是为了赚钱。为了这一目的，医院就要向病人提供最好、最舒适的服务。去这家医院看病只用电话挂号，不必排队等候。限于规模，它不能提供大型检查和处理严重疾病，因此如果发现处理不了的病患，就会立即帮病人预约各大医院的专家门诊。这又解决了人们直接去大医院"看病难"的问题（IN090731）。

从这个案例我们可以看出：第一，高档、名牌的私立医院收费高、服务好，目标群体是社会的上层阶级以及外国在华高官，这保证了这些医院能够获得足够的营业额与利润。第二，它们往往以"兼职"、聘请退休医师等解决人员问题。政府规定医生必须"定点执业"，但之外又有一个"会诊"制度，即当遇到疑难病症，则可以从别的科室、别的医疗机构请医生过来进行联合诊断。这为公立医院的医生的"走穴"提供了某些合法性，同时也为非公立医院的生存提供了一个契机。[①]

因此，目前的非公立医疗机构处于一个"尴尬"的境地，其原因在于政府对待公立医疗机构和非公立机构的事实上的不平等地位。实际上，国家是给了公立医疗机构优惠的待遇，而使非公立医疗机构或营利性医疗机构陷入非常不利的地位，其跟公立医疗机构处在不同的起跑线上。限于这种处境，正如晓眉所说的，原本可能也想救死扶伤的非公立医疗机构，碰到患者就只能多检查、多开药、多手术，以此多挣钱，这样才能维持生计（IN100318）。而且，非国有资本投资私立医院的目的很明确，就是为了盈利，这跟企业没有什么区别。这大概造成了直到现在为止，老百姓还是不太认同民营医院，有病还是习惯于往公立医院跑。几年前的一项调查清楚地显示了这一点。94%的人有病去就诊时首选的是"国有医院"。可是这背后的原因是令人费解的，因为被调查中只有51.3%的人表示对国有医院提供的医疗服务感到满意。当被问道"国有医院提供的服务和您所期望的差别大吗"时，竟然有52.5%的人回答"比较大"；有9.0%的人回答"非常大"（孙红、张辉、任霞，2007）。而另一项同时期在广东、山西和四川的研究亦得出了相似的结论（Lim et al.，2004）。因此，大部分的病患都选择去公立医院就医，公立医院由此提供了近九成的诊疗与住院服务。这就造成了民营医院的生存空间非常狭窄，难以形成有效吸纳医生的体制外力量。

---

① 晓眉说公立医院的医生通常不会去私立医院，顶多就是去"会诊"（IN100105）。此外，秦大夫夫妇指出，只有有资历的大夫才有资格去"走穴"（IN100416）。

因此，非公立医院不但所占市场份额小，而且在税负、医保资格的认定、医学科研的开展、能给医生提供的职业发展机遇等方面都受到现行政策规范的诸多限制，这使得体制外医院难以与公立医院展开有力竞争，也因此不太可能吸引大量高水平的医生（周其仁，2008）。因而，当下中国民营医院的这种现状就压缩了医学专业人士在体制外就业和获得资源的可能性，从而加剧了他们对公立医院和其他公立医疗机构的依附程度。而这种状况又使得民营医院的人员配备更为恶化。两个方面相互强化，构成了一个恶性循环。

二 公立医院内部对医生的控制

如前所述，公立医疗机构原先是典型的事业单位，而这些机构至今仍遗留着诸多传统单位制的特征，这些特征构成了医生依附于公立医院的制度基础。

（一）公立医院中的编制与雇佣关系

晓赫说，医院与公立医院是"人身依附"的关系。而笔者的另一位被访者，某三甲医院的外科医生周大夫谈到这个问题时说道："当他们要进入公立医院工作时，医生必须做好思想准备。你就要想自己是给医院来打工的！"（IN100111）

无论是"人身依附"还是"打工"，都意味着医生与公立医院的雇佣关系并不平常，其与一般的企业雇佣关系存在质的区别。这与公立医疗机构的单位制有关。单位制度的起源和发展与社会主义中国对劳动力的控制有着密切的关系（Frazier，2002；Bray，2005；Naughton，1997）。国家实际上是以行政命令的方式代替市场原则，对劳动力进行安置，而单位就是其中的一项重要制度安排（Whyte & Parish，1984；华尔德，1996；Bian，1994b）。初始，国家利用单位制来缓解或解决失业，但逐渐地，单位转变为"满足社会主义建设需要的、对劳动力的理性分配"（Bray，2005）。

1953年，中央政府命令单位不准开除任何一个富余人员。即使单位用不着这些富余人员也不能解雇他们，由此造成了"只能进、不能出"的局面。而对个体来说，这样一种制度保证了他们的终身雇佣（Bray，2005），即我们所谓的"铁饭碗"。这正如魏昂德（1996）评价的，在这样的体制下：

　　劳动力不是一种随时可以从公司中分离出去的生产因素，雇佣劳动力并不根据公司的生产需求而变动，公司的需求也不根据市场对产品的需求而变动。劳工不能就工资和就业条件进行讨价还价，工人和经理也不被看作是分离的两方。工资级别和就业条件是由上级机构来制定的。就业本身转化为福利，因而它自身也就变成了一种价值。许多社会福利是通过工作单位来发放的，因此，这一制度中便缺乏一种最大限度地减少劳工人数的导向。

此处，我们将此句中的"公司"替换为"公立医疗机构"，将"工人"替换为"医生"，将"经理"替换为"医院领导"，便是对改革前公立医疗机构内部人事关系的真实写照。而且，这一基本特征一直延续到今天。

"铁饭碗"与"编制"密不可分。政府部门正是通过编制的分配来控制公立医疗机构的人员数量（Brødsgaard，2002）。Bray（2005）在研究单位制时指出，在计划经济时代，编制将"单位的预算与人员额度紧密相连，而人员额度是由中央计划部门决定的"。在这个系统中，"财政拨款是根据单位的编制来下拨的"。如果一个单位雇用了超过编制额定的人员，那么这些人员的经费就由单位自己解决。这一制度至今在很大程度上还有效，因为单位人员的诸多福利待遇仍由国家财政支持（下一部分详述）。尽管1992年的《关于深化医疗卫生改革的几点意见》就已经明确要给予医疗卫生劳动人事安排方面的自主权，但此一权力事实上从未下放给医院（丁宁宁等，2008）。所以在医院工作的晓沈说，如果医院想新设一个部门或者雇佣一个人，医院就需要跟其上级主管卫生行政部门去"争取"编制和其他的人事权力（IN090712）。因为按照现有规定，"北京市卫生局人事处，对于所辖机构设置、人员编制进行核定，按权限审批"；"制定年度研究生及大、中专毕业生需求计划，接收、分配毕业研究生和大、中专毕业生"（"分配"一项职能目前已经取消）；"管理工资、负责调整工资，办理各类人员转正定级及工龄、护龄津贴的调整，负责职工福利，审批卫生津贴及各种福利性补贴"（王康久，2001）。

所以，尽管现在大医院都很繁忙，但它想多招人也不太可能，因为卫生行政部门不会批给它们那么多的编制。2010年3月"两会"期间，笔者去参加《中国医院院长》杂志和《医师报》共同举办的医疗卫生界"两会"代表与委员关于医改的座谈会。来自浙江的台州市人民医院院长陈海啸就说，公立医院"除非没办法，都想进医生"，但关键是现在政府不给编制（SS100309）。

需要指出的是，不但公立医疗机构中的医生和护士有编制的限制，而且其他的工作人员也受到这个限制。晓晴并非医生，而是一家三甲医院的行政人员。她已经待过两家三甲医院，所以对单位的人事体制比较熟悉。因为是事业单位的事业编制，所以她进入单位时签的是"聘用合同"而非"劳动合同"。换句话说，这一聘用行为和劳动关系并不适用于《劳动法》和《劳动合同法》。人事部门的同事就对她说，《劳动法》里规定的诸如节日加班 2 倍或 3 倍工资，对她无效（IN100116）。晓海是另一家三甲医院的行政人员。其所在的医院到现在还有花匠、木匠的编制（IN090719）。在杏林医院做观察时，郭大夫告诉我，这个医院有木工、水工、电梯服务员等的编制。相比医生编制的人手不够，这些编制却都比较闲（PO1003－05b）。但如果公立医疗机构想裁撤这些非医务人员的编制而增加医务人员，也必须征得主管它的卫生行政部门的同意。

所以，编制的一个重要意义是由国家直接控制医疗机构的人事权力。对于医生职业来讲，他们的雇佣关系仍然牢牢地掌控在国家的手中。不过，医生也因此获得了安全稳定的就业。相较于一些不太稳定的工作岗位，这种"铁饭碗"更加显得难能可贵。就如魏昂德所说，就业本身变成了一种福利，至今仍是如此。

（二）公立医院中的隐性收入与福利

就业的稳定性构成了医生离开体制的一种牵绊。对于那些编制外人员来说，他们也就处于"不安全"之中：因为是临时工的身份，他们在单位中的地位是不稳固的，单位随时可以解聘他们，他们没有像其他编制的人员一样享有终身雇佣的权利。但除此之外，单位当中还有其他羁绊吗？魏昂德在深刻分析单位制时说，单位"是分派与发放各种社会和公共福利的主要地方，人们除了在这里之外无法从别处获得这些福利"（华尔德，1996）。迄今为止，公立医疗机构依然向医生提供了一整套福利待遇。这从编制内与编制外的医生的待遇差别就可见一斑。

笔者的一位被访人，悬壶医院的住院医师习大夫详细地述说了有事业编制与没有事业编制的区别。2004 年从首都医科大学五年制临床医学专业毕业之后，她就进入了悬壶医院的血液科工作。不过她并没有事业编制，医院给她的是"企业编制"，一直到访谈时都是如此。笔者问她事业编制与企业编制会有什么差别，她说主要有三点区别：其一，养老金待遇。有事业编制的人不用缴纳养老保险费，退休后即享受国家财政给予的养老退休待遇。而企业编制或没有编制的人则与一般企业职工相同，纳入城镇职工养老保险体系，其工资当中有一部分会被扣除以缴纳养老保险费。其二，医疗待遇。有事业编制的医生和其他医院工作人员享受公费医疗待遇，而没有编制的人员或企业编制的人员则需要参加城镇职工基本医疗保险，因此也需从工资中扣除一定比例去缴纳医疗保险费用。习大夫笑称，她们这些没有事业编制的医生去开药都是用有事业编制的同事的公费医疗本。其三，住房补贴。1994 年国务院下发《关于深化城镇住房制度改革的决定》，开始中国的住房市场化改革，主要方向是从原来的由国家、单位提供住房转变为住房商品化，即由市场来提供住房。在这一背景下，才有了"住房补贴"，这是让单位将本来用于建房、购房的资金转化为住房补贴，分次或一次性发给职工，职工再到市场上去租房或购房。需要注意的是，只有国家行政机关和事业单位才有住房补贴。而这些单位中没有编制的人员就没有这一项补贴。习大夫就属此列（IN100428）。

前两项差别凸显出企业编制的企业特征，即习大夫要被从其工资当中扣除一部分去缴纳"四险一金"（养老、医疗、失业、工伤四种社会保险和住房公积金），同时单位也需要以其工资的更多比例给她缴纳保险费用。但有事业编制的医生就完全不用考虑这些：他们不参加社会保险，在职与退休后都能享受公费医疗待遇；退休后到去世前，国家会一直给予养老金待遇；对他们来说，并没有"失业"一说，所以他们也不用缴纳失业保险费用。这很明显地体现出一个单位内的两套不同制度。也正是在这一点上，当下公立医疗机构的医生的事业编制与魏昂德所描述的 30 年前的情况别无二致。

照理说，习大夫已经告别了晓赫说的医生对医院的"依附"状态。因为虽然身在悬壶这家三甲医院，但习大夫的工作已不是传统意义上的"铁饭碗"。她每一年都要跟悬壶医院签约。理论上来讲，悬壶医院可以不跟她续约，她也可以不跟悬壶医院续约。不过事实上这两种情况一般都不可能发生。与其他有事业编制的医生非常不同的是，习大夫与悬壶医院的雇佣关系受到一系列劳动法律、法规的约束与保护。

既然是一定程度上的"自由身"，医生在找工作时会选择哪种状态呢？有事业编制的工作比没有事业编制的工作要更受医学生和医生的欢迎，原因很简单，事业编制是"铁饭碗"。习大夫说，2004 年毕业时，她的同学找工作时都会首选公立医院有编制的工作，当时北京的一些二甲医院正好有事业编制，所以一些同学甚至放弃了去三甲医院的机会而去了二甲医院（其时三甲医院就只给企业编制）（IN100428）。

在谈到事业编制时，笔者的另两位被访人不约而同用了同一个词来形容："鸡肋。"（IN100107；IN100610）晓虞就说，"我觉得现在医生这个行业有点儿像'鸡肋'了，食之无味，弃之可惜"（IN100610）。晓海则说，有了大医院的编制一般就有了户口，然后还有一系列的"好处"，包括稳定、相对自由（无论是上下班时间还是请假）。自己可支配时间多一点，这样可以做点"副业"以弥补收入不足，比如她就帮出版社做过校对、帮原来学校的老师做过翻译、发放问卷、录入数据等。事业编制还有很多假期，比如探亲假、年假、婚假；尤其对女生来讲，上下班时间相对灵活，以后可能会有更多的时间照顾孩子。虽然工资没有多少，可是他们也不用交四险一金，这又省了一笔钱。林林总总加起来，其实就多了不少隐性收入。这些好处是那些在外企、私企干得累死累活的人享受不了的。所以，她也对这个事业编制有所留恋，尤其是在就业环境比较糟糕的情况下，这更是一个"保障"。而这种由编制带来的福利与保障，是医院里面其他没有编制的人员享受不了的，比如护工、保安等。他们虽然也在医院工作，但是他们所发的过节费是象征性的，而且他们没有其他的福利，工资也没有有编制人员的高（IN100107）。

因此，"事业编制"就等于一个"身份"（Citizenship），按照 T. H. Marshall 的定义，身份是"一种地位，在那上面附着一系列的权利和责任、特权和义务、法定的特许或禁止，这是为社会所认可并为国家权力所规定和推行的"（魏昂德，1996）。我们看到，在医疗服务领域，甚至同在公立医疗机构当中，不同种类的编制（或没有编制）在收入、就业期限、社会保险、劳动保护、住房、户口等方面都有各自得到公认的权利。"换句话说，上述的每个方面都由法律保证了某种身份的人有权享有某种生活方式。"这是社会分层的重要指标（魏昂德，1996）。

另一个访谈对象晓祥以他自己的语言解释了他对单位编制的理解。他说，虽然事业编制限制很多，但是却给他一种安全感。"从（20世纪）70年代一直到现在……公立医院是改革幅度最小的一块。但是这种情况也逐渐在改变。因为有一大部分人是以前就安插进来了，已经很难改动了。对于大锅饭，大家说是说，也习惯了。虽然养这一大锅人，但你自己也是在这个大锅里面，你也是安全的。因为你知道自己是安全的，所以养这一大锅人的话，你不会有太多的抱怨。虽然说有抱怨，但是你抱怨不到具体的人、你抱怨不到具体的事，这样就没有抱怨对象，你就抱怨不出来。到最后这抱怨就不了了之。……我起码有一种安全感，稳定，所以我已经很满意了。其实这种抱怨就是饭后的谈资吧。现在老百姓就是图个安定。……所以对宿迁卖医院，有的大夫很紧张。大夫如果没有真实本领的话，很难混下去。所以很多人会觉得，这还没公立医院上班轻松。所以说虽然没什么钱，但是起码稳定。"（IN100715）

笔者认为，这是对魏昂德所讨论的中国社会中的个体对单位的"依附"（Walder，1983；1986）的绝好注解。晓祥这种有代表性的心态是长期工作、生活在单位制度下的结果。这一制度一开始也许是为了控制个体，但最后变成了个体依赖单位，觉得编制不错，甚至有了离不开的感觉。晓祥谈到了宿迁医改，据他有限的了解，在宿迁打破"大锅饭"的过程中，最大的阻力之一恰恰来自医生本身。医生在当下的体制下是被控制者，但也是体制的被保护者甚至是受益者。对改革的态度或许正反映了他们的依附状态和心态。因此我们可以说，这种依附状态事实上进一步强化了体制，而且维持了体制的不断再生产。

（三）职业流动的制度障碍

不过，仅让医生依靠并不足够。单位还有另外一些制度设置来限制医生在体制内外的流动。上述已经提及，有事业编制跟没有编制的医务人员，享有的是完全不同的两套社会福利，体制内外流动的一个重要方面，其实就是这两套社会福利制度的衔接问题。但很显然，这种衔接存在一定难度。一个占着事业编制的医生如果想离开公立医疗机构，即从一个"单位人"变成一个"社会人"，那么由于他在原单位工作时并未参加社会保险，所以出去后他就必须得续上之前没有缴纳的社会保险费用（费用多少则取决于此医生在公立医疗机构中的工作时间长短）。否则，他就不能像其他城镇职工一样享有社会保险待遇，包括养老、医疗等。这可以看作从体制内转移到体制外的第一个体制壁垒。

第二个壁垒是人事档案制度。档案是一个人的历史记录，包括其背景信息、个人经历、政治思想、品德作风、业务能力、工作表现和工作实绩等。当涉及个人的晋升、奖励、工作调动等事项的时候，人事档案就是重要的依据。通常来讲，档案对当事人保密。一个没有档案的人不可能从一个单位调到另一个单位工作。"即使他的下家单位同意接收他，他的本家单位可以通过扣留档案的方式很简便地阻止其跳槽。"（Bray，2005）

晓琉就曾提及了这样一个案例。她实习的那个三甲医院，有些大夫不想做医生了，但是医院不肯轻易放人。因为从医院角度来讲，它不希望自己一手培养起来的大夫半路出走到别的医院、公司或其他机构，为它们或为其个人服务。所以，这个三甲医院就通过扣留档案的方法来阻止这个医生离开单位（IN100110）。当然，扣留档案的效果取决于要跳槽的目标是什么。如果是事业单位（公立医院），那么效果就会比较明显。但如果是离开体制，则这一阻力就会小一些，其更多的阻力来自社会福利的衔接，以及医生个体对事业编制的"留恋"。

　　对于医生来说，还有一个重要的制度设置阻碍了他们的流动。这就是定点执业的问题。医学生想要成为医生执业，根据《执业医师法》规定，须符合三个条件，也即执照制度的三个构成：其一是要获得卫生院校的毕业证书。也就是说，医学生必须经过一定年限的医学教育，并且合格毕业。其二是要通过国家执业医师资格考试，获得执业资格证书；但能不能执业还要有第三项条件，即要到县级以上卫生行政部门进行执业医师注册，但只能定点注册，即只能在一家医疗机构中执业，在此之外提供医疗服务即属违法。所以，要害是在第三条，由此医生与医疗机构被牢牢地绑在一起。如果一个医生要换一家医疗机构执业或者自己个体执业，那么他就必须去变更执业注册地点。当然，我们可以将这项政策的初衷理解为是为了保证医生的医疗服务质量，但它无意中并且在客观上强化了医生对医疗机构的依附，或者说医疗机构对医生的控制。这一制度实际上将某一个医生绑定在某一家医疗机构，从而限制了医生的执业自由。

　　事实上，很多医生以"会诊"的名义去别的医疗机构"走穴"、"开飞刀"，根据《医师外出会诊管理暂行规定》第四条，"医疗机构在诊疗过程中，根据患者的病情需要或者患者要求等原因，需要邀请其他医疗机构的医师会诊时，经治科室应当向患者说明会诊、费用等情况，征得患者同意后，报本单位医务管理部门批准"。会诊是合法的，所以以此名义到其他医疗机构提供医疗服务就成了最好的借口。这实际上是医生对定点执业制度的突破。

　　近几年来，政府为推动医生的合理流动和医疗资源的有效配置，开始施行"多点执业"制度。在 2009 年的《中共中央国务院关于深化医药卫生体制改革的意见》中，政府提出要"稳步推动医务人员的合理流动，促进不同医疗机构之间人才的纵向和横向交流，研究探索注册医师多点执业"。同年 9 月，卫生部下发《医师多点执业有关问题的通知》，要求各地卫生行政部门引导医师合理流动。2011 年 2 月，《北京市医师多点执业管理办法（试行）》颁布，规定从 3 月 1 日起开始施行医师多点执业的政策。办法中规定，只有符合条件的中级以上职称的执业医师才有申请多点执业的资格，其最多可以在本市范围内的 3 家医院出门诊。因此，这个放开还是非常有限，比如规定要中级以上的职称、要在本省市范围内、要在完成本职工作的情况下等。又比如岐黄社区卫生服务站的站长钟大夫就说，多点执业这个政策只对专家才适用，对于普通医生的状况并没有什么意义，他们连目前的工作都忙不过来，根本不可能再去其他地方执业（PO1005 - 06）。

种种条件的限制使该项政策未如预想中那样推动医生的多点执业。据报道，截至 2013 年 11 月，北京市共有 1355 名主治医师以上的医生登记多点执业（闫龑，2014）。而据《2012 年中国卫生统计年鉴》（卫生部，2012），2011 年年底，北京市全部医院的执业医师共为 43952 人。鉴于 2 年之内执业医师数量不会大规模变动，可粗略算得，北京市登记多点执业的医师只占全体的 3% 左右。因此，多点执业不是对医生与公立医疗机构的关系的根本调整，而只是非常细微的修修补补。医生的职业流动依然受到严格的限制。

三　对医生法团自主性的影响

以上的分析使我们清楚地看到现有的制度设置从可及性和可替代性两方面牢牢地控制了医生，使他们产生了对公立医疗机构的依附。虽然政府没有在立法上禁止非公立医疗机构的开设，但在实际的操作过程中，却阻碍非公立医疗机构的设立，并且对公立医疗机构（非营利性医疗机构）给予种种优惠待遇，也即对非公立医疗机构（营利性医疗机构）的生存与发展设置了重重困境。非公立医疗机构面临高额的税收，在添置医疗设备时会受到卫生部门的限制，并且很难进入医保定点范围，因此医生和医学生都不愿意去非公立医疗机构就业。这一点就直接关系到可替代性的问题。尽管医生也可以在单位之外获得少量的资源，但就业机会的几乎不可替代性，造成了医生对公立医疗机构的严重依附。

医生和医学生有许多抱怨，但这些抱怨构不成对公立医疗机构的"抗议"或"发声"，原因在于他们并没有"退出"的权利。或者说，对于医生来讲，他们除了去公立医疗机构执业之外，并没有其他好的替代机会。按照赫希曼的理论，只有在退出的机制存在并有效的条件下，抗议或发声的机制才会奏效（Hirchsman，1970）。这一结论其实早在 30 年前就为亨德森夫妇所指出。通过对武汉一家大医院的实地考察，他们评论道，中国的医生没有太多与他们所属的单位进行讨价还价的权利，因为医生没有"退出权"。在这种情况下，"发声"也不太可能或没有效果，反而会因为发声而招致单位领导的打击报复（Henderson & Cohen，1984）。这充分说明了尽管医疗卫生体制的改革已逾 30 年，但医生对医院的依附状态仍然在延续。

这样一种状态的形成和延续与政府至今将绝大部分的医疗卫生资源控制在手中息息相关（详见第三章）。按照周其仁（2008）的说法，中国的医疗卫生领域是市场开放最差的几个领域之一。在这种背景下，医学生和医生最为理性的选择就是挤破头进入公立医疗机构，在那里提供医疗服务。那里不仅为他们提供了一个身份以及附着其上的一系列社会福利，包括终身雇佣、养老、医疗、住房等，而且也给他们一个"组织依靠"（IN100205），在目前极为复杂恶劣的医疗环境中，医生在缺乏自我组织的条件下，公立医疗机构似乎成为他们在应对来自患者和公共舆论的压力时最为靠得住的组织。

医生职业对公立医疗机构的依附状态延续的同时，他们依旧缺失独立自主的职业团体。目前与医生相关的两个主要职业组织是中华医学会与中国医师协会，两者均不是职业准入的管理机构，这一关涉职业自主性的权力由政府卫生行政部门掌握。中华医学会在新中国成立后主要承担学术交流的功能；中国医师协会则迟至 2002 年成立，而其所宣称的为医师维权和对医师的监督并未成为现实。在为医师维权方面，面对医师的被侵权行为，医师协会只是向社会发出"呼吁"，而实质效果甚微；而在对医师的监督方面，面对医生长期以来的执业"不道德"行为，其并未颁布整顿医风的决定或发出实质行动，取而代之的是卫生部。① 这都说明中国医生尚缺乏一个职业团体来进行自律和维权。医生仍被分割在上万个机构单位中，而无法形成一个行动的职业共同体。

这反映出当代中国的城市医生职业仍缺少法团自主性。其导致的一个直接后果是，这一群体并不享有对自己所提供的医疗服务与药品器械的定价权，尽管其劳动力价值在现行由国家所规定的价格体系中被严重压低（周其仁，2008），这对医生的临床自主性产生了深远的影响。然而，医生群体并未生发出任何类似于他们的民国前辈一样的集体行动，以迫使政府放弃不合理的价格管制政策，因为当代中国城市医生并不拥有与国家就自身的工作条款进行讨价还价的"法团自主性"。

第四节 结论

本章通过对三个时期的医学职业与国家关系的变迁过程的讨论，展示了我国城市医生职业至今仍然依附于公立医疗机构，进而为国家所控制的重要事实。在民国时期，多数医生都是自我雇佣。这个职业的从业者组建

---

① 比如根据笔者对医疗领域的红包的考察，自 1988 年以来，卫生部已经发布了至少 14 个整顿医风、打击红包的通知、意见和办法。

自己的行业协会来处理职业事务。医生职业所拥有的法团自主性保障了其虽屡受新兴的现代国家的干预，但仍可进行强有力的抵制。与此同时，医生职业与国家之间还相互建构：国家需要医学来摆脱民族危机、管理民众；而医生职业则需要国家的支持，以确立其在医疗与健康领域的垄断地位。

不过情况很快发生了变化。1949年新中国成立后，为了在短时间内改善人民的健康状况，进行社会主义建设和获得政治合法性，就开始对民国时期遗留下来的整个医疗卫生体系进行了颠覆性的改造与新建。首先是公立医疗机构体系的建立与大部分医生的"国家化"。在收编、改造民国时期留存下来的医疗机构，以及新建更多医疗机构的基础上，政府将大部分的医生"组织起来"，将他们变为单位的一员，使这些原来的个体行医者获得了新的社会身份——单位成员，也即国家雇员。其次是对医学教育的大幅改革，尤其改变原有的"精英主义"取向的医学教育，而仿照苏联模式，缩短教育年限、扩大招生规模，尽可能在短时间内培养更多的医务人员。从职业社会学的角度来说，"收编"医生实际上消除了医生通过自我组织进行自我保护和自我管理的可能性，而改造医学教育则大幅降低了这个职业的准入门槛，由此在一定程度上打破了职业垄断。二者都凸显了改革前国家力量对医学职业领域的强力介入与干预，医生被国家所"驯服"，从而成了稀缺的医疗资源的看门人和社会控制的执行者，其职业自主性被严重侵蚀。不过他们同时获得了一定的科层制权力。

20世纪70年代末，我国开始了经济改革，国家开始从诸多领域"撤退"，但仍继续维持对医疗服务市场的垄断。公立医疗机构仍然是医疗服务市场的垄断力量，而非公立机构则因种种限制而发展缓慢。这便从体制外部最大限度地削减了医生的执业可能性。而在公立医疗机构内部，由于国家向医生提供了包括就业安全、养老保险、公费医疗、住房补贴等在内的诸多优势，而且通过保障类型的差别、人事档案制度、定点执业制度等限制医生的职业流动，因此导致医生在改革30多年后仍然依附于公立医疗机构。换句话说，国家依然控制着医生职业。在这种情况下，医生职业仍旧缺少法团自主性，名不副实的职业团体缺乏维权与自律的功能，医生不可能与国家就其工作条款讨价还价。

因此，依据Light（1995）所提出的分析职业与国家关系的支配与雇佣双向交叉模型，笔者绘制了民国以来医生与国家关系的演变（见图2-3）。

既然医生职业仍然依附于公立医疗机构，为了准确把握医生为何形成当下的"不道德"执业行为的根源，我们就必须弄明白公立机构本身的制度设置与运行逻辑，因为这是城市医生的执业环境，这些工作条款会影响到他们的临床自主性。

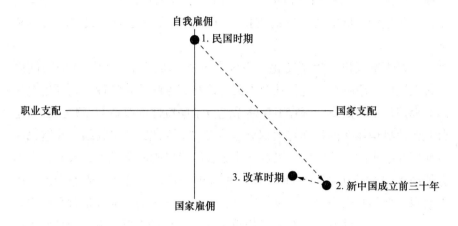

图2－3　近代以来中国医生与国家的关系演变

第三章 无序的医疗服务市场：法团自主性缺失下的执业环境

上一章，笔者已经阐述了我国城市医生的"前世今生"。笔者指出，迄今为止，他们在很大程度上仍然依附于公立医院，从而仍旧保留着国家雇员的身份。对于他们来说，如西方同行一样的自由执业依然只是一个可望而不可即的理想。这种国家雇员的身份与依附状态自然会影响医生的执业活动与临床自主性。不过，在论述这些影响之前，我们必须首先探讨由医生的这种国家雇员的身份与依附状态所造成的"工作条款"。对我国城市医生职业来讲，缺乏法团自主性的他们几乎不可能就工作条款与其雇主——公立医院及其背后的国家——进行制度设计与政策安排上的讨价还价。

毫无疑问，医疗卫生体制构成了医生最为关键的工作条款。按照顾昕（李路路、姚洋、高梦滔，2006）的解释，我们可以把医疗卫生体制分成两块内容：医疗服务的筹资模式与医疗服务递送的组织模式。医疗服务的筹资模式主要是指医疗保障制度，而医疗服务递送的组织模式则涉及医疗服务由谁提供与如何提供的问题。在我国现阶段，涉及城镇居民的医疗服务筹资模式基本有三种——公费医疗、城镇职工基本医疗保险和城镇居民基本医疗保险；而医疗服务递送的组织模式即是指公立医院及主要由其所组成的医疗服务体系，因为根据第二章的分析，公立医院仍然在医疗服务市场中占据主导地位。二者交互影响，共同造就了一个无序的医疗服务市场格局。因此，在本章具体的分析过程中，笔者会沿着这两块内容分别阐述，以求达至对医生的工作条款的更为深入的理解，为接下来两章对他们的临床自主性的剖析奠定基础。

为此，本章将涉及以下三项内容：其一，通过对新中国成立以来医疗服务筹资模式的变迁过程的描述，来说明病患的"被动自由就医"但"无序就医"状态。其二，通过对同一时期医疗服务递送的组织模式变迁的描述，来论证当前的公立医院已经发生"蜕变"，且迄今为止其自负盈亏的制度逻辑并未发生根本改变。其三，结合前两者及对其影响的描述分析，来证明我国城市地区业已形成了一个无序的医疗服务市场，且这种无序并没有扭转的迹象。

概言之，本章将证明经济改革以来，国家对医疗服务提供方与需求方的财政投入都大大减少，于是在这一领域，对医疗服务需求的科层制调节无法再被有效执行，最终导致了一个无序的医疗服务市场的出现。而这一现状构成了医生的基本执业条件。接下来，笔者首先概述改革前的状态，接着详述改革后国家—单位医疗保障制度和公立医院财政补助制度的变化，最后考察这些变化如何导致医院分级管理制度的扭曲和无序的医疗服务市场的形成。

第一节　科层化医疗服务体系的创建与维系

1949 年中华人民共和国成立以后，政府为城市民众提供了相较于当时生活水平来说极为优厚的医疗保障。但与当时的许多社会主义国家不同的是，中国所实行的是"国家—单位医疗保障制度"（郑功成等，2002），因为无论是医疗服务的筹资还是递送，都与单位制度密切相关。

概括而言，单位制度的源起包含两个方面的内容："组织起来"和"包下来"，事实上这二者亦共同构成了单位制的核心功能（Bray，2005）。单位制度的这两个核心功能是紧密相连的：能否将基层一盘散沙的千万民众成功"组织起来"，很大程度上取决于国家能否做到以单位制的形式将民众的各种生存与发展需要"包下来"（Bray，2005；亦可参见 Lv & Perry，1997）。就"包下来"而言，单位可谓无所不包。"在中国，单位不仅通过社会成员的工作使之取得一定的经济报酬，通过分配住房、公费医疗、兴办托儿所、幼儿园、食堂、澡堂以及为职工子女就业需要的服务公司或集体企业等，为单位成员提供各种社会保障和福利方面的服务，更多地，还给予单位成员在单位内外行为的权力（利）、社会身份以及社会政治地位。"（李汉林，1993）Bray 在研究单位制度时称为"物质福利的一整套补充"（a full complement of material benefits）（2005），而医疗正是其中一项极为重要的内容。

在改革前，城市地区的医疗保障制度主要包括两项内容：劳动保险制度中的医疗部分（以下简称"劳保医疗制度"）和公费医疗制度。前者以1951 年 2 月 26 日颁布实施的《中华人民共和国劳动保险条例》为基础，主要覆盖全民所有制工矿企业的职工及其所供养的直系亲属，这些企业单位的退休人员，县以上的城镇集体企业可参照执行。后者则针对公务员和事业单位的工作人员，其建立的标志是 1952 年 6 月 27 日颁布的《关于全国各级人民政府、党派、团体及所属事业单位的国家工作人员实行公费医疗预防的指示》。在工作人员家属的医疗待遇方面，1954 年 3 月政务院又发布另一项通知，规定设立这些单位工作人员的福利费预算，用于其家属的医疗费支出困难等项的补助（郑功成等，2002；葛延风等，2007）。据葛延风等（2007）的推算，在整个计划经济时期，我国城镇医疗保障——主要就是劳保医疗与公费医疗——至多可能覆盖了 70% 的城镇人口。

劳保医疗实际上是一种强制性的雇主责任制度（葛延风等，2007）。企业单位的劳保医疗费用主要来源于劳保医疗卫生费，在企业生产成本项目中列支，按照企业工资总额的一定比例提取。依据此一制度安排，职工本人不需要缴纳任何医疗保险费用。在无须缴费的同时，职工在使用医疗服务时还享受劳保医疗非常优厚的报销待遇。当职工或退休人员患非职业病或非因公负伤时，其所需的诊疗费（包括挂号费与出诊费）、住院费、手术费和普通药费均由企业单位负担；贵重药费原则上由本人负担，也可由企业劳动保险基金酌情予以补助或由企业福利费负担；住院的膳食费及就医路费则由职工和退休人员本人负担，但若本人经济状况确有困难，则可由企业酌情予以补助。"文化大革命"开始后，为控制劳保医疗费用的上涨趋势，个人须开始负担挂号费和出诊费（葛延风等，2007）。

除此之外，还有两点内容充分体现了当时劳保医疗制度的高保障水平。其一，在病假期间，职工仍可领取高比例的，甚至百分之百的工资。其二，职工和退休人员供养的直系亲属患病时，可以在该企业的医疗所和医院，以及合同医院免费诊治，而手术费和普通药费则由企业负担 50%（葛延风等，2007）。

公费医疗制度亦是强制性的雇主责任制度。但公费医疗实行的是辖区管理，一般由区县政府统筹、审核和监督使用各单位的公费医疗经费。国家机关及全额预算管理单位的公费医疗经费是由国家财政按人头拨付给各级卫生行政部门，实行专款专用、统筹使用的原则，不足部分由地方财政补贴。差额预算管理和自收自支预算管理单位是从提取的医疗基金中开支，每年由国家根据受保人群对医药方面的需要和国家的财政能力，以及医疗单位所能提供的资源，确定人均支出定额。公费医疗的保障水平较劳保医疗更高，因为其药品报销范围更宽（葛延风等，2007）。

然而需要指出的是，这种较高水平的医疗福利是以职工严格服从就诊时的科层制调节为前提的。以劳动保险医疗制度为例，当职工因病到单位医务室或医院就诊时，所产生的医疗费用基本由企业承担，但患病职工必须首先到所在单位的医疗机构或基层医疗机构就诊，至于是否需要住院或转诊至更高一级的医疗机构进行诊断与治疗，则由单位医疗机构或基层医疗机构的医生决定（郑功成等，2002；Henderson & Cohen，1984；Whyte & Parish，1984）。

这种转诊的秩序以城市三级医疗保健网为基础。基于此，不同病重程度的病人被分流到不同层级的医疗机构中医治。这一网络将所有城市医疗机构分为三个层级（见表3－1）：初级为街道卫生院和工厂保健站，主要承担本地段内人口的初级保健任务，以低端医疗预防工作为主要形式。遇到不能处理的病人，这些基层医疗机构的医生会将病患转诊至中级医院。中级包括区级综合医院、专科防治所、保健所、企业职工医院。这一级的医疗机构在高级医疗保健网中起到了承上启下的作用。高级则包含了省市级综合医院、教学医院和各企业的中心医院，主要承担医疗、教学和科研工作，处理的是疑难杂症和大病、重病病人。在这一体系中，高级医疗机构一方面指导、帮助下两级机构的工作，另一方面也接收来自下级医疗机构的转诊病人（Hillier & Jewell，1983；Henderson & Cohen，1984；Whyte & Parish，1984）。

表3－1　　　　　　　　　　改革前城市三级医疗保健网

级别	医疗机构	服务覆盖人群范围
初级	单位诊室或社区诊所	一个小单位或一个社区
中级	大型单位的诊所或区级医院	一个大单位或一个区
高级	市级或省级医院	一个300万人口的城市，或3300万人口的省份

资料来源：Henderson & Cohen，1984。

我们可能很自然地会产生这样一些疑问：当时的职工为什么会乖乖地服从这样从初级到高级的医疗服务转诊体系？这样一种严苛的科层制调节究竟是如何实现的？笔者认为，奥秘在于当时的单位制度。前文笔者已经指出，单位的核心功能之一是"包下来"，包括职工的医疗保障与医疗服务需要。也就是说，单位是高水平的医疗福利制度的直接实施者。这就是为什么有学者将当时的医疗保障制度称为"国家—单位医疗保障制度"（郑功成等，2002）的关键原因。在这样的制度背景下，当时的城市居民是基于单位身份而非西方所谓的"公民资格"（Citizenship）才享受到这些医疗保障与医疗服务（Bray，2005；李汉林，1993；2004）。由于绝大多数的资源都是由国家通过单位分配到具体的个人，个体几乎不可能从单位体系以外获得资源（孙立平称之为"自由流动资源"，参见孙立平，1993），因此导致了魏昂德所谓的个体对单位的"依附"。于是，当一个为劳动保险或者公费医疗所覆盖的城市居民需要医疗服务时，他就必须遵守从初级到高级逐级转诊的程序，越级就诊将得不到报销或根本得不到医疗服务（急诊除外）。以下一位退休职工对其在改革前如何就诊的回忆就说明了这一点（刘洪清，2009）：

> 在那个年代，有单位的职工称之为"公家人"，他们每次去看病，先到单位的保健站，如果看不了，保健站的大夫开出手续，职工领取一份"三联单"后，机关干部凭公费医疗本，企业职工凭劳保医疗证，到大医院就诊。"三联单"每一联都填有个人信息和单位的编号，大夫在每一联盖上单位的"红戳"，职工看完病，大夫会撕下一联留底，然后医院直接找单位结账。个人就掏1毛钱左右的挂号费。

当然，也有人试图跟基层医务人员拉近关系以获得转诊或获得贵重药品，其意图也就是希望在能够报销的前提下获得更高质量的医疗服务（华尔德，1996；杨美惠，2009）。但这毕竟是少数。因而，正如怀墨霆和白威廉所评价的，这是一种带有强烈的科层制色彩的医疗服务体系。在这样一个医疗服务体系当中，患者缺乏就医的自由，他既不能选择医生，也不能选择医疗机构，因为只有在遵循严格转诊程序的前提下，患者才能获得更高质量的医疗服务，同时所耗费的医疗费用才能够报销。尽管这种严苛的，甚至有点儿死板的转诊制度耗费了病人的时间，但起码保证了最高水平的资源用来处理最严重的问题（Whyte & Parish，1984）。

这种科层制的分级转诊制度能够较好运行的另一个重要基础是当时的医疗服务递送的组织模式。我们主要从公立医院的财政投入机制进行考察，因为这直接关系到公立医院赖以生存与发展的资源来源与分配。具体来说，新中国成立后的前30年，公立医院的财政投入机制经历了三个阶段的变化。1949—1955年是"统收统支"阶段，即公立医院的全部收入均上缴政府财政，而支出则全部由财政预算安排，实际上就是今天所谓的"收支两条线"。1955—1960年是"全额管理、差额补助、预算包干"阶段，免去了收支来往于医院与政府的麻烦，而将"医院的收支全部纳入国家预算，财政按医院实际收入差额拨款补助，年终结余全部上交"。通俗来讲，即为"多退少补"。1960—1979 年是"全额管理、定项补助、预算包干"阶段，所谓"定项补助"，定的主要就是人员费，包括医院工作人员的基本工资、占工资总额 1% 的福利费，以及 2% 的工会费（朱幼棣，2011）。

所以，在 1979 年以前，无论是由各级政府部门以及大的行业组织直接管理的专业医疗服务机构，还是隶属于企事业单位的基层医疗服务机构，其基本建设所需费用均由相关政府部门或所属单位直接投入。这些机构中的工作人员包括医生都是国家公职人员，接受政府的统一人事管理，他们的工资和福利都执行国家统一政策。而他们所开展的临床服务内容和对象都有较为明确的限定，服务标准及药品和诊疗服务的价格都受到严格监管。医疗服务的收支状况与"医疗服务机构本身的发展、与医务人员的收入、福利等完全无关"。各机构实行统收统支的财务管理制度，其收入与支出都纳入财政预算或单位的核算体系。医疗服务机构所需的各种费用，包括医务人员的工资和基本建设经费等，都由政府财政预算中专列的"卫生事业费"和"卫生基建费"拨付（葛延风等，2007；Sidel & Sidel，1973；李玲，2010）。但因为卫生服务价格低于不含劳务和固定资产折旧费用的成本，即政府要投入大量资金以用于卫生服务基础设施建设、医学科研和教育（周学荣，2008），因而当时政府已经允许卫生服务机构将药物的批零差价收入作为补偿的一部分，即"以药养医"。不过当时的"以药养医"受制于药品生产、流通的计划经济体制，以及政府对医院的强力干预和管理，因而并不成为问题（朱恒鹏，2007；李玲，2010）。总体而言，当时的医疗机构的运行在财力上基本依赖国家投入，它们并没有生发出趋利倾向。

综上所述，这样一个科层化的医疗服务体系是嵌入在当时的国家—单位医疗保障制度当中的。社会主义政权通过单位为城市居民（单位成员）提供了高水平的医疗保障，而这种高水平的医疗福利的获得是以患者服从带有严重科层制色彩的转诊体系为代价的。城市居民的这种服从建立在单位对其成员严密的社会控制和成员对单位的依附的基础之上，一般人的生活、工作都被局限在非常狭小的空间范围内（Bray，2005；李汉林，2004；李路路、苗大雷、王修晓，2005）。这种制度设置就基本上杜绝了病人自由就医的可能性，从而维系了科层制转诊体系的运转。

第二节　国家—单位医疗保障制度的崩溃与重建

从 20 世纪 70 年代末期开始，随着经济改革拉开序幕，改革开放前的医疗保障制度被当局认为已经不适合市场经济发展的新要求。这其中主要有两个原因，使得旧有的国家—单位医疗保障制度被认定亟须变革（科尔奈、翁笙和，2003；顾昕、高梦滔、姚洋，2006）。

其一，改革前的医疗保障制度带有严重的"父爱主义"（Paternalism）色彩，保险费用和医疗费用基本上都由国家和单位支付，个人几乎不用分担任何费用。这使身在其中的个体失去了竞争意识和积极性，被国家认为不利于社会主义市场经济的发展，因为市场经济需要的是积极的、努力的、勤奋的、有竞争意识的独立个体。

其二，个人缺乏控费意识，医疗费用的支出得不到有效的控制，从而加重了政府和企业单位的财政负担。对政府来说，医疗费用的不受控制加重了政府的财政负担。笔者以"看病贵"为关键词对《人民日报》全文数据库进行检索，结果发现最早 1991 年时该报已经有一篇报道提到了"看病贵"。尽管以"看病贵，怎么办"为题，但却与今天我们所理解的"看病贵"的含义大相径庭，因为该文主要是从公费医疗给国家造成了沉重的财政负担的角度来阐述"看病贵"问题（颜建军，1991）。[①] 对企业单位来说，这一沉重的经济"包袱"则妨碍了它们参与市场的竞争，尤其是当它们面对日益增多的非公有制企业时（当时这些企业并不参加医疗保险，因此没有这一成本支出）。

与此同时，单位体制在 1978 年之后也已走向了分崩离析。这一点对企业单位尤甚。改革迫使企业单位重新变成一个个讲究生产效率的实体，而核心措施就是给予单位成员以物质刺激（公立医疗机构也进行了同样的变革，关于这一点下一节笔者会详述）。在改革者看来，改革开放之前的全民所有制企业与集体所有制企业之所以生产效率如此低下，是因为单位制度提供了工作保障（The Job Security）与社会保证（Social Guarantee）。也就是说，单位提供了"铁饭碗"、"大锅饭"以及优厚的社会保障、社会福利与社会服务，导致职工"不思进取"。因此，改革必须重新创造出

---

① 《人民日报》要到 1995 年才出现有关如今我们所理解的"看病贵"含义的文章。下文详述。

一个"劳动力市场",在这个市场中,企业单位应当有雇佣和解雇职工的自主权力,亦有激励员工的自主权力。借用 Bray 的话来说,这一改革就是要达到"劳动力的再商品化"(Bray,2005)。按照这样的一个思路进行改革,单位势必要剥离掉原来附着在其上的一系列福利待遇和生活保障,即要打破"铁饭碗"和"大锅饭",以提升员工的竞争意识、提高其积极性。

医疗保障体制的改革首先集中爆发在公费医疗领域,因为这是政府财政直接拨款支持的项目,因此政府对于由医疗费用的上涨所带来的财政压力更加敏感。1984 年,卫生部、财政部联合下发《进一步加强公费医疗管理的通知》,全国性的公费医疗制度改革就此展开。但公费医疗的费用支出并未就此被遏制。据统计数据显示,1979—1985 年,公费医疗支出年均增长 17.9%,同期财政支出年均增长只有 8%;1985—1989 年,公费医疗经费年均增速达到 25.3%,同期财政支出年均增长只有 10.6%。而企业的劳动保险医疗费用的增速与公费医疗大体相当(葛延风等,2007)。表 3-2 显示了 1980—1997 年公费医疗,劳保医疗费用的迅速增长、难以控制的局面。

表 3-2　　公费医疗与劳动保险医疗的费用增长(1980—1997 年)

年份	国有单位医疗费用支出总额(亿元)	增长指数	政府财政支出总额(亿元)	增长指数
1980	3.64	100	122.88	100
1981	3.90	107	113.84	93
1982	4.44	122	123.00	100
1983	5.00	137	140.95	115
1984	5.54	152	170.10	138
1985	6.46	177	200.43	163
1986	8.49	233	220.49	179
1987	10.75	295	226.22	184
1988	15.12	415	249.12	203
1989	18.60	511	282.38	230
1990	22.64	622	308.36	251
1991	26.75	735	338.66	276
1992	31.82	874	374.22	305
1993	38.79	1066	464.23	378
1994	47.28	1299	579.26	471

续表

年份	国有单位医疗费用支出总额（亿元）	增长指数	政府财政支出总额（亿元）	增长指数
1995	55.47	1524	682.37	555
1996	61.57	1691	793.76	646
1997	66.38	1824	923.36	751

资料来源：顾昕、高梦滔、姚洋，2006。

　　与公费医疗制度相比，对劳动保险医疗制度的改革幅度要大得多，因为企业单位本身的改革幅度大大超过了事业单位和政府机关。比如在 1986 年的上海，新加入国有企业单位的成员就没有了终身聘用的身份。到 1995 年，已经有 85% 的新进职工实行合同聘用制度（Davis，1999）。这些新进的员工被要求与企业一起分担他们的医疗保险费，以减轻企业的负担。而到了 20 世纪 90 年代中后期，随着企业单位的大量"关停并转"，社会上出现了大批的下岗职工，他们失去了原有的医疗保障。而另一方面，大量涌现的非公有制企业并未向其员工提供任何医疗保障。① 当时旧有的劳保医疗制度正在快速消亡。

　　图 3-1 即清楚显示了 1993 年以来我国城镇地区居民所享有的医疗保障覆盖情况的变化。显然在经济改革之后，中国城市居民的医疗保障经历了一个从瓦解到重建的过程。1993 年进行第一次全国卫生服务调查时，城镇地区被劳动保险医疗制度覆盖的人群高达 48.2%，而到 2008 年第四次调查时，这类人群近乎消失。与此同时，医疗自费的人群却在急速增加，2003 年时达到近 50% 的顶点。1998 年对医疗保障体制的改革是一个转折点。该年 12 月 14 日，国务院下发《关于建立城镇职工基本医疗保险制度的决定》，标志着国家试图建立一个社会化的医疗保险制度。这个文件强调医疗保险费用须由国家、企业和个人三方共担，并具体规定了各自的缴费比例。与过去高水平的医疗保障不同的是，这个决定所确立的改革方向是"低水平、广覆盖、双方负担、统账结合"。"双方负担"即是指基本医疗的保险费用由单位和职工共同缴纳；而"统账结合"是指保险基本的管理实行社会统筹和个人账户相结合（郑功成等，2002）。依据这个决定，这个医疗保险制度的覆盖范围由公有制部门扩展到所有城镇企业部门（丁宁宁等，2008）。

---

　　① 《社会保险法》规定所有用人单位均须参加医疗保险，但那已是 2010 年年底的事了。

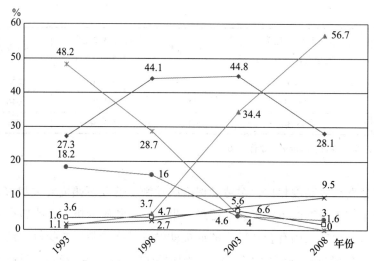

图 3 - 1　中国城市居民保障构成变化（1993—2008 年）

注：1. 2008 年的"社会医疗保险"包括城镇职工医疗保险和城镇居民医疗保险。

2. 2008 年的调查数据上并未显示"劳保医疗"的数据，但显示了一个"其他社会医疗保险"，数值为 2.8%。也就是说，当时劳保医疗依然有的话，最大的数值也只有 2.8%。

3. 2008 年的"合作医疗"指的是"新农村合作医疗"。

资料来源：卫生部统计信息中心，2009；以及顾昕、高梦滔、姚洋，2006。根据统计表制图。

　　不过，城市职工的医疗保障覆盖工作进展缓慢。一直到 2003 年以后，这一工作才提速。2007 年，政府又颁布《国务院关于开展城镇居民基本医疗保险试点的指导意见》，将城市当中的非就业人口纳入医疗保障当中。如图 3 - 1 所示，2003—2008 年，基本社会医疗保险的覆盖工作进展迅速，2003 年有 34.4% 的人被新的社会医疗保险所覆盖，2008 年已经达到56.7%，同期自费病人由 44.8% 降至 28.1%。

　　医疗保障制度从崩溃到重建的过程是国家从医疗服务的筹资领域逐渐"撤退"的过程。在这一过程中，国家不断推卸医疗服务筹资的责任，政府与企业单位不断削减有关职工的医疗服务的费用支出。这导致大量丧失或没有医疗保障覆盖的居民面对日益上涨的医疗费用却只能自掏腰包。结果是在我国的卫生总费用构成中，自 1978 年开始，个人的医疗费用负担越来越重，其支出占卫生总费用的比例不断攀升，至 2002—2003 年达到峰值，为 60%。此后出现了逐渐下降的趋势，这与我国的医疗保障制度的重建步伐基本一致。而与此相应地，政府的卫生费用支出自 1978 年左右开始逐步下降，此一趋势直到 2000 年才被慢慢扭转（见图 3 - 2）。

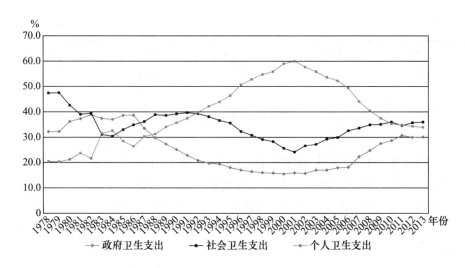

图 3 - 2　我国卫生总费用的构成变化（1978—2013 年）

资料来源：国家卫生和计划生育委员会，2014b。

在医疗保障制度的这种变革过程中，城镇当中出现了一批有病不医的人。由表 3 - 3 与表 3 - 4 可知，前三次全国卫生服务调查显示城市居民两周内患病但未就诊的比例在逐次上升，从 1993 年的 42.4%，增长到 2003 年的 57%；在未就诊人群中，因为经济困难而未去寻求医生帮助的比例增长惊人，1993 年的调查显示城市当中只有 4.3% 的人是出于经济困难而未就诊，但 1998 年猛增至 32.3%，2003 年升至 36.4%。

表 3 - 3　　　　　　　两周患病未就诊比例（1993—2008 年）　　　　　　单位:%

年份	城市合计	大城市	中城市	小城市
1993	42.4	45.1	46.2	34.1
1998	49.9	52.0	52.6	44.7
2003	57.0	57.7	63.8	48.9
2008	37.3	33.0	36.7	46.4

资料来源：卫生部统计信息中心，2009。

表 3 - 4　　　两周患病因经济困难未就诊的比例（1993—2008 年）　　　单位:%

年份	城市合计	大城市	中城市	小城市
1993	4.3	3.2	2.4	9.6
1998	32.3	36.0	36.7	23.5

年份	城市合计	大城市	中城市	小城市
2003	36.4	30.8	46.2	39.6
2008	15.5	11.6	11.4	23.8

资料来源：卫生部统计信息中心，1994，1999，2004，2009。

而在医疗保障制度崩溃的同时，医疗成本却在飞速攀升（Davis，1999）。1998 年较 1993 年的门诊与住院的次均费用分别增长了 1.43 倍和 1.51 倍（见表 3 - 5）。这些骇人的数字足以与两周患病未就诊的数据相呼应，说明当时因为医疗保障缺失与医疗费用昂贵而有病不治的人群并非少数。

表 3 - 5　　　居民次均门诊与住院医疗费用变化（1993—2008 年）　　　单位：元

年份	城市合计		大城市		中城市		小城市	
	门诊	住院	门诊	住院	门诊	住院	门诊	住院
1993	49	1607	63	2164	50	1365	35	1326
1998	119	4037	160	5458	131	3646	56	2565
2003	219	6930	283	9872	261	6403	121	4677
2008	312	8958	389	10455	362	10052	180	5849

资料来源：卫生部统计信息中心，2009。

2009 年 4 月 6 日，《中共中央、国务院关于深化医药卫生体制改革的意见》发布，其中指出要"建设覆盖城乡居民的公共卫生服务体系、医疗服务体系、医疗保障体系、药品供应保障体系，形成四位一体的基本医疗卫生制度"。而"覆盖城乡居民的基本医疗保障体系"，就包括了城镇职工基本医疗保险、城镇居民基本医疗保险、新型农村合作医疗和城乡医疗救助等制度。两年后即 2011 年，我国城乡各种医疗保险的覆盖率已经达到 95%（李玲、陈秋霖，2012）。

国家—单位医疗保障制度的崩溃可以说重新形塑了城镇居民的就医行为。这主要体现在两个方面：首先，经济改革使很多单位停办了本单位原有的医疗机构，而且有的连单位本身也消失无踪。关停并转的情况对企业单位尤其突出。这使基层医疗机构的首诊彻底失去了物质依托与运转基础。其次，即使单位的医疗机构还在，但倘若职工已经失去了旧有的医疗保障的覆盖，那么医疗费用的报销须先到本单位医疗机构首诊这一前提便也无从谈起，病人完全可以径自前往他们所"心仪"的医疗机构就诊。这是因为病患原来去基层医疗机构首诊是为了在获得更高质量的医疗服务的同时，也能够享受到较高水准的医疗保障待遇。但是在改革后，很多人已经不受任何医疗保险计划的覆盖，他们也就没有必要通过转诊再去高级医院。取而代之，即使遇到小病，病患亦很有可能直奔三甲医院，因为作为外行的他们通常无法判断自身基本的疾病状况，比如究竟是大病还是小病，是常见病还是非常见病，是全科医生能够处理的疾病还是一定要去专科医生那里才能解决问题。无怪乎从杏林医院退休的苗大夫会有这样的今昔对比：当年她做妇产科大夫时非常繁忙，而现在杏林医院的医务人员增加了，病人却少了很多，因为杏林医院原来的那些"合同单位"，倒闭的倒闭、转制的转制，造成了大批病人的流失（PO1003－05b）。

综上所述，自改革开放以来，我国城镇地区在医疗保障体系方面变化剧烈，基本经历了一个由崩溃到重建的过程。这是一个国家在医疗服务筹资领域逐渐撤退的过程，是国家推卸其本应向公民承担的医疗保障责任的过程。在这一过程中，我们看到普通民众逐渐获得了一种"就医自主权"：较之于改革前的科层化的诊疗转诊体系，老百姓获得了一种就医上的"自由"。然而，当我们仔细去分析这种所谓"自由"时，就会发现这种自由实际上是老百姓"被动获得"的结果。准确来讲，与其说他们是"获得"自由，不如说是"被赋予"自由。这是一种被动的自由。之所以如此说，是因为这种自由起先是源于一部分居民开始丧失医疗保障，他们所在的单位或是效益不佳，需要减员增效；或是干脆关停并转，无法再接纳他们。失去了单位的他们，同时也失去了医疗保障，他们突然发现看病不再需要一级一级地转诊，而是自己想去哪儿就去哪儿，但代价是，他们必须为他们自己所选择的全部就医行为埋单。

这种成本昂贵的就医自由直接导致了今天我们常说的看病贵问题。在1995年《人民日报》的一篇题为"药价怎么这样贵——患者话药价"的报道中，作者开篇就指出，"药价问题事关群众切身利益"。不同于以往指摘大处方、看病贵的文章，作者问道："如此开'大处方'，怎能不加重患者负担？"文中提到，一些退休职工、农民和进城打工者、所属单位不景气者对药价贵的感受尤其强烈（赵志文、王瑄，1995）。这是《人民日报》上第一篇站在患者立场上来评论看病贵的文章，也可以说这就是"看病贵"首次被提出的文章。它意味着随着经济改革的深入，部分患者首先感受到了看病贵，而这样的患者随着社会转型的进行还在不断增加。与此同时，这种就医行为也催生并加剧了看病难问题。三甲医院人满为患的情况强化了三甲医院的垄断地位，亦对身处其中的医生的执业行为产生了深远的影响。关于这一点，我们将在第四章做详细讨论。

在此种情形下，民众开始逐渐习惯自由就医。尽管1998年政府开始重建城镇的医疗保障体系，但自由就医的局面并未就此被遏制。这是因为，尽管医疗服务筹资模式已经重建，相匹配的医疗服务递送的组织模式却自20世纪70年代以来发生了同样剧烈的变化，而变成了名不副实的公立医院，其运行的制度逻辑迄今为止并未发生根本改变。因而，科层制的分级诊疗体系并未重建，民众的自由就医局面并未收敛，而无序的就医秩序则愈演愈烈。

第三节　公立医院的蜕变

改革30年后，尽管公立医院的所有制性质没有变动，但其内部的治理结构，尤其是财政投入机制却已经发生了翻天覆地的变化。30多年来国家对公立医院的改革，笔者认为可以概述为两个方面："自负盈亏"与"放权让利"。

变化始于1979年。当年1月，时任卫生部副部长的钱信忠在接受新华社记者采访时就明确提出，要"运用经济手段管理卫生事业"。"要按客观经济规律办事，对于医药卫生机构逐步试行用管理企业的办法来管理。要让他们有权决定本单位的经费开支、核算、仪器购置、晋升晋级、考核奖惩。"（新华社，1979）当年，公立医院的财政投入机制变更为"全额管理、定额补助、结余留用"，即"按编制病床实行定额补助，收支结余主要用于改善医疗条件，也可用于集体福利和个人奖励"，朱幼棣认为，这是公立医院有关政策的最大变数（朱幼棣，2011）：

> 财政按医院的编制床位实行补助，大医院、床位多的医院政府补助就有可能越多，结果造成卫生资源加快向城市倾斜集中。另外，"结余留用"，医院虽然仍然依附于卫生行政部门，但在经济管理上走向了独立自主经营。这一政策大大调动了医院管理人员和医务人员的积极性，千方百计，积极创收，使30多年来我国城市的医院面貌有了翻天覆地的变化，缓解了看病难、手术难、住院难问题。

如朱幼棣所说，改革迅速就有了立竿见影的效果。比如《人民日报》

1979 年年底的一篇报道说，北京 44 家试行经济管理制度的医院，"在实行国家定额补贴和不增加病人负担的基础上，从节约开支、增加收入中提成百分之四十的金额，奖励医疗态度好、工作成绩大的医务人员，调动了他们的积极性，初步改变了首都看病、急诊、住院'三紧张'的状况"。这些医院"给医务人员制定了工作定额，超过工作定额者受奖励"。"过去住院相当困难，甚至有时病床空着病人也住不进去，现在，医务人员都想多收病人，多治病，增加医院收入。病人一空出床位，医生和护士就主动和住院处联系，要求收进病人。"（鲁南，1979）

1981 年，卫生部下发了《医院经济管理暂行办法》和《关于加强卫生机构经济管理的意见》，对各级医院提出了"增收节支"的要求，并将已经施行了 30 年的"全额管理、差额补助"的医院财务管理政策更改为"全额管理、定额补助、节余留用"的新政策，以促使公立医院能够注重经济成本、加强经济核算、强化医院的经济管理意识（葛延风等，2007）。

到 1985 年，医疗体制改革正式展开（李玲，2010；张越，2009）。当年 4 月，国务院批转卫生部《关于卫生工作若干政策问题的报告》，明确提出，"必须进行改革，放宽政策，简政放权，多方集资，开阔发展卫生事业的路子，把卫生工作搞好"。这些改革思路的目标就是提升医院的服务效率，使医院自己养活自己，不要在财政上依赖国家。正如张越（2009）所评价的，这些思路"确立了医疗机构的经济主体地位，纯化了医院内部的治理结构，但也为医疗机构追逐利益埋下了伏笔"。

伴随着改革的进行，卫生系统当中陆续出现了多种多样的"责任制"浪潮，包括行政首长责任制、目标管理、任务指标、定额包干、经济核算、岗位责任制、多劳多得的分配制度等（李玲，2010）。这与当时的企业改革思路无异。虽然多种形式的责任制、承包制当时引发了诸多争议，1989 年的《关于扩大医疗卫生服务有关问题的意见》还是强化了在卫生系统中继续推行承包责任制。与此同时，政府又"开口子"，即允许医疗卫生机构对部分服务进行收费，以及允许医疗卫生机构和医务人员在业余时间提供有偿服务以创收。根据这个意见，卫生事业单位实行"以副补主"、"以工助医"。于是，财务包干体制在公立医疗机构中全面实施，政府开始对医疗机构实行"定额投入、超支不补、结余留用"，对医疗机构运行当中所产生的盈亏，政府不再负责。但与此同时，公立机构被允许通过各种形式的服务获取更多的收入，且收入可与职工收入和福利挂钩（葛延风等，2007）。这种对公立医疗机构的改革逻辑显而易见：政府试图通过市场经济的手段来调动卫生人员的积极性，提高医院和医务人员的服务效率，而同时，政府则是要促使医院尽可能"自负盈亏"，以减轻国家的财政负担。

至 1992 年，医疗卫生体制仍然按照与国有企业差别不大的市场逻辑进行改革。当年 9 月，国务院下发《关于深化卫生改革的几点意见》，由此卫生领域确立了"建设靠国家，吃饭靠自己"的体制。这一次改革的侧重点是要进一步扩大医疗卫生单位的自主权，以使单位真正拥有劳动人事安排权、业务建设决策权、经营开发管理权和工资奖金分配权。在实践过程中，医院拥有了其他三项权力之后，却并没有获得劳动人事安排方面的自主权。由此，公立医疗机构的组织管理方式变得越来越企业化（丁宁宁等，2008；葛延风等，2007）。其后几年，政府又陆续出台了一系列政策，继续贯彻这一改革思路。

综上所述，1979 年公立医院改革以来，政府的目标是使医疗机构树立竞争意识、提高服务效率、使其能够"自负盈亏"，以便政府卸下这个沉重的财政包袱。而为了达到这个目标，给公立医院"放权让利"就是必要的手段。这些下放的权利主要包括业务活动的自主权、员工收入的分配权与收入支配权。业务活动的自主权主要是指医疗机构可以结合政府确定的基本职能和目标，自主决定医疗服务的内容与方式；员工收入的分配权是指机构可以在国家既定的分配制度框架下自主决定和调整内部员工的分配方式及水平（即所谓的"奖金"那部分收入，详见第四章）；而收入支配权则是指医疗机构基本可以自主支配相关收入，用于机构发展与集体福利等（葛延风等，2007）。被赋予较大的自主性之后，公立医院逐渐将投入产出考核的参照标准定位为营利性企业，并将医务人员的考核标准与其所创造的经济收入挂钩（胡善联，2006；张越，2009；李玲，2010；丁宁宁等，2008；葛延风等，2007；Eggleston，2008）。于是，如翁笙和所说，中国公立医疗机构内部的激励机制发生了革命性的变化（Eggleston，2008）。在此过程中，公立医疗机构的目标被重构，从原有的追求公益目标变成了追求经济目标（葛延风等，2007）。

如此改革的结果，就是公立医院的收入结构中，来自政府的比例越来越小。这自然减轻了政府自身的财政负担。据统计，国家所支付的院均差额预算拨款在 1980 年时占到院均总收入的 23.87%，但到 1987 年时降到了 10.18%（李玲，2010）。表 3-6 则显示了 1998—2011 年公立综合医院每家的平均收入的构成情况。数据显示，从 1998—2011 年，平均来讲，政府对每家公立综合医院的财政补助占其总收入的比例一直只维持在 6%—8%。药品收入所占比重虽然从 2003 年开始有些微下降，但伴随的并不是政府投入的增加，而是医疗收入比重的上升，这其中增加的收入应该主要来自医疗器械和检查费用。而 2012—2014 年，综合医院的财政补助占其总收入的比例仍保持在 7% 左右（国家卫生和计划生育委员会，2015b）。因此可以说，直到现在，自 1978 年以来政府要甩掉财政包袱，以使公立医院能够自负盈亏的改革逻辑并没有改变。

表 3 - 6　　卫生部门综合医院平均收入的构成（1998—2011 年）　单位：万元

年份	财政补助收入	百分比（%）	医疗收入	百分比（%）	药品收入	百分比（%）	其他收入	百分比（%）	总收入
1998	155.4	5.99	990.9	38.19	1199.1	46.21	137.6	5.30	2594.7
1999	194.6	6.81	1205.2	42.16	1337.3	46.79	87.4	3.06	2858.3
2000	204.1	6.29	1413.1	43.58	1500.6	46.28	96.9	2.99	3242.4
2001	251.6	7.11	1562.3	44.16	1602.6	45.30	93.8	2.65	3537.9
2002	273.0	7.35	1684.1	45.33	1616.2	43.50	92.5	2.49	3715.1
2003	297.5	7.49	1827.7	46.04	1773.8	44.69	100.2	2.52	3969.4
2004	318.2	6.22	2296	44.92	2045.7	40.02	103.5	2.02	5111.8
2005	333.3	5.98	2685.7	48.17	2383.6	42.75	105.6	1.89	5575.6
2006	393.6	6.39	3045.8	49.41	2559.4	41.52	107.7	1.75	6163.8
2007	523.4	6.97	3713.9	49.48	3127.6	41.67	113.6	1.51	7506.5
2008	646.9	6.97	4545.4	48.96	3924.5	42.28	144.8	1.56	9283.1
2009	850.2	7.40	5590.3	48.63	4846.8	42.16	170.9	1.49	11494.9
2010	997.8	7.18	6868.1	49.39	5824.9	41.89	189.9	1.37	13906.1
2011	1313.2	7.76	8519.0	50.36	6817.3	40.30	231.6	1.37	16916.5

注：各项比例总和并不等于100%，因为各项收入合计并不等于总收入，《中国卫生统计年鉴》中的原文数据如此。

资料来源：卫生部，2003；2010；2012。

因此，我国目前的公立医院像是一个"怪胎"。如同顾昕形象地论述道，我国的公立医疗机构是"四不像"："既不像未改革前公费医疗体制下的公立医院，也不像市场化体制下的公立医院；既不像存在于世界各国的民办非营利性医院，也不像营利性医院。"（顾昕、高梦滔、姚洋，2006）根据笔者上述对有关医疗服务递送的组织模式的制度变迁的描述与数据展示，我们得出：一方面，我国的公立医疗机构仍然姓"公"，它们从产权上来讲还是归国家所有；另一方面，在政府有关医疗机构"自负盈亏"和"放权让利"的政策引导下，它们的行为逻辑和激励机制已经发生了根本性的变化，它们以及身处其中的医生的趋利倾向变得空前严重。①
公立医院如果想生存，它就必须提供更多的医疗服务；如果想提供更多的
医疗服务，那就必须吸引更多的病人前来就诊。于是，公立医疗机构之间
的关系也发生了微妙的变化：本应相互合作的关系演变成了一个"内部市
场"，机构与机构之间是一种竞争的状态。这就直接导致了医院分级管理
制度的扭曲，并最终形成了一个无序的医疗服务市场。

第四节　医院分级管理制度的扭曲与一个无序市场的形成

前文已经指出，在改革开放前，我国城市地区有着运行较为有效的分
级诊疗体系。尽管这种转诊体系带有强烈的科层制色彩，但其保证了非常
有限的医疗资源能够得到较为合理的应用，并且医生尤其是基层医疗机构
的医生在其中担当了医疗资源"守门人"的角色。但 1979 年卫生体制改
革开始后，医生的工作条款发生了根本性的变化，其所扮演的角色发生了
明显的变化，而其临床自主性的发挥亦受到了严重影响。

一　意外后果及其表现

如果说以往科层制的转诊体系是以城市三级医疗保健网为其制度基
础，那么 1989 年 11 月 29 日卫生部所颁布的《医院分级管理办法》就是
实现卫生部门所期望的分级诊疗的制度基础。根据这一办法，按照"医院
的功能、任务、设施条件、技术建设、医疗服务质量和科学管理的综合水
平"，所有的医疗机构被分为一、二、三级，每级承担不同的任务和功能：
一级医院（基层医院、卫生院）负责"直接向一定人口的社区提供预防、
医疗、保健、康复服务"；二级医院（区级医院）则需要"向多个社区提
供综合医疗卫生服务和承担一定教学、科研任务"；三级医院（市级或省
级医院）则负责"向几个地区提供高水平专科性医疗卫生服务和执行高等
教育、科研任务"。每级医院再分为甲、乙、丙三等，其中三级增设特等，
因此医院共分三级十等。② 按照此种制度设计，"各级医院之间应建立与

---

① 有关微观的激励机制及其对医生行为的改变，详见第四章。
② 事实上，目前三级特等已经不再使用，目前医院的最高级别就是三级甲等。

完善双向转诊制度和逐级技术指导关系"。[①] 也就是说，不同级别的医院提供不同层次的医疗服务，处理不同病重程度的病人，它们之间应该是分工合作、指导与被指导的关系。大部分的门诊服务都会在初级或二级医疗机构完成，只有少量的病例需要到三级医院就诊。最终，患者的就医结构应该是一个"金字塔形"，即初级和二级医疗机构消化了大部分病患（朱恒鹏，2014）。

然而，患者就医的结构在现实生活当中并非如此；恰恰相反，这是一个"倒金字塔形"的就医结构。一个明显的证据是不同层级的医疗机构有不同程度的"看病难"问题。笔者所观察的悬壶和济世两家三甲医院每天"门庭若市"。笔者曾于挂号开始前数次到达悬壶与济世两家医院的挂号大厅，每次挂号大厅中都是人山人海，每个窗口前都排了长队。现场有许多保安、导医护士、志愿者等在维持秩序。有些病人为了看专家号，当天凌晨三四点钟甚至提前一天就开始排队等候挂号。笔者跟随的几位专家每次出诊都遇到被病患要求加号的难题，为此有时候病人与专家之间还发生一些摩擦（PO1001；PO1003 - 05a）。在济世医院骨科的普通门诊，笔者跟随出诊的刘大夫平均每半天的门诊接诊近50人次。当他出专家门诊时，一个半天限号15人，但时常有病人要求加号（PO1001）。悬壶医院心内科的床位较为紧张，加床的情况时有发生（PO1003 - 05a）。

与此形成鲜明对比的是被划为二级的杏林医院。在那里，就医完全是另一番景象。笔者同样数次在挂号前到达其挂号大厅，但病人通常只是稀稀拉拉排了几队。挂号窗口从来没有全部同时开放过。随该院心内科的几位大夫出专家门诊时，笔者观察到病人通常随到随挂号，不用预约也不用长时间排队，他们丝毫没有挂不到号的担心。出诊大夫则经常因为没有病人看诊而提前结束门诊，或者就是干坐着（PO1003 - 05b）。

基层方面，岐黄社区站的场面更为冷清。根据该站的接诊数据统计，社区站平均每天有两到三位大夫当班，他们只接待20—30位居民（两三位大夫接诊），多数病人是去开药或量血压而非"看病"（PO1005 - 06）。此外，每个三甲医院都有"黄牛"，但在二甲医院和社区站就不存在，这从另一个侧面说明了在不同级别的医院有着不同的供需对比情况与看病难易程度（PO1003 - 05a；PO1001、PO1007；PO1003 - 05b；PO1005 - 06）。

这种"倒金字塔形"的就医结构绝不仅限于笔者所观察的这些医疗机

---

① 双向转诊是指"小病进社区，大病进医院"，既要发挥高级医院的人力资源、医疗设施和技术等的优势，也要充分利用低级医院尤其是基层医疗机构的服务功能。

构，亦非限于北京一地。全国性的统计数据清楚地反映了这一点。

首先，2009—2014 年[①]，三级医院医师的日均负担诊疗人次显著高于二级和一级医院，且有明显的逐年增长的趋势，但这种趋势并未表现在一级医院；而三级医院的病床则一直都被超负荷使用，每年的使用率均超过100%，且远超低级别机构（见表3－7）。北京市的数据亦反映出同样的事实（见表3－8）。这里需要指出，社区医院（包括社区卫生服务中心与社区卫生服务站）的病床使用率也仅有35%左右，而其医师的日均负担诊疗人次高达14.4—17.1。表面上看起来社区医生非常繁忙，但实际上他们所处置的病人更多的是来开药、量血压等，跟诊疗关系不大（详见下文）。

表3－7   各级医院医师日均负担诊疗人次和医院病床使用率

医院级别	医师日均负担诊疗人次						医院病床使用率（%）					
	2009 年	2010 年	2011 年	2012 年	2013 年	2014 年	2009 年	2010 年	2011 年	2012 年	2013 年	2014 年
三级医院	7.4	7.5	7.9	8.2	8.3	8.4	102.5	102.9	104.2	104.5	102.9	101.8
二级医院	6.0	6.1	6.5	6.9	6.9	7.2	84.8	87.3	88.7	90.7	89.5	87.9
一级医院	6.4	6.3	6.4	6.6	6.6	6.5	54.5	56.6	58.9	60.4	60.9	60.1

资料来源：国家卫生和计划生育委员会，2011，2013a，2015a。

表3－8   北京市各级医院医师日均负担诊疗人次和医院病床使用率

医院级别	医师日均负担诊疗人次				医院病床使用率（%）			
	2011 年	2012 年	2013 年	2014 年	2011 年	2012 年	2013 年	2014 年
三级医院	10.1	11.6	12.4	12.5	94.89	94.24	94.42	94.27
二级医院	10.1	10.5	10.1	10.0	84.06	83.38	80.78	77.70
一级医院	9.9	10.5	11.8	9.6	59.90	57.63	54.04	50.42
社区医院	14.4	15.4	17.1	17.0	34.22	37.73	37.03	33.27

资料来源：北京市卫生和计划生育委员会，2015b，2015c。

其次，2005 年，在所有的诊疗服务中[②]，由三级医院提供的服务占38.04%，二级医院占51.91%，一级医院占10.06%；到2014年，这三个

---

① 笔者试图找寻更早时期的数据，但无果。笔者发现，卫生部的统计数据是从2010年开始才有关于不同等级医院的统计（该年的统计公报中发布了2009 年与2010 年的数据）。

② 此处排除了统计年鉴中由"未定级医院"提供的诊疗服务数据。

比例分别变成了 51.21%、42.02% 和 6.77%。由此可见，最为基层的一级医院所担负的诊疗人次比例极低，而且近 10 年来，这一比例还在不断降低。与此形成鲜明对比的是三级医院所负担的诊疗人次增长迅猛，到 2014 年时，其已经包揽了一半的诊疗服务。这与分级诊疗的制度设计根本不符。实现分级诊疗的国家与地区，其大部分的门诊服务均由全科医生和基层机构提供，而非医院（朱恒鹏，2014）。

最后，笔者根据 2015 年卫计委发布的统计年鉴数据，计算了不同等级医院各项指标的年均增长率。结果显示，2005—2014 年，尽管一级医院数量的年均增加率（11.12%）显著高于三级医院（8.39%）和二级医院（3.13%），一级医院的床位数年均增加率（11.32%）仅低于三级医院 2 个百分点（13.58%），稍高于二级医院（8.49%），但三级医院所拥有的执业医师的增长率（13.08%）远高于二级医院（1.27%）和一级医院（5.35%）①，而且，三级医院诊疗服务的年均增长率（15.01%）远超二级医院（8.69%）和一级医院（6.48%），三级医院住院服务的年均增长率（18.01%）亦高于二级医院（13.19%）和一级医院（16.17%）。这意味着，虽然政府一再强调"强基层"，亦确实新办大量的基层机构，同时提倡居民就近到社区卫生服务站等基层机构获得医疗服务，但就医分流的效果并不尽如人意，三级医院所提供的诊疗服务与住院服务的增速均超过其他级别的机构，而且实际上，三级医院的规模还在不断扩张（国家卫生和计划生育委员会，2011，2015）。

由此可见，三级医院过度繁忙，其他级别医院却相对闲暇，这与医院分级管理制度的设计初衷明显不符。那么，新时期的分级诊疗制度设置为何会产生如此意外的后果呢？其给医生的执业行为与临床自主性带来了怎样的后果呢？

二　意外后果的原因与后果

为何《医院分级管理办法》（以下简称《办法》）与分级诊疗体系会走向其反面？如何解释这种意外后果？笔者认为，这可以从医疗服务的使用者与提供者两个方面来进行分析。

从使用者方面而言，政府在进行制度设计时"高估"了普通的医疗服务的使用者的判断力与"自觉性"。在笔者看来，政府试图通过对医疗服

---

① 受统计资料限制，该项数值只能追溯到 2010 年。因此执业医师数量的年均增长率显示的是 2010—2014 年的变化。

务提供方分级而向患者提供有效信号，以使大部分人能够在初级和二级的医疗机构解决门诊服务和治疗，从而只有少量病人需要到三级医院就医，这就达到了分流病人、合理利用医疗资源的目的。然而，制度设计者忽视了一个最基本的问题，即大多数病人并没有足够的专业知识来判断自身的疾病程度，从而难以有足够的信息将他们自身的需要与政府所提供的对医疗机构分级的"信号"相匹配，因而也就难以合理就诊。在这种情况下，病人有身体不适就直接前往三甲医院就医，其实是他们最为理性的选择。他们无法判断某个医生的医术水平，但是他们认为这样一个判断基本正确，即一般来讲，三甲医院医生的医术比二级医院和社区卫生服务站的医生的医术要高，三甲医院的设备也最为先进，而其医疗服务的"门槛价格"即门诊挂号费似乎跟其他级别的医院没有什么太大差别。

这种情况还被笔者在本章第二部分中所论述的医疗保障制度的变迁所激化。由原有的劳动保险医疗制度的崩溃所导致的"被动的就医自由"从而造成"无序"的就医行为，笔者在前文已经有论述。而城市地区经历20年的医保崩溃与转型期后，政府已经着手开始了社会医疗保险制度的建立，并且在2011年已经取得了覆盖95%以上的城乡居民的巨大成果。这在理论上是一件造福于民的大好事，然而其对约束被动的就医自由、抑制无序的就医行为却没有什么效果，甚至在一定程度上加剧了当下病患无序就医的局面。

造成这种尴尬局面的原因，笔者认为，是我们初步建成并在不断完善的社会基本医疗保险制度实际上对无序就医起到了"推波助澜"、"雪上加霜"的作用。这至少有三个原因：

（1）社会基本医疗保险虽然规定每个病人应当选取几个定点医疗机构，其中各级机构均须有所选择[①]，病人需到他自己选定的医疗机构就诊，否则不能报销。但事实上，"参保人员就医时，除本人选定的4家定点医疗机构外，还有19家A类医院、所有的中医院和专科医院共约250家定点医疗机构，无须选择就能直接就医"（陈琳，2015）。这种制度安排直

---

① 《北京市基本医疗保险规定》第四十四条规定："本市医疗保险实行定点医疗制度。按照'就近就医、方便管理'的原则，职工和退休人员可选择3—5家定点医疗机构，由所在单位汇总后，报单位所在地区、县社会保险经办机构，由社会保险经办机构统筹确定。定点专科医疗机构和定点中医医疗机构为全体参保职工和退休人员共同的定点医疗机构。"同时，《北京市城镇居民基本医疗保险办法》第二十七条规定："参保人员按照'就近就医、方便管理'原则，可在全市定点医疗机构范围内就近选择3所医院和1所社区卫生服务机构作为本人的定点医疗机构，城镇老年人和无业居民门诊就医实行定点社区卫生服务机构首诊制度。"

接导致了居民自己选择的定点医疗机构变得毫无意义。

（2）社会基本医疗保险制度虽有规定被保险人选取各级医疗机构作为定点，但并没有规定一定要按由初级到三级的顺序就诊，即并没有规定被保险人要到初级医疗机构进行首诊，这与改革开放之前的国家—单位保障制度有着根本的区别。目前，广东等地实行的患者越级就诊就降低报销比例或不予报销的政策，效果并不明显（申曙光、张勃，2016）。而且，在现时代全然不同于改革前的社会经济环境中施行强制基层首诊，非但无益于引导居民下沉到基层就医，反而剥夺了患者的部分诊疗权，"尤其是在目前基层医疗机构能力不足、医患关系和干群关系紧张的情况下，这种改革会对社会稳定产生潜在威胁"（房莉杰，2016）。

（3）通过报销比例来引导病人就诊的办法亦并不可行。在现有的制度框架下，去基层医疗机构与去高级医院的报销待遇并没有太大差别（见表3-9）。在缺乏强制力的情况下，仅仅依靠这种差距甚小的"优惠"来引导病人就医并不能实现合理就医。

表3-9　　　　　　北京市各级医疗机构医疗费用的报销比例　　　　　单位：%

	三级	二级	一级及家庭病床
起付标准至3万元部分	85	87	90
3万—4万元部分	90	92	95
4万元以上部分	95	97	97

资料来源：《北京市基本医疗保险规定》第三十六条，http://ldjy.beijing.cn/bjjbylbx/n2140631474.shtml。

在这样的"自由"就医的前提下，"理性"的病人会直奔三甲医院，导致三甲医院的服务"供不应求"。于是，三甲医院的医生和专家就经常抱怨他们处理的疾病太过简单，他们"非常苦恼，因为他们每天纠缠于各种各样普通的感冒发烧"（IN110808）。也就是说，这些最高端的医疗资源实际上并未被用来处理最难的病症。叶梅就提到她的一位同事非要带孩子到北京市口腔医院拔牙，为此这位同事早上5点钟就去挂号。可是大夫看了之后却很不满，说："这种病都要找我吗？"最后那个大夫让他的学生替孩子拔了牙（IN100321）。而曾为医生，并且担任过专门处理医患纠纷部门负责人的闵大夫也说到同样的问题：大医院本来应该是处理疑难杂症和重病患的地方，但现在大家不管大病小病都往那里跑，使专家们看的很多病例都是感冒、发烧，专家觉得无趣，患者觉得专家不够重视他，为什么几分钟就看完了，最后搞得双方都不满意（IN090719；IN090726；IN100531；IN100526；IN100706；IN100602；PO1003 - 05）。可以说，在这样的就医结构下，医患双方都不会感到满意。

因此，随着国家—单位医疗保障制度的消亡，原来能够执行的转诊制度变得名存实亡。这使病人就医处于"无序"的状态。而改革开放之后国家对公立医院的"自负盈亏"与"放权让利"政策则从另一个方向激化了这一局面。这就是笔者认为的第二个方面，即政府似乎"低估"甚至忽视了医疗服务提供者的逐利动机。

由于改革后公立医院被逐渐转变为一个很大程度上需要自负盈亏的经营主体，其也有很大的需求吸引病人。他们需要通过向客户，也即患者提供医疗服务来养活自己。加之目前并没有强制而又有效的制度设置能够合理引导病人，于是各级医院之间开始争夺病人①，本来试图从法律层面上限定各级医疗机构所能具有和提供的医疗设备、人力资源和服务项目等，以致医疗资源合理利用的《办法》沦为了合法化各级医疗机构之间的极不平等的竞争地位的有力工具，原初所设想的各级医疗机构之间的"功能互补性的合作"变成了"资质不平等的竞争"。

在这种不平等的市场竞争中，三甲医院占有绝对的优势地位，而其他两级医院因为其在《办法》中的地位，其医疗设施的配置权、医务人员的处方权和治疗权均受到限制（尽管对二级和一级医院的用药、器械使用、手术、收费等的限制是出于医疗安全的考量），它们在对有自由选择权的病源的竞争中就处于劣势，甚至遭遇"生存危机"。比如，"小病人家都自己到药店买药吃吃，因为到医院看贵；大病则是去三甲，也不会到二级医院"。面对周边三甲医院的竞争，身为二甲的杏林医院显得非常无力（IN100621；PO100505）。

现为社区医生的晓虞的求职经历也说明了二级医院的尴尬处境。晓虞当时并没有考虑北京城区的二级医院。"说实话，你不知道二级医院将来会不会不存在了……因为我觉得三级医院霸占了整个医疗市场，二级医院的病人数量相对来说都非常少。所以二级医院在我的心目中感觉一直是生存比较困难的……尤其是城区的二级医院，如果没有政府的扶持，生存会

① 笔者曾碰到过这样一个案例：有个男子从承德来，他父亲在承德一家县医院住院，想转来济世的骨科做关节镜手术。但这家县医院就以济世出具的诊断证明材料不够充分而拒绝让他转院。这人想请大夫开个"更为详细"的证明，但刘大夫听了之后就明白了，这是县医院故意刁难、不肯放人，他再怎么开证明都没用，因为县医院不想失去这个"生意"（PO1001）。

有很大的困难。"（IN100610；IN100706；IN100526；IN100622；IN100416；IN100715；PO1003 - 05a；PO1003 - 05b）

在病源充足的情况下，三甲医院就可以"挑选"病人，而其中一条重要的"标准"就是"治疗价值"，比如在心内科，"最好的"病人应该可以被做手术、放支架，如此单个病人的"收益"就高（PO100326）。而悬壶医院心内科宋大夫的一个故事也证明了这一点。某次值班，凌晨3点多他被电话吵醒。一位87岁的心梗老太太被送到急诊。宋大夫否决了急诊要将其收治入院的提议。"如果我收进来，那全科的人都得骂我，因为根本创造不了效益。"（PO100318）

相比之下，二级医院就要面对大量没有"治疗价值"的病人，而一部分病人就难免被"小病大治"。尽管他们的治疗价值不高，但杏林心内科仍要收治这些患者，否则就难以完成院方每月要求的60万元人民币的创收指标（PO1003 - 05b）。比如有的只是因为心理焦虑而导致胸闷气短，结果门诊时就被大夫收住院，然后给他们做"系统"的检查和调理等（详见第五章）（PO100326）。正如退休的秦大夫夫妇所强调的，对三甲医院来讲，病人来源根本就不是问题，它们只会嫌病人多而要挑选病人。而对二级和一级医院来讲，生存就是个大问题。因为三甲医院掌握了更多的资源，而一级和二级医院的设备、人力都达不到病人的期望标准，所以在与三级医院的竞争中，二级医院是处于劣势的（IN100416）。

从整个医疗服务体系的角度来讲，这种竞争状态的危害更甚。因为三甲医院如此挑选病人的后果，正如杏林心内科的晓乐大夫所言，"其实现在三级医院（病人的病情）可能没有二级医院的重。因为重病人去三级医院，它就说没床。没床你也没办法。我们这里有的大夫是从三级医院实习回来的，他们都不习惯，说这里的病人病情怎么这么重！"（IN100706）病重的病人入不了三甲医院，二级医院却没有足够的病源。这就完全背离了原初的医院分级管理制度的初衷。

在医院分级管理体系中，初级医疗机构本应充当医疗服务"守门人"的重要角色。但现实是，社区卫生服务机构只是一个"药房"（PO100524；PO100626；IN100610；IN110808），来社区卫生服务站的居民多半是来开药而非看病（PO100524）。晓虞所在的社区卫生服务站是个大站，每天来站里的居民少则40—50个，多则120个。但来看病、要求大夫诊断的并不多。"社区的现状就是这样，基本上就是老年人、慢性病人来开药、来取药，因为他都已经诊断过了。顶多就是来取个药，最近又有什么不舒服了，血糖、血压控制不好的，来你这儿换药、调药。这样的人每天占的比例比较大。……因为你没有什么诊断的措施啊！最简单的，一个急性的上呼吸道感染，你都没办法做血常规，那你根本就不符合医学诊断的条件嘛。"（IN100610；IN100706；PO100524）

尽管社区卫生服务站被称为"药房"，但在居民看来，社区卫生服务站的另一个重大缺陷就是用药限制（或者能用药，但患者并不能报销）。笔者在岐黄社区卫生服务站观察时，在社区卫生服务站就诊的居民就经常抱怨社区卫生服务站的用药不便。有位老太太说，政府现在大力发展社区卫生服务站是个"矛盾"：一方面政府提倡、鼓励居民去社区卫生服务站，但是另一方面社区卫生服务站常常满足不了在居民看起来是最简单不过的医疗需要。好比"心梗舒"这药，社区卫生服务站就没有权限提供。她想避开繁忙的大医院，社区卫生服务站离家近、很方便，报销比例还高，可就是用药有限制。"政府提倡来社区卫生服务站，可是好多药又没有，还得去大医院！"（PO100529）岐黄社区卫生服务站的钟站长（他曾是某二甲医院心内科大夫）就推测，虽然对处方权的限制是基于医疗安全的考虑，但其潜功能是保障了大医院的收入。这种限制具体表现为《社区卫生服务机构基本药物目录》。钟站长觉得这一目录"令人哭笑不得"，因为"太基本了，基本到有很多药根本很少用到"。可能这些药对农村偏远地区很管用，但是城市的情况完全不同，很多市民明明有需求，但是社区卫生服务站就是不能卖（PO100605；PO100524）。

此外，社区医生目前的专业水平也常常令居民感到不放心。尽管我们并不能认为临床医生的学历与职称绝对等同于其医术水平，但是不可否认，学历与职称仍是我们面对医患之间严重信息不对称时所能凭借的较为可靠的指标。图3-3与图3-4分别显示了社区医疗卫生服务机构的执业（助理）医师在学历与职称上和执业（助理）医师的平均水平。图3-3表明，社区卫生服务机构的医师中受过研究生和本科专业教育的比例，不仅远低于医院医师，亦远低于全国医师的平均水平。而社区机构的医师只受过大专、中专甚至高中及以下的临床教育的比例却远高于医院医师，亦高于医师的平均水平。图3-4则表明在职称上，医院医师拥有高级或副高级职称的比例远高于社区机构，而社区机构拥有医士职称的医师比例则远高于医院医师。可以想见，社区医师与三级医院的医生的差距会多大。总之，这两张图的数据传递了这样一个信息：社区卫生服务机构所配备的执业（助理）医师的学历水平与职称都与医院医师相差巨大，其医术水平也很难让居民认可与信赖。

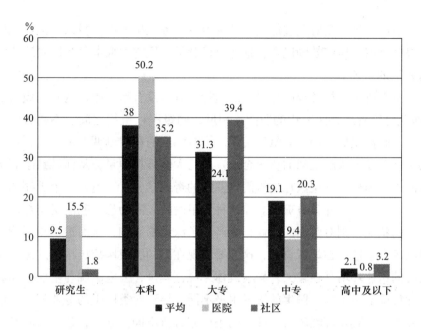

图 3 - 3　2014 年我国执业医师学历水平

资料来源：国家卫生和计划生育委员会，2015b。

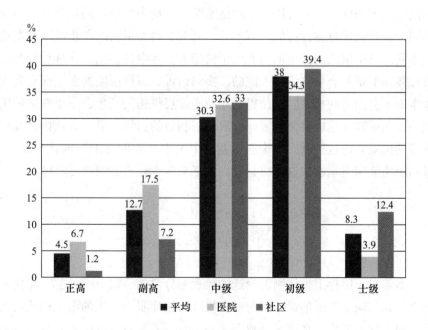

图 3 - 4　2014 年我国执业（助理）医师的职称

资料来源：国家卫生和计划生育委员会，2015b。

因而，虽然政府通过加大对社区卫生服务机构的财政投入、提高就医的报销比例等措施鼓励民众去这些机构就医，但它们根本没能扮演好"守门人"的角色。

综上所述，从各级医疗机构的运行来看，没有哪一级机构真正履行了《医院分级管理办法》中的职能。相反，同级医疗机构之间、不同级医疗机构之间都变成了相互竞争的关系。当对病流的科层制调节缺失时，病人的理性选择与医院之间的竞争合成一股巨大的推拉力量，从而导致了高级医院人满为患、基层医疗机构门可罗雀的奇怪景象。于是，一个无序的医疗服务市场形成并日益巩固。而这种三甲医院人满为患、基层机构却门庭冷落的状况，则对医生的执业行为产生了深远的影响，从而进一步影响了其临床自主性。在笔者看来，这主要体现在不同层级医疗机构中的医生所面临的执业环境存在较大差异。具体来说，其一，公立医院与基层机构的医疗设施配备不同，医生的医术水平不同，导致两类医生的专业权威可能存在差异，其发挥临床自主性时的条件亦有所不同。其二，公立医院与基层的社区卫生服务中心或服务站所面对的财政制度约束条件不同。公立医院需要自负盈亏，而社区卫生服务机构则实行"收支两条线"政策。面对不同的约束条件，我们可以谨慎地推断两类机构中的医生的执业行为也会不同，而其临床自主性可能亦有差异。其三，两类机构的"供需"状况截然不同。三甲医院的医生面对着大量的病人，其中许多病人在理想的分级诊疗体系下是不会来到三甲医院的。换句话说，三甲医院的医生面对着大量本来不会面对的病人。这使得其相较于基层机构的医生，三甲医院的医生一方面更容易达成自负盈亏、攫取经济利益的目标，另一方面则面临着更多的风险。而这种就医结构亦造就三甲医生"双向支配"的优势地位，进而影响临床自主性。这些将是我们接下来两章要研究的主要内容。

第五节 结论

本章对于医疗卫生体制的变迁的梳理充分说明，以20世纪70年代末为界，我国城市地区的医疗服务筹资模式与医疗服务递送的组织模式均发生了根本性的变化。在改革开放前，一方面，2/3的城镇居民或被公费医疗制度、或被劳保医疗制度所覆盖，他们不用缴费，而享受这些医疗保障时也近乎免费，可以说当时的医疗保障待遇非常优厚；另一方面，当时的公立医疗机构在各个方面都受到政府的严格管制与监督，作为全额拨款单位，医院与医生很难生发出逐利动机与行为。这样两种体系的结合，构成了当时较为行之有效的分级诊疗体系。尽管被批评带有相当强烈的科层制色彩，但其毕竟在一定程度上保证了有限的医疗资源能够被用到最需要的人的身上。

改革开放后，随着单位制度的改革与解体，先前那种国家—单位医疗保障制度亦难以为继。越来越多的人没有医疗保障制度，他们在看病时只得自己付费。病患于是只得"被动自由就医"。表面上看，他们所获得的就医自由越来越大，但实际上却以自付日益高昂的医疗费用为前提条件。这对科层制的转诊体系可以说是一种打击。尽管新的社会医疗保险制度开始推行，但其依然没有扭转分级诊疗的颓势，甚至因为不断扩大覆盖面和提高报销额度，客观上增加了患者的医疗需求，使得无序就医的状况加剧。另一方面，公立医院也开始了企业化改革，它们被要求自负盈亏，但同时它们被允许获得一定的自主权。这大大激发了医院的逐利动机。于是，医院与医院之间不再是合作关系，而是竞争关系。《医院分级管理办法》形同虚设，科层制的分级转诊彻底沦为无序就医的状态。

从"医疗服务体系"到"医疗服务市场"，笔者认为，这其中有两个基本含义：其一，对医疗服务的使用者也即患者来说，在改革以前的医疗服务领域，他们基本没有选择医疗机构和医生的权利，而主要是由科层化的逐级转诊调节病人的就诊；而改革后，科层化调节手段的缺失使病人具有了相当的选择医院和医生的"自由"权利。讽刺的是，这种就医自由是一种被动自由，是国家退出医疗领域、推卸其应承担的责任所导致的后果。当国家卸下这个沉重的包袱时，老百姓发现自己不得不接过这样一个包袱。老百姓发现，医疗服务变成了一个可以自由就医的市场，而当前新的社会医疗保险实际上增加了他们在这个市场上的"购买力"，表面上让其就医时更加自由——他们可以到任意一家他们中意的医院看病，只要他们能挂到号。但这使病人都涌向了三甲医院，使得那里每天都如"打仗"一般（PO100121）。

其二，对医疗服务提供者来说，改革使得公立医院必须有市场经济的思维、必须自负盈亏，而公立医院之间的关系则由原本上下级的分工、指导、合作关系变成了"竞争对手"，不但同级医疗机构之间互相竞赛，而且不同级别的医疗机构之间也变成了对手关系。公立医院所得到的政府财政拨款不足其总收入的10%，各级医疗机构的创收欲望被空前激发并被允许。所以，科层制的分级诊疗体系亦失去了基础。

两股力量交织在一起，对医生职业的执业行为与服务提供、他们与患者之间的关系，以及最终对临床自主性都产生了影响。这就是笔者接下来两章所要讨论的主题。

此外，在接下来的具体考察中，城市人群的不同医疗保障类型和医疗机构的不同级别是笔者所特别关注的两个因素。关于医疗机构的不同层级问题，笔者在具体的分析中已经予以充分的讨论。我们大概可以认为不同级别的医疗机构有着完全不同的生存处境，这种不平等的医疗资源配置、服务地位以及市场供求关系，都会对不同级别机构中的医生对病人的权威、医生的临床自主性等产生显著的影响。

而对于医疗保障的问题，笔者认为有两点对以下两章的讨论甚为重要：

其一，中国城市地区目前还没有一个统一的医疗保险计划，甚至许多居民还未被任何一种保险计划所覆盖，由此导致没有一个强大的第三方购买者"以集体性的力量取代势单力薄的个人消费者来约束提供者的行为"（顾昕、高梦滔、姚洋，2006）。这无疑加深了医生与患者之间的权力不对称，使势力强大的医生在面对"原子化"的病人个体时可以进行"诱导需求"（第五章内容），而病人唯一能做的就是"各显神通"，比如拉关系、套近乎、"货比三家"、"讨价还价"，甚至于对簿公堂或者医闹等（第六章内容）。

其二，多种医疗保障制度的并存为我们考察医生如何应对为不同保险计划所覆盖的病人提供了一个契机。工作条款如何影响到医生的工作内容，也即服务提供，这是职业社会学中的基本问题（Freidson，1970；1970b）。医疗费用如何补偿（the method of compensation）和补偿来源（the source of compensation）正是影响医生职业自主性的重要工作条款。因此，接下来两章对医生职业自主性的考察，会将医疗保障制度作为两个自变量之一。

第四章　经济利益的逻辑与临床自主性

1939 年 12 月，毛泽东同志亲笔给白求恩题词："救死扶伤，实行革命的人道主义。"（见图 4 - 1）1949 年以后，这一口号实际上就成为我国所有医务工作者最高的职业伦理原则与行动指南。据说，改革开放前的每一个医疗机构都绘有这样的标语。

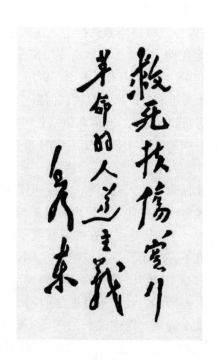

图 4 - 1　毛泽东题词："救死扶伤，实行革命的人道主义"

时过境迁。2010 年 4 月的某日下午，笔者在悬壶医院心内科进行参与观察。笔者进入了一个六人间的男性病房，每张床上都躺着一个病人，且床边都有一两位亲属坐在旁边。当时笔者想找 2 号床的病人聊一聊，因为笔者早上跟随宋大夫查房时得知他因为动脉血管硬化而被施行了支架术，并且一次就安装了 3 个支架。笔者注意到当时还有一个身着粉色类似护士服的小姑娘正站在 2 号床旁边，拿着一些单子在跟病人和家属说话。笔者凑近，站在 2 号床边仔细听着。原来这个工作人员正在催病人赶紧预缴医疗费用。这个小姑娘给 2 号床病人发了一个"催缴通知单"，标明其医疗费用应该支付 8 万多元，但是其当时为止的缴费只有 77000 多元，因此请他尽快再预付一部分费用。

后来笔者曾向宋大夫求证，这是哪个部门的工作人员，他说他的医院应该有个"核算部"。事实上，宋大夫也说不出来这个部门的确切名称。这个部门看起来是"先礼后兵"的。"先礼"的是，当病人的预缴费用已快用完或者不够支付实际已经发生的费用时，部门的工作人员就会直接到病人床前提醒。"后兵"则是指该部门应该使用了"一视同仁"的计算机系统来实施监测与控制。几天后，当笔者在宋大夫办公室翻看他们的病历时，就发现了在病人所签署的住院条例中有一条曰为"住院费门禁系统管理"。该条例规定：病人住院时应当缴纳押金。住院期间所花费用倘若达到（超过）押金的一定比例，那么医院就有专门部门前来催缴。如果押金余额为零，并预警达到 48 小时，病人还未预存费用，那么系统就要关闭。也就是说，大夫、护士再不能对该病人提供任何医疗服务。

这一点在同一病房得到了证实。6 号床的一位"大师傅"在前一天就碰上了"惩罚"。这是一位 1953 年就参加工作的老爷子，一辈子当厨师，最开始在北京饭店工作，后来到全聚德，最后从王府井饭店退休，享受城镇职工的基本社会医疗保险。他入院已经一周，但还没检查出什么结论。一天前他因为欠费而被停药，并且之前预约的 B 超都被暂停。老爷子说起这个就非常生气。他说："以前毛主席在的时候就不会这样！那时候挂号就几毛钱，进去看病就不再花钱了。""以前是为人民服务，现在是为人民币服务！"这句话一出口，其他几位同房病人都哈哈大笑。得知笔者来做调查，他问笔者现在大夫挣多少钱，笔者说他们的工资奖金收入并不高。老爷子说，之前在报纸上看到，医院院长的年薪不能超过 18 万元，但是"谁知道他们实际拿多少呢?!""我干了一辈子，最后就成了这样。那些局长什么的，都有高干门诊，都不用排队。"而他自己昨天经过通融，最终院方同意让其做 B 超检查，可是他排队时就看到"一会儿一个人使个眼色就进去，一会儿另一个人一努嘴又进去了"，他自己坐着轮椅排了好久都轮不到。后来他又回到病房，叫主管大夫给 B 超室打个电话，开了条子，这才优先做了检查。

旁边 5 号床的病人温文尔雅，此时接着这位"大师傅"的话，对着笔者开始发表自己的观点："过去讲奉献、讲道德、讲为人民服务。现在讲什么？我想你都清楚。现在都是为了钱！所以现在的医改首先要改的就是——"，说着他用手指指自己的脑袋，言下之意就是要改"精神"、改"道德"。笔者认为，这代表了许多人的甚至主流的观点，即当下医疗领域出现看病难、看病贵的问题，最根本的原因还是医生的医德出了问题，道德水平严重下降，赶不上改革开放前，因此医改应该着重在这方面下功夫。

但从"为人民服务"到"为人民币服务"，真的缘于医生的"道德滑坡"吗？"为人民币服务"的责问反映了至少在病人的眼中，城市的公立医院与医生已经将经济利益置于病人的利益之上。为了挣更多的人民币，医院和医生必须向更多的病人提供更多的服务，甚至诱导病人进行过度检查和治疗，而提供服务的前提是确认病人能够支付医疗费用。这意味着医生在进行诊断与治疗时，出发点不仅仅是医学知识，还有对经济利益的考量，而且这种考量常常超越了职业伦理所要求的须摆在首位的病人利益。问题在于，是什么原因使医生群体对经济利益的追求经常超越对病人利益的关心？换句话说，什么力量侵蚀了城市医生的临床自主性？这与其缺少法团自主性又有着怎样错综复杂的关系？

医生群体对经济利益的追求、供方诱导的需求与过度医疗等并非中国独有，而是其他国家都面临的问题（Starr，1982；Shorter，1993）。这事实上是职业社会学中的一个经典问题。以 Freidson 为代表的职业社会学研究者都认为，临床自主性是"中性"的，其中并不涉及伦理或价值的面向。如霍夫曼所强调的，临床自主性不仅指医生对临床知识的掌握，更重要的是其应用专业知识帮助病患解决问题（Hoffman，1997）。但临床自主性只是医生对医学知识的完整（并不一定"合理"）的应用，他们只是根据专业知识对病人病情所做出的诊断与治疗，却并不意味着其一定遵循将病人利益置于首位的职业伦理。弗莱德森就在其著作中表示了这种担忧（Freidson，1970）。因而，这就引出了一个至关重要的问题：既然医生掌握了外行无法评判的专业知识，其临床自主性就很难受到外界的干涉与影响，那么临床自主性的伦理向度如何保证？也就是说，倘若外行没有足够的知识来判断医生执业行为的恰当与否，那么医生的临床决策与行为如何能够得到有效的社会控制，从而保证其不为了追求私利而侵害病患的权益，如同希波克拉底誓言所宣称的，"我愿尽余之能力与判断力所及，遵守为病家谋利益之信条"？

早期有关职业研究的功能主义社会学家较为"天真"地回应了该问

题。在其著名的病人角色模型当中，帕森斯（Parsons，1951）认为，医生与其服务对象在知识方面是不对称的，但医患双方同时也是互补的，因为两者的角色规范互为权利义务。在这种理想模型中，医患关系是和谐稳定的，患者是积极寻求医生帮助的被动行动者形象，而医生则是一副利他的专业人士形象，其行为是普世主义的（Universalism）、专业性的（Specificity）、情感中立的（Affective Neutrality）和集体的（Collectivity）取向（Parsons，1951）。大部分医生均遵循这些社会角色期待，即使个别医生谋求私利，医生职业团体也会依据职业伦理准则对违规的医生进行惩罚。鲁施迈耶亦持类似观点。他认为，医生及其职业团体已经设立了临床行为标准，而外行人由于不能判断医生的临床行为，因此在现代社会中，两种最常见的对服务行业的社会控制形式——无论是官僚监督还是服务接受者——均无法有效施行于医学领域当中（Rueschmeyer，1972）。不过，医患之间的信息不对称并不可怕，因为帕森斯和同时代的学者都确信医生因为内化职业伦理而不会滥用权力以谋取利益（Potter & McKinlay，2005）。

　　这种职业的自我控制模型至少存在三个严重缺陷（科克汉姆，2000）。首先，虽然与医生存在知识鸿沟，但外行确实在判断医生的技术表现（Technical Performance），甚至对医生的执业行为产生影响，就如弗莱德森的"外行转诊系统"（Lay-referral System）所揭示的那样（Freidson，1960）。其次，医生职业内部会形成同行规范，这些规范可能不为社会所认可，但却为成员所遵循。弗莱德森发现，医生当中存在一些通行规则，限制了同行之间对工作的评价和可能的相互批评（Freidson，1980）。最后，医生职业的自治与自律是以其能够解决困扰公众的重大问题为前提的，但医生也有其自身利益的考量，如医生更喜欢按服务收费（Fee-for-Service）这种付费方式，但这未必对公众有利（Stevens，1971；Freddi，1989）。

　　那么，在现代社会"对其他所有一切拥有最终权力"的国家（Freidson，1970）能否成功扮演对医生的执业行为进行社会控制的角色？理论上讲，现代国家对于职业生活似乎既有干预的能力，又有干预的合法性。20世纪后半叶，我们也的确见证了西方发达国家对于职业事务的干涉加剧。尤其是在美国，出于成本约束的考虑，政府实施了管理型医疗（managed care）和健康维护组织（Health Maintenance Organizations）等多种控制手段（Potter & McKinlay，2005）。但美国的医疗费用并未得到有效抑制，美国人的健康水平亦未得以有效改善。而社会主义国家对医生职业生活的介入更深、干预更多。但从前社会主义国家的医生职业的处境来看，这种干涉的效果并不尽如人意，尤其是其在满足人民群众的医疗需求方面（Field，1988，1991，1993；Heitlinger，1991，1993，1995；Hoffman，1997；科尔奈、翁笙和，2003）。在1987年之前的我国台湾地区，情况亦是如此。政府对于医疗费用支付体系的不恰当政策，导致了医生无法从合法途径获得体面收入，他们于是通过过度医疗、虚报费用和舞弊作假等手段来增加经济收益。这最终导致了医生形象的受损与医患关系的恶化（林国明，1997）。因此，西方民主国家在经过诸多挫折后，总结出一条规范医生执业行为的经验，即"要控制这群技术精英，最好的方式就是把他们的利益整合到集体性的组织空间，让他们分享决策权力和责任。这种国家与医疗专业关系的制度化，一方面形成'专业自主权的保护膜'，使国家的政治权威尊重专业领域的技术权威，另一方面则凝塑医疗专业的集体责任，确保他们的合作"（林国明，1997）。

然而，中国医生的这些问题有其独特的表现与路径。这种独特性要置于笔者之前所讨论的城市中医生对公立医院的依附关系与无序的医疗服务市场的情境之下来详细考察。自改革开放以来，我国就进入了社会转型时期。其间，政治体制相对稳定，国家能力依然强大。而医学职业则仍旧依附于公立医院及至国家，同时亦由于现行政治体制下医生缺乏独立自主的职业协会维护自身权益，因此，医生职业缺乏法团自主性。在这样一种国家与医生职业的制度化关系下，国家为对医生的执业行为实施有效的社会控制而设定的种种干涉可否确保医生的执业行为符合病患的利益呢？其临床自主性的伦理面向能否保证呢？

中国医生当下最为人所诟病的就是"过度医疗"（柴会群、刘宽，2011；肖舒楠、雷李洪，2011；李红梅，2011；张伟，2010；梁杉，2010）。本章的主要内容可以用网易另一面（2011）的一个专题报道来概括："谁在诱导中国人'过度医疗'？"因而，笔者在这一章试图回答以下几个问题：第一，城市医生究竟有没有在过度追求经济利益，以及由此导致的供给者的诱导需求和过度医疗？换句话说，医生在提供服务时究竟有没有受到其他力量的影响，从而不能保有其临床自主性？第二，如果这种现象的确存在，那么医生是如何追求经济利益的？第三，医生为何要这么做？或者说，为什么这种对经济利益的追逐压倒了对医学知识的遵循与对病人利益的保障，从而丧失了其临床自主性？第四，医生为何能这么做？第五，医生这样的一种临床自主性状态与其法团自主性的状态有何关联？其又折射出这一职业与国家怎样的复杂关系？

第一节　从医疗服务中谋利

一　耗材

白大夫是杏林医院心内科的大夫，笔者进入杏林医院做参与观察的时候他刚刚评上副主任医师的职称。1989 年他考入河北老家的一所医学院，开始了他的医生生涯。某次，笔者跟着他一起出专家门诊。由于二甲医院本来病人就不多，加上白大夫是一位新晋的"专家"，人比较年轻也不知名，在将近一个小时（本来有一个下午的出诊时间，但因为病人少，因此他在一个小时后就离开了）的时间里，只来了三个病人，其间却还有两个医药代表进来打招呼。尽管只是个二甲医院，医药代表却也兢兢业业地常驻在那里。① 白大夫感觉有点无奈。他坦承如今的医生在提供服务时受到了经济利益的严重驱动。他表示，"患者是弱势群体"，因为他们不懂医学专业知识，"他们懂的专业知识都是我告诉他们的"（PO1003 – 05b）。

于是，这种信息不对称为医生向患者诱导需求（富兰德等，2004）提供了极大的方便。对白大夫来讲，身在心内科的他就经常向患者"推销"冠状动脉支架（又称心脏支架）。心内科的业务繁忙当然与我国近年来疾病模式的巨大转变息息相关。随着经济的发展、生活水平的提高与生活方式的改变，我国死因顺位由新中国成立初期的急性传染病占主导变为当下的慢性非传染病占主导。表 4 – 1 就显示了 2014 年北京市居民前十位的死因，其中心脏病高居第二位，其比例高达 25.37%。这直接导致了心内科的医疗服务对应着较大的需求。

表 4 – 1　　2014 年北京市居民前十位死因顺位、死亡率及构成

顺位	死因名称	死亡率（1/10 万）	构成（%）
	全市	593.05	95.07
1	恶性肿瘤	168.90	27.08
2	心脏病	158.28	25.37
3	脑血管病	128.99	20.68

---

① 笔者跟随杏林医院心内科的主任方大夫、副主任谭大夫出门诊，都注意到了医药代表的存在（PO1003 – 05b）。关于这个问题，笔者会在本章第四节详述。

续表

顺位	死因名称	死亡率（1/10 万）	构成（%）
4	呼吸系统疾病	63.03	10.10
5	损伤和中毒	23.04	3.69
6	内分泌、营养、代谢及免疫疾病	18.02	2.89
7	消化系统疾病	15.70	2.52
8	神经系统疾病	7.37	1.18
9	泌尿生殖系统疾病	5.36	0.86
10	传染病	4.36	0.70

资料来源：北京市统计局、国家统计局北京调查总队，2015。

在心血管疾病方面，目前有两种非常重要的方案治疗冠状动脉狭窄：其一是心脏搭桥手术，就是以患者自身的血管或者血管替代品来连接狭窄动脉的远端与主动脉，如此解决冠状动脉狭窄的问题；其二是心脏支架手术，即以导管将支架经血管传送至冠状动脉狭窄处，安放完毕便撤出导管，而病人只需进行血管穿刺，所以这是微创手术，病人一般在施行手术24小时后便可下床，术后三天便可出院。这是近20年来新兴且发展迅速的一项医疗技术。前者由心外科实施，后者自1984年引入中国后，一般由心内科实施（邵耕，1994）。

什么样的病人接受搭桥术、什么样的病人接受支架术，这在临床医学上有清晰的界定。正如白大夫所说："任何外科手术都有它存在的价值，有它所对应的疾病和症状，否则它就不可能存在了。"但是，出于其他非临床因素的考虑，心内科的医生会诱导病人去实施支架术，由此相对减少了本应实施搭桥手术的潜在病人。

"既然患者不懂医学知识，如果一个病人来到心内科看病，经过诊断，其最佳治疗方案是搭桥手术，但也不是不可以实施支架术，心内科的大夫会怎么做呢？……冠脉造完影[1]，（从临床医学上判断）确定最佳治疗就

---

[1] 应用于心血管疾病中的介入诊疗技术通常包含了冠状动脉造影和支架术两部分。冠脉造影实际上是一个检查。造影时，医生将特殊的导管经大腿股动脉或手臂桡动脉穿刺后插入，并直达冠状动脉开口，选择性地把造影剂注入冠状动脉（人体血管在X光下并不显影）。之后，记录显影过程，其结果就被用来判断血管的阻塞程度，由此决定下一步的治疗。通常如果一个病人被诊断为有冠心症状，则都应该做此项检查，以求确诊治疗。一旦造影诊断病人血管的阻塞已经达到危险程度（通常认为75%的狭窄就应该施行支架术），则在征得病人或家属的同意下，实施心脏支架手术（若情况紧急，则在冠脉造影的稍后即实施支架术）。

是搭桥，但他（医生）可能还是建议患者安放支架，那么给出的理由是什么？……这种情况应该由谁来监督？"白大夫说，心血管疾病患者一般都是上了岁数的老人，都已经七老八十了，当他们被大夫这样建议时，"有谁愿意再（到心外科）挨一刀"？所以，大夫说放心脏支架，病人们也乐意。为了说明这一问题的真实性与严重性，他还向笔者提供了他听到的一个案例：有一个病人的冠脉造影结果出来后，其血管并没有堵塞到要施行支架术的程度。但他最后还是被安放了 3 个支架。"没病怎么放支架呢？大夫说有病不就有病了吗?！放完后，病人也很健康，还感谢大夫，还唱颂歌呢！"（PO1003 – 05b）

医生这样积极地施行支架术，直接原因是支架术的费用昂贵。而整个支架术的费用昂贵，是因为其中所用到的主要材料——冠状动脉支架非常昂贵。目前，无论国产或进口的支架，其价格都在 10000 元人民币以上。譬如笔者在悬壶医院观察到的那位 2 号床病人的收费单，整个支架术收费71252. 25 元，其中两个冠脉支架的费用高达 40845 元，占去整个手术费用的一半还多（PO1003 – 05a）。在杏林医院，在介入诊疗的知情同意书中清楚写道，冠脉造影术的收费大约 5000 元，而支架约 3 万元一枚（PO1003 –05b）。

但实际上，中国医疗中支架的价格虚高。"全国政协委员董协良曾表示，安装一个心脏支架，患者要支付比出厂价格高数倍甚至十几倍的钱。一个国产的心脏支架，出厂价不过 3000 元，可到了医院便成了 2. 7 万元；一个进口的心脏支架，到岸价不过 6000 元，到了医院便成了 3. 8 万元。9倍的心脏支架暴利已经超过了贩毒。"（董伟，2012）心脏支架之所以身价暴涨，主要原因便是这其中包含了给整个医院的回扣、给有权决定是否用这种支架的相关负责人的回扣，以及在手术中使用这种支架的医生的回扣（其机制与药品回扣相似，详见本章第四节的分析）。

因此，无论对医院还是相关的医生来讲，心脏支架术都带来了丰厚的经济收入。于是正如白大夫所言，心内科的医疗服务中出现了大量诱导性的或无必要的介入诊疗现象，且到了过度的地步。无独有偶，这种过度医疗的情况也发生在美国。2010 年 3 月 11 日，世界上最权威的临床医学杂志之一——《新英格兰医学杂志》刊登了一项最新研究，指出在接受冠脉造影检查的美国人中，有 1/5 是"非必需"的。文章还提供了一系列数据，说明在这些人中确实有近 2/3 "未发现明显异常"（Patel et al.，2010）。所不同的是，中国的"非必需"的比例似乎比美国要高出很多。《生命时报》就此采访中国权威的心血管内科医学专家胡大一教授。他承认中国很多实施心脏支架术的患者其实并无必要安放支架："在我国也是如此,半数以上的冠造检查结果都是正常的。我不敢说这些检查都没必要,但如此高的阴性结果提示,医生在考虑患者是否要做冠造时,应该更谨慎些,因为这项检查不仅给患者带来巨大花费,还有手术隐含的各种风险。""即使需要做手术,心脏搭桥手术已有半个多世纪的发展史,技术非常成熟,但却因为创伤大、复杂、成功率低等原因而不被一些医生所选择。'有些医生告诉患者,冠心病可以搭桥,也可以介入,搭桥要开胸,介入不开胸,我认为这种引导是非常荒谬的。'胡大一曾这样说过。他告诉记者,国际上,支架和搭桥手术的比例是7∶1到8∶1,但在中国,这个比例高达12∶1。"(杨立春,2010;肖舒楠、雷李洪,2011;董伟,2012)

由此看来,白大夫所感觉和经历到的"无奈"绝非个案。出于经济利益的考虑,许许多多的医生加入了"诱导"病人的行列。这种诱导并不只是发生在心内科,而且也发生在其他科室。晓肖在攻读临床医学博士期间选择了神经外科。这个领域最近几年亦引入了介入技术。他解释道,目前中国的神经外科病人有相当大的比例是以介入方式来治疗的,很重要的原因就是大夫会做相当多的"引导",因为做一个支架术就能"创收"不少。结果就是一些传统以手术为主的科室逐渐冷清下来而风光不再,比如心外科。这印证了白大夫的说法。晓肖说,他实习的某三甲医院的心外科主任曾经跟他诉苦,说他要是有办法,早就转科了。心外的手术时间长、难度高、风险大;用的耗材少,所以回扣少;最关键的,现在病员少,因为多数的病人都被"忽悠"着到心内科去做介入治疗去了。所以,该科的医生就跟他说:"我们没有其他科室黑,病人送我们的红包真真正正是我们的血汗钱。"(IN100109;IN100313)

二　检查

除了通过诱导病人进行过度治疗(尤其是)以使用大量医用器械和材料,在白大夫的述说中,诱导病人进行检查亦是医院收入的一项重要来源。自从现代生物医学模式"打败"其他医学模式、成为把人从疾病中解救出来的统治范式以来,医生的主要诊断依据便从病人的主诉变成了诊断工具所提供的声音、图像、数字(Jewson,1970;Tuner,2004;Magner,2005)。现代医学的诊断越来越依赖技术支持,从一开始的血压计、听诊器,到后来的X光机,再到今天的CT和核磁共振成像等先进技术。对于医生来讲,病人的疾病越来越"可见",这些由机器生成的数字和图像正是诊断和治疗最为重要的,并且是"科学"的判断依据;对患者来讲,自从他们的诉说不再被那么重视，自从这些冷冰冰的东西阻隔在他们与医生之间，他们与医学、医生便越来越疏离了。而且，他们所付出的医疗成本也越来越昂贵，因为检查与化验不可避免地使用到先进的医学技术。于是，对于中国的医院来讲，检查就成了增加收入的又一个来源。①

根据北京市当时的医疗服务价格标准，磁共振的收费为 850 元/人次，而造影剂和胶片费需另外收取。所以一般一人次的磁共振收费 1000 元。CT 扫描因部位不同而有不同收费，一般需要数百元人民币。而传统的 X 光检查，一般收费为数十至上百元（北京市发展和改革委员会，2009）。此外如上面所提及心内科的冠脉造影检查收费亦非常昂贵，因为其中所用的一系列耗材都价格不菲。

上文所讲的由心内科施行的冠脉造影是医生诱导一部分病人进行不必要的检查以攫取经济利益的一个例证。另一个证据是，笔者在田野调查时经常听到的两个有关检查的"术语"："扫射"和"点射"。"扫射"实际上是指大批量的检查，包括"必要的"和"不必要的"。"点射"则是有针对性的检查，是将检查的范围尽量限定在"必要的"范围内。所谓必要或不必要，则需以临床标准来评判。

杏林医院心内科主任方大夫经常会有一些关系户住进他的病房，其中包括了他的老乡。一方面，这是照顾老乡，身在首都的他，有推卸不掉的责任照顾从千里之外赶来的乡里乡亲，这也是为他自己创造人脉关系；另一方面，这也是他为心内科病房拓展病源，因为这个科每个月都需要完成一定额度的创收任务（下文详述）。某日，他又有一个老乡要入住病房，于是他在早会上向负责管床的医生和护士交代，他这个老乡并不富裕，所以希望管床大夫"不要机关枪扫射，要点炮、点射"。换句话说，"要一项一项地做检查"，做一项就排除一项，然后再进行下一项，有的放矢，"能省则省"（PO1003-05b）。这个现象背后隐含着这样一个事实：有部分病人在杏林医院心内科被"扫射"了，也就是做了大量没有必要的检查。

曾在该科工作的钟大夫证实了这一点。"（医院）可以多做检查治疗。照一次核磁、CT，就足够把（药品收入占总收入的）比例拉下来。为什么大医院要多做检查？实际上是为了把药品比例拉下来。而且还有一个机器的成本回收在里面。这涉及医院的管理，加强使用率，才能尽快回收成本。但另一方面也是为了降低药品的比例。所以甭管什么病人，一入院常

---

① 需要注意的是，检查和过度检查并不完全因为经济利益的驱动，很大的原因也是因为医生和医院自我保护的逻辑。笔者将在下一章中进行分析。

规检查,最少是40多项。"他说,这是一个"检查套餐",在他们的工作系统中一点击那个按钮,所有的入院检查项目一应俱全,这为医生"下单"省了不少时间,但所需检查费用却高达数千元(PO1005-06)。

三 药品

但正如钟大夫所说,检查的大量施行是为了降低药品收入占医院总收入的比重,而这一比例是目前医保部门对医院的核心考核指标之一。将药品收入占比作为核心指标反映出药品才是目前中国诱导需求与过度医疗最严重的方面。与支架等所反映的医用材料价格和检查所指示的固定资产折旧价格相比,药品价格在中国的医疗服务价格中占有畸高的比例(孟庆跃等,2002;Sun et al.,2008)。这一点在上一章表3-6中显示得非常清楚。而笔者在田野中所收集到的数据亦说明药品的确占了医院科室收入的大头。表4-2显示了杏林医院心内科病区和心外科病区在2010年第一季度的收入情况。

表4-2　　2010年第一季度杏林医院各病区住院收入情况(节录)　　单位:元

	心内科病区	心外科病区	全院合计
床位费	33392	11260	1177576
检查费	4506	0	97110
治疗费	71168.6	27262	1984583.05
放射费	23620.46	3912.8	576374.85
手术费	67820	8167.2	576792.8
化验费	214999.5	27232.5	3020831
输血费	8720	1080	383500
输氧	11733.5	10648.75	563086.75
接生	0	0	7612
其他	0	0	0
材料	611620.26	111979.8	4234058.38
婴儿	0	0	0
血透	0	0	393800
抢救	400	0	3240
护理	9352	3506	281557
麻醉	0	1825	153789
挂号	0	0	0

续表

	心内科病区	心外科病区	全院合计
诊疗	8628	3282	267156
CT	15350	1840	232470
B 超	35762	1160	342105
心电图	76082.5	440	327102
胃镜	800	0	26300
理疗	4	2508	50200
门诊针灸按摩	1020	0	12407
病理	465	0	66280
脑电图	180	0	15120
脑彩超	5700	0	26800
心彩超	24940	1935	156305
按摩	1250	0	1375
核磁	33950	950	426000
医疗收入小计	1261463.82	218989.05	15400789.83
西药	951700.5	336502.4	19248920
中成药	15989.6	3260.24	496090
中草药	3973.4	0	55075
药品收入小计	971663.51	339762.64	19800084.82
赔偿	0	0	0
工本	108	52	3680
取暖	13077	4923	405054
未知项目	0	0	21240
陪住	842	355	22570
自费床位	0	0	110014
其他收入小计	14027	5330	562558
总计	2247154.23	564081.69	35763432.65

资料来源：PO03-05b。

此表显示，在 2010 年第一季度，杏林医院全院的收入中，药品收入的比重达到 56.25%。心外科和心内科的这一数值分别达到 60.23% 和 55.36%。心内科之所以比心外科的比例要低，主要是因为其所收入的材料费高达 611620.26 元，占了这一科全部收入的 27.22%，心外科的这一比例为 85%，而全院的这一比例为 11.84%，说明心内科的材料项目收入远高于全院的平均水平。此外，检查项目的收入（包括检查费、化验费、CT、B 超、心电图、胃镜、脑电图、脑彩超、心彩超、核磁等）有

412270 元，占总收入的 18.35%。全院的这一数值为 13.06%。而根据笔者所看到的 2008 年该院的相关统计数据，药费比例在心内科病区、心外科病区和全院水平分别为 34%、74%、54%（PO1003 - 05b）。因此可以说，近几年，药品收入一直在杏林医院的总收入中占有重要地位。

而对病人的医疗费用支出来讲，药品所占比例也相当巨大。由表 4 - 3 可知，近几年全国范围内的门诊医疗费用中，药品比例一直维持在 50% 左右。住院治疗中药品的比例不到 50%，但检查治疗费高达 35% 左右。

表 4 - 3　　　我国综合医院门诊和住院病人人均医药费用

年份	门诊病人次均医药费用（元）			占门诊医药费用百分比（%）		住院病人人均医药费用（元）			占住院医药费用百分比（%）	
	总计	药费	检查治疗费	药费	检查治疗费	总计	药费	检查治疗费	药费	检查治疗费
1990	10.9	7.4	2.1	67.9	19.3	473.3	260.6	121.5	55.1	25.7
1995	39.9	25.6	9.1	64.2	22.8	1667.8	880.3	507.3	52.8	30.4
2000	85.8	50.3	16.8	58.6	19.6	3083.7	1421.9	978.5	46.1	31.7
2005	126.9	66.0	37.8	52.1	29.8	4661.5	2045.6	1678.1	43.9	36.0
2006	128.7	65.0	39.9	50.5	31.0	4668.9	1992.0	1691.3	42.7	36.2
2007	136.1	68.0	42.4	50.0	31.1	4973.8	2148.9	1734.6	43.2	34.9
2008	146.5	74.0	45.3	50.5	30.9	5463.8	2400.4	1887.0	43.9	34.5
2009	159.5	81.2	48.6	50.9	30.5	5951.8	2619.8	2035.8	44.0	34.2
2010	173.8	88.1	35.9	50.7	20.7	6525.6	2834.4	473.1	43.4	7.2
2011	186.1	92.4	38.6	49.7	20.7	7027.7	2939.7	536.5	41.8	7.6
2012	198.4	97.7	41.5	49.2	20.9	7403.5	3033.1	578	41	7.8
2013	211.5	101.3	44.3	47.9	20.9	7968.3	3124.7	647.8	39.2	8.1
2014	224.9	105.6	47.6	47	21.2	8397.3	3196.3	704.8	38.1	8.4

注：2015 年的统计年鉴中将出院费用改为了"住院病人人均医药费用"（国家卫生和计划生育委员会，2015b）。

资料来源：卫生部，2010b；国家卫生和计划生育委员会，2015b。

这种药品收入比例畸高的情况，一定程度上反映了医生过度开药的现实。一位跑医疗新闻的记者晓苏回忆说，有次她孩子发烧，因为自己在上班，就由老人带着去某三级医院。接诊的大夫看了之后说要输液，其中要加入抗生素。由于晓苏有一些医学知识，所以当老人打电话征询晓苏的意见时，她不太愿意，就提出了异议。于是这个医生就要求老人在放弃治疗的同意书上签字，并强调出了事情他和医院概不负责。一听大夫这样说，晓苏就不再坚持了。孩子最后输了液,其中除了抗生素,甚至还用了中成药。晓苏说,中成药输入静脉是很危险的,要是她当时在场,就一定不会让大夫用这个药。事后,她一位学临床出身的同事告诉她,小孩子发烧没必要用抗生素,因为这种方法只能令孩子暂时退烧,治标不治本。果不其然,很快孩子又开始发烧了(IN100630)。

晓苏的故事绝不是孤例。《南方周末》的一个深度报道指出,2011年左右,北京市儿童医院每天有3000多名儿童接受输液,而其中很多输液都无必要,甚至对孩子有害。但据接受记者采访的北京市儿童医院前副院长胡仪吉回忆,在二三十年前,这个医院每天接待病人2000人,输液的不过100人,通常是重症病人。"现在输液从治疗方式变成了给药手段,儿童医院内科系统每天有6000名病人,其中一半要输液。"作者指出中国人每年平均输液8瓶,远高于全球2.5—3.3瓶的水平(柴会群、刘宽,2011)。在《瞭望东方周刊》的一篇报道中,中国科学院上海生命科学研究院生化与细胞所副所长雷鸣表示,"中国是抗生素的使用大国,每年生产21万吨,出口3万吨,其余全部自销,人均消费138克,是美国的10倍"(吕爽,2015)。这说明在中国,输液和抗生素滥用已经成为一个普通且严重的问题,而两者都是过度医疗的有力证据。

当然,过度医疗绝不仅限于抗生素和输液。某次在岐黄社区卫生服务站的观察中,好几位居民都跟笔者抱怨医生滥开药的问题。有位老太太觉得现在大夫为了吃回扣而多开药、乱开药的现象特别严重。笔者问她有什么根据。她回忆说,2009年1月,她去某三甲医院看眼科,问诊几分钟后,大夫就开了400多元钱的药。结果她回到家里一吃就有反应,这药也就搁在那里浪费了。"现在大夫开药都有20%的回扣,怎么就没人管?!"另一位老太太也确证了同一家医院滥开药的问题,因为她也有过类似的经历(PO1005 - 06)。

四 临床自主性的滥用

以上的案例和数据都说明中国城市医生的临床自主性受到了严重的干扰。也就是说,他们在进行诊断和治疗决策时,并不完全从医学知识出发,也不是如职业伦理所要求的,将病人的利益放在需要考虑的各种因素的首位,而是受到了某种力量的驱使,他们出于某些原因,积极诱导病人进行检查、化验和治疗,直至出现了普遍的过度医疗的后果。可以说,他们在执业中有相当大的"自由",但这并不是"临床自主性"的有效使用,而是滥用自己的临床自主性。

当下城市医院的三种主要收入来源——耗材、检查和药品，是过度医疗的三个"重灾区"。上述的分析将材料、检查和药物被过度滥用的原因都指向了追求经济利益，然而三者有一个非常关键的共同点：它们均与医生的专业知识与劳动力价值无关；相反，它们都来自非人的物品的价值，包括机器、设备、材料与药物等。

因此，这些器官现象就引申出来更多的问题：身为公立医院与国家的雇员，医生为何还要积极地从病患那里寻求经济利益？这是谁的经济利益？为什么医生在执业过程中充斥着追逐经济利益的动机？为什么医生要以不道德的方式攫取经济利益？为什么追逐经济利益不可避免要违反其职业伦理？总之，医生们滥用临床自主性的现实，与他们的法团自主性、与公立医院的制度设置有着怎样的联系？

第二节　医生执业行为逻辑的转变

2010 年 4 月 16 日，笔者在香港见到了从西安过来探亲的刘大夫夫妇。两人于 20 世纪 50 年代末考入新疆医学院，毕业后都被分配至自治区的一家医院。后举家迁回老家西安，进入同一家二甲医院，一直工作至退休。刘大夫本人后被返聘到东部沿海地区的一家医院继续从医。他在回忆自己半个多世纪的医生生涯时，讲到了关于医院当中 X 光检查的趣事。改革开放前医院对 X 光检查的逻辑与当下的逻辑截然相反。刘大夫在自治区的那家医院执业的时候，医院每个月给每一位医生的 X 光检查单数量是给定的，比方说给住院医师 1 张，而给主治医师 3 张的定额。倘若一个主治医师一个月内开出了全部 3 张 X 光检查，结果却没有发现任何一个病人有问题，那么放射科的主任会说，"这是什么大夫，怎么看病的？"然而，现在医生在这方面的逻辑完全不同：看诊的大夫会很轻易地对病人说，你去拍个片子吧。这就要花几十上百元钱。而且如果不积极开出检查，医生可能还会受责备，因为这样既不能给医院创造经济效益，同时也不能给自己带来好处，而且还拖了别的同事的"后腿"（IN100416）。

从刘大夫的讲述中我们可以体会到，改革前医生被限制开出检查单，有一部分原因当然是因为当时极为匮乏的医疗资源，用刘大夫的话来讲，"穷日子有穷日子的过法"；而现在"大夫给病人开检查单就不在乎了"（IN100416）。这个小故事实际上反映出改革前与改革后公立医院及其医生的行为逻辑的变化：改革前，医生不被鼓励给病人做检查、化验，药品要尽量少开，手术也应该少做；而改革后，医生的执业行为逻辑发生了明显的改变，他们似乎有了巨大的积极性给病人多开药、多做检查、多动手术，由此造成了严重的过度医疗问题。这种激励机制的革命性转变是如何发生的呢？笔者认为，这必须要从改革后国家从医疗领域的部分"撤退"中去寻找原因。

正如笔者在第三章中所描述的，20 世纪 70 年代末开始，政府对公立医院的财政支持呈明显下降趋势，公立医院被要求"自负盈亏"，政府的财政拨款近十几年来一直维持在公立医院总收入的 6%—7% 的水平。也就是说，公立医院虽然还有"公立"之名，但其生存方式却无"公立"之实，其生存与发展必须依赖于自身所售卖的药品与提供的医疗服务。那么，城市公立医院的这种"混合性质"如何影响到对其医生的激励，如何改变了他们提供医疗服务的行为方式呢？

一　医生的收入结构

1949 年之后，中国的医生成为公立医疗机构的雇员，也是国家工作人员。国家通过单位向他们发放固定的工资。这一收入与医生的工作表现与工作业绩没有关联，医生并不因为多服务几个病人、多开一些药品、多做一些检查、多动几台手术而获得更多的收入。这也就是为何当时的单位分配被称为"大锅饭"体制的原因。在这一体制下，每个人的收入主要与其职称和工龄有关（张志坚，2009；王康久，2001）。到 1955 年，全国范围都建立了工资制度，其中卫生技术人员的工资共分 21 级，最高的为主任医师，每月工资 210 元（一等 1 级），最低的为医士，每月 38 元（五等21 级）。此外，政府再按不同职称和工龄发给医生数量不等的津贴（王康久，2001）。

当时医生的收入制度是一种典型的国家社会主义体制下的再分配制度（Szelenyi，1978；Nee，1989）。之所以称为国家再分配制度，是因为医生的收入——也就是医生劳动力的价格——是由高度集权的中央计划经济体系的行政命令而非由市场上买方与卖方讨价还价形成的（Szelenyi，1978）。因此，医生的收入不会与医生数量的多少、服务质量的高低、患者的满意程度等因素相关。医生职业所得到的工资、津贴、补贴和其他形式的收入与福利都是由政府规定的（科尔奈，2007）。

这套工资分配制度之后虽有过一定的数额调整，但其基本框架不变，直到今天仍在使用。但在经济改革之后，整个经济体制发生了重要的变化。对体制内人员来讲，尽管其由国家严格控制的工资部分收入仍然受到严格控制，但随着市场转型，其他形式的收入开始出现，包括各种形式的绩效工资和"灰色收入"，这些都是基于市场交换所取得的经济收益。

因此，当代医生职业的收入结构就发生了根本性的变化。国家按照再分配制度给予的工资只是医生的基本收入，而更大部分的收入则是非正式收入。根据笔者的田野调查（IN090805；IN100106；IN100109；IN100205；IN100606；IN100706；IN110804；PO1003 - 05a；PO1003 - 05b；PO1005 - 06）和现有研究（Bloom, Han & Li, 2001；Yang, 2008），医生的收入构成如图4－2所示。

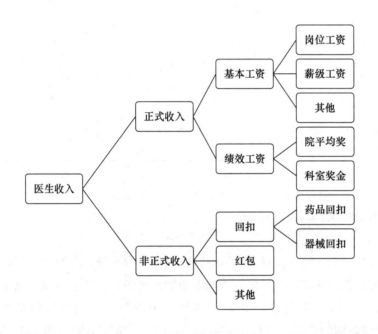

图4－2　医生的收入构成

资料来源：笔者自制。

从图4－2中我们看到，医生的收入分为两大部分：正式收入（Formal Income）和非正式收入（Unofficial Income）。正式收入即是合法收入或由医院发给的收入，包括基本工资和绩效工资。基本工资又分为岗位工资、薪级工资和其他。这是计划经济时代遗留下来的产物。作为公立医院占有编制的国家工作人员，医生的这部分工资严格按照国家所出台的《事业单位专业技术人员基本工资标准表》发放（见表4－4）。据此文件，岗

表4-4 事业单位专业技术人员的基本工资 单位：元

岗位工资		薪级工资									
岗位		工资标准	薪级	工资标准	薪级	工资标准	薪级	工资标准	薪级	工资标准	薪级	工资标准
院士	一级	2800	1	80	14	273	27	613	40	1064	53	1720
正高	二级	1900	2	91	15	295	28	643	41	1109	54	1785
	三级	1630	3	102	16	317	29	673	42	1154	55	1850
	四级	1420	4	113	17	341	30	703	43	1199	56	1920
副高	五级	1180	5	125	18	365	31	735	44	1244	57	1990
	六级	1040	6	137	19	391	32	767	45	1289	58	2060
	七级	930	7	151	20	417	33	799	46	1334	59	2130
中级	八级	780	8	165	21	443	34	834	47	1384	60	2200
	九级	730	9	181	22	471	35	869	48	1434	61	2280
	十级	680	10	197	23	499	36	904	49	1484	62	2360
助理	十一级	620	11	215	24	527	37	944	50	1534	63	2440
	十二级	590	12	233	25	555	38	984	51	1590	64	2520
员级	十三级	550	13	253	26	583	39	1024	52	1655	65	2600

注：各专业技术岗位的起点薪级分别为：一级岗位39级，二至四级岗位25级，五至七级岗位16级，八至十级岗位9级，十一至十二级岗位5级，十三级岗位1级。

资料来源：人事部、财政部，2003。①

位工资共有13级，与职称相关。薪级工资则有65级，刚参加工作时与学历有关，之后则随工作年限的增加而增加。比如在社区卫生服务站工作的唐大夫医学硕士毕业后于2008年入职，2010年时其岗位工资是590元（是助理职称的最低级岗位工资——十二级），薪级工资则为233元（十二级）。而在同一个社区卫生服务站的侯大夫其时已是副主任医师，因此她的岗位工资有930元（七级，为副高职称的最低级岗位工资），薪级工资有703元（30级）（PO1005-06）。需注意的是，无论医生身在哪一级医疗机构，只要同样学历、同等职称、相同年资，这些工资收入都是一样

---

① 2015年，国务院发布了新版的《事业单位专业技术人员基本工资标准表》（国办发〔2015〕3号），各级工资标准有所提高，比如岗位工资的第一级由原来的2800元调整至3810元，而十三级岗位工资则从550元调整至1150元；第一级薪级工资由80元调整至170元，第65级薪级工资由2600元调整至5795元。事业单位基本工资的调整主要是为了因应事业单位工作人员开始缴纳社会保险的政策变化，因此，相当一部分工资增加值会被社会保险缴费所抵消。

的（PO03 – 05b）。

而所谓的"绩效工资"，即是根据医生的工作表现而给予的奖金。这包括两部分（IN090805；IN100106）：其一是在医院层面上的奖金分配，是根据整个医院每个月所收入的经济效益来发放的；其二是在科室层面的奖金分配，通常要比医院奖金多。相对来讲，医院平均奖金数额较小，而科室奖金数额较大。一般来讲，每个人根据职称、年资、学历等因素有一个"奖金系数"。医院根据每个科室所创造的收入，按一个百分比返还给科室，作为该科室该月的奖金分配"基数"。每个人的系数乘以基数即为该名医生当月的科室奖金（IN100110；IN100318；IN100606）。

这就是通常说的"挂钩"，即将医生的收入与其所提供的服务产生的经济收益联系起来，这是国家从经济改革开始医院调动医生积极性的一项最为基本的手段（Bloom, Han & Li, 2001；Sun et al., 2008；李玲，2010；丁宁宁等，2008），也是与改革前对医生的激励制度的基本区别。这里，我们已经看到了明显的市场分配机制的痕迹。通过这种制度设置，组织层面上的自负盈亏政策，有效地转变了医生执业行为的逻辑，他们执业时的动机与行为都发生了根本性的改变。而且，这种改革似乎有着立竿见影的效果。比如《人民日报》1979 年年底的一篇报道说，北京 44 家试行经济管理制度的医院，"在实行国家定额补贴和不增加病人负担的基础上，从节约开支、增加收入中提成百分之四十的金额，奖励医疗态度好、工作成绩大的医务人员，调动了他们的积极性，初步改变了首都看病、急诊、住院'三紧张'的状况"。这些医院"给医务人员制定了工作定额，超过工作定额者受奖励"。"过去住院相当困难，甚至有时病床空着病人也住不进去，现在，医务人员都想多收病人，多治病，增加医院收入。病人一空出床位，医生和护士就主动和住院处联系，要求收进病人。"（鲁南，1979）

二　对医生执业行为的影响

作为会影响医生执业的最重要的工作条款之一（Freidson，1970a），这些关于收入的分配、服务的补偿等却都是医生这个职业群体所不能左右的，因为医生职业仍然缺乏与国家能够讨价还价的法团自主性。我们的医生只能被动接受这些条款，在这些条款下进行工作。于是，我们就不难理解季大夫的无奈了。1978 年考入某医学院的季大夫于 1983 年入行，目前是某三甲医院心内科的副主任医师。她说自己给病人做诊断、写病历的时候，非常注意病人除生物因素之外的其他因素，比如其家庭背景、婚姻状况、工作环境等，因为她觉得这些因素都可能会影响到一个病人的健康情况。因此很多时候除了告诉病人应该吃什么药，她还为他们如何处理家庭、工作等方面的问题提供一些建议。然而，如果这样做诊断的话，一个病人看诊 20 分钟恐怕都不够，如此就不符合医院和科室所下达的"高效率"的要求。季大夫如果真的这样看病，她的收入肯定是全科最低。不但如此，她的行为还很可能被指责为"低效"和"无能"，因为她拖了全科甚至全院其他同事的"后腿"。所以她很无奈，只能尽量在这两者之间取得一个适度的平衡（IN090803）。

这种由服务效率与经济效益挂帅的工作条款所导致的"组织压力"，在白大夫对自己的诱导需求行为做反思时也解释得非常清楚。他说，杏林医院对每个科室都有每月最低额度的"创收"标准的规定，其所在的心内科是每个月 60 万元。"羊毛出在羊身上"，因而心内科的大夫必须要通过提供尽量多的医疗服务来达成这个指标（PO1003 - 05b）。

笔者在该科室进行参与观察的两个月当中，强烈地感受到了这种经济创收指标带给科室当中每一个人——包括科主任——的组织压力。在他们的例行早会上，科主任方大夫最常强调的除了临床方面的事项外，便是经济效益与服务效率。方大夫经常对全体大夫和护士"训话"，主题便是本科室的病床周转率。某天早会时他就说："不要查完房就歇着了，要跟病人去谈，该出院的就让他们出院，该会诊的就会诊，该做造影的就做造影。"他这段批评的根源，是病房的周转率低，由于各种各样的原因，有些病人一次住院总是超过了平均住院日。这些病人不走，新的也就进不来，这样就影响到了周转率。"很多病人超过两周还不走，慢性病养着有什么用？后面那么多病人收不进来！该回家的就让他们回家。"方大夫提醒他的"手下"说，"你们现在就跟公家吃饭一样。现在不是吃公家饭啊，是要靠病人吃饭！那么多病人等着收不进来，你们却不着急！你们不敢跟他们说，这不行啊！"这段话，其实同一位企业家激励职工的演讲如出一辙，同样是经营，只是在方大夫那里，顾客变成了病人，产品变成了医疗服务（PO1003 - 05b）。

为了提升医生的服务效率与经济效益，医院对医生的考核越来越精细化。考核的首要指标当然是总收入，这是由自负盈亏的政策现实所决定的。但是，仅有总收入是不够的，医院还有病床使用率、病床周转率、平均住院日、收入药占比等指标（PO1003 - 05b；IN100109；IN100321）。这些指标导源于医保部门对医院的考核，但同时也是医院在自负盈亏的现实下，不断提高效率、增加经济效益的内在要求。这些指标考核在三甲医院可能不会造成什么困境，因为如笔者在第三章中所述，三甲医院病源充足，甚至还能挑选病人；但对二级医院来说，这些指标却成为更为巨大的组织压力，影响了医生的临床活动。

白大夫就曾跟笔者详细解释了心血管疾病的住院与周转率问题。如果某三甲医院的心内科实力较强，其就可以"挑选病人"，其中一个重要标准便是病人可以做支架手术，这样的病人单个"收益"高，所以像有的大医院的心内科可能过年就"封科"，病人到那时全部出院，医生护士则回家过年，但这并不影响其科室收入。三甲医院可能不太愿意收慢性心衰病人，因为没有手术价值、不能创造经济效益。于是这些病人就只好流向了像杏林这样的二级医院。而杏林非但不能拒绝这种病人，相反还不得不多收这种病人。这就根源于每月创收 60 万元的指标考核压力。因此，杏林心内科的病房里会有大量心衰的病人，甚至有的病人只是因为心理焦虑不舒服而去看门诊，结果就被大夫收住院，因为如果不收这些病人，60 万元指标就没法达成。白大夫说，这就导致了部分病人被"小病大治"（PO1003－05b）。

但另一方面，心内科大夫在这样做的同时也给自己带来了麻烦，即周转率可能不达标。对于这些"老弱病残"、治疗价值不大的病人，医生能做的便是将他们调理到一个各种生理指征相对稳定的水平。然而，正是这样一个现实就使病人"压床"的现象非常严重。有的病人大夫觉得可以出院了，但病人觉得自己还没治好。有的病人则是不肯走，因为家里没人照顾，不如躺在医院，床位费也便宜（关于床位费，下文详述）。这就难怪方大夫在查房时会当着病人的面对管床大夫说，"住院最多两周，调好就行"，或者看病人的病情差不多已经稳定了，说"再给你们 5 天时间，周一就出院吧"，抑或对于压床的病人，他会下"最后通牒"，"再观察一天"，出院后"有事再联系"（PO1003－05b）。因此，面对种种指标考核，二级医院的医生可能面临着这种两难困境：不收病人，则病床使用率不合格，创收不达标；收了这些病人，则周转率的达标就有危险。在这方面，我们可以说他们的临床自主性的发挥实际上受到了更大的限制。相对来讲，三甲医院的医生处境就好很多。如宋大夫甚至跟我说，他们科室"没有"创收指标，"因为我这边轻轻松松就 100 多万元"（PO1003－05a）。

这些考核指标为何会深深地影响医生的执业行为？答案很简单，因为"挂钩"。两个形成鲜明对比的场面清楚地显示了这一点。某次笔者在杏林心内科观察时，刚好看到这个科室收到了上个月的院平均奖的通知单。按照上个月的考核结果，平均下来，该科每一个大夫拿到的平均奖不超过250 元钱。最后根据级别、工作量，科主任方大夫拿了 320 元，而住院医最少，大约只有 220 元。于是有大夫说，"这点钱吃顿饭都不够，也就只能去吃麻辣烫了！""总共三张（100 元面额），还找 50 元！"（PO1003 - 05b）考核不达标，不但科室的医生拿不到奖金，而且科室主任也会觉得脸上无光，因为所有的科室都是以这个逻辑来行事的，且每个月或每个季度都会有各科收入的排名，它们由此陷入到激烈的科室之间的竞争当中而没有其他选择（IN100715）。这就是为什么科主任方大夫会在早会上说，虽然杏林医院是二级甲等的公立医院，但"还是得靠我们自己"，"要自己开辟病源"（PO1003 - 05b）。

另一个情况也发生在这个科室。某天上午交班前，科里的医护人员都在听方大夫训话。这时候该科护士长微笑着拿着一张条子递给了方大夫，方大夫一看也微笑，接着就跟旁边的副主任谭大夫说："上个月真不错，超过 100 万元。"散会后，方大夫将表格放在了办公桌上让大家传阅，但年轻大夫对此似乎缺乏兴趣。这似乎表明，领导们所感受到的组织压力要比年轻大夫大得多。笔者当时抄录了这份表格，原来这是一张收入核算表（见表 4 - 5）。2010 年 4 月，该科收入了 104 万元，大大超出了医院对科室的 60 万元的创收考核指标。但我们亦看到，药品（西药、中成药、中草药）收入占比为 34.20%，另一大收入来自抢救费，占比 35.57%。两项收入占了科室总收入的近 2/3。

表 4 - 5　　　　　2010 年 4 月杏林医院心内科收入核算情况　　　　单位：元

项目	收入	项目	收入
床位费	15840.00	西药	349157.29
中成药	7073.20	中草药	804.95
检查费	38207.00	治疗费	31350.30
放射费	9623.92	手术费	49260.00
化验费	98664.50	输氧费	1320.00
其他	4514.50	材料费	467.00
抢救费	371378.80	护理费	120.00
取暖费	4293.00	诊疗费	
CT	4080.00	B 超	
核磁	29697.00	合计	1044077.58

资料来源：杏林医院心内科。

由此可见，通过各种指标的考核，公立医院成功地将国家给予自己的自负盈亏的压力层层降解至各个科室，而各个科室又将这种压力分解到每个医生，由此改变了我国城市医生职业的基本工作条款，导致其执业行为逻辑发生了根本的变化。

三　灰色收入

然而，必须指出的是，除了政府与公立医院所允许的通过绩效工资（即奖金）对医生的激励外，另一种激励源泉绝不亚于甚至还超过了绩效工资的效果，这就是"非正式收入"。医生的非正式收入主要是指除却医生的雇主即公立医院所提供的基本工资和奖金外，他们通过其他途径获得的收入，而常常这些收入是灰色的，甚至是不合法的。在笔者看来，这亦是另外一种"挂钩"，而且是更为重要的挂钩。根据笔者的很多被访者（IN090805；IN100110；IN090806；IN100106；IN100109；IN100709）所提供的信息和现有的相关研究（Bloom，Han & Li，2001；Yang，2008；Sun et al.，2008）显示，正式收入只是医生收入的很小部分，而真正的"大头"是非正式收入，尤其是来自药品和医用耗材的"回扣"。这是他们诱导病人、追逐经济利益的更为重要的激励因素。

回扣的笼统定义是"医药销售收入中返还医院和包括医生在内的相关人员的部分"（朱恒鹏，2007）。据相关的研究（朱恒鹏，2007；Bloom，Han & Li，2001），从20世纪90年代开始，回扣如雨后春笋般出现，因为药品生产厂家、药品销售企业和医药代表普遍使用"回扣"来向医院和医生推销药品。回扣与医生所开出的处方用药量挂钩。而医用器械、耗材等也是如此。医生来自回扣的收入并未有精确的估计。据Wang的估算，回扣可以达到普通药品成本（医院买入价）的8%—10%，高档药品的30%（Wang，1995，Bloom，Han & Li，2001）。而Zhou估计，一个中等规模医院的回扣就相当于政府给予的财政拨款（Zhou，1997，Bloom，Han & Li，2001）。据朱恒鹏（2007）对单独定价新药的研究，医院销售此类药物的利润率（包括回扣）在20%—50%，而医生等相关人员的回扣在10%—30%。

红包则是另外一种不可忽略的非正式收入。长期以来，红包（和其他形式的现金或礼物，包括购物卡等）被学界认为是对医生正式收入不足的一个补充，也就是患者和医生对"不完美市场"的一个自然反应（Ensor & Savelyeva，1998；Ensor，2004；Lewis，2007）。这不但在中国如此，而且在其他经济转轨国家亦如此（Ensor，2004；Lewis，2007；Gaal & McKee，2004；Fan，2007；Bloom，Han & Li，2001；科尔奈、翁笙和，2003）。确切的红包流行程度无从得知，但从我国政府历年来试图打击红包等所谓

"医疗卫生行业的不正之风"的各种运动来看（卫生部，1993，1995，1999，2004，2007，2008，2012），红包在医疗领域应该是广泛存在的。

同回扣相似，作为一种非合法的收入，红包的确切数字我们无从确知。是否送红包与是否开刀做手术有着密切的关联。送价值多少元的红包或礼物，会受到患者的经济条件、疾病大小、医生职称、医患之间的关系远近等因素的影响（Cheris & Yao，2012）。在田野调查中，一些有过送红包经历，或者亲戚朋友中有过送红包经历的，告诉笔者在北京，给主刀医生的红包高达 3000—5000 元人民币（IN100108；IN100407b；IN110803；IN110807；IN110808；IN110811）。因此，主刀大夫的一个红包可能远远高于国家支付他的基础工资。这支持了现有研究的结论，即红包可能是社会主义国家中，医生补充自身收入不足的一个重要途径（Field，1988，1991，1993，1995；Heitlinger，1991，1993，1995；Hoffman，1997）。但与回扣相比，红包的这种补充作用可能要小得多，一是因为它不像回扣是一种较为恒定的收入来源，红包的赠送非常讲究关系性质和具体情境等（Cheris & Yao，2012）；二是因为通常只有职称较高、年资较长的大夫才会收到红包，但回扣的受益者范围要更大。

对医生来讲，回扣直接来自其上游的药品企业和医用器械公司；而红包则来自其下游的患者。当然，追根溯源，回扣与红包都来自患者。在此，我们看到了强烈的市场分配色彩。这实际上是身在体制内、作为公立医院雇员的医生，通过市场交换的方式，将自己的职业权力转换为经济利益。因而，当代医生职业的收入结构实际上可以称为"双轨分配体系"（Dual Distribution System）。

而回扣与红包的广泛存在，说明了医生在当下的医疗服务市场中似乎占有非常强势的地位。这就浮现了一个谜题：正如笔者前文所述，我国城市医生是依附于公立医院的，也就是他们迄今为止依然为国家所控制，他们缺少法团自主性，他们没有独立的职业团体去主张自己的利益，那么他们在医疗服务市场中的强势地位又从何而来？更准确地说，为何他们在面对上游企业和下游顾客时有如此强势的地位？更进一步，我们还必须追问，医生职业目前为何面对的是这样一种激励机制？他们"为什么要"以及"为什么能"通过非正式甚至非法的途径来追逐经济利益？接下来的第三节笔者先回答"为什么要"的问题，第四节笔者则回答"为什么能"的问题。

第三节　国家对医疗服务价格的管制

首先笔者要回答医生职业"为什么要"依靠非正式的途径来追求经济利益的问题。一部分答案在上一节已经讨论过，即自负盈亏的公立医院将生存压力分解到每一个医生个体，导致他们的工作条件发生了质的变化。但这并没有回答为什么要通过"非正式途径"获取经济利益的问题。邱院士的案例或许能为我们解答这个问题提供一些线索。

一　医疗服务价格畸低

2010 年 3 月"两会"期间，笔者旁听了由《中国医院院长》与《医师报》共同举办的"两会"医疗界代表、委员的座谈会。会上，全国人大代表、浙江省台州市人民医院院长陈海啸讲到协和医院的一个姓邱的医生，虽为院士级别，但其门诊挂号费仍为 14 元人民币。面对这种尴尬局面，"有人提醒邱老说错了，（因为）4 元钱是诊疗费，10 元钱才是挂号费。邱老自己说，他有天去王府井脱掉一节表链，就花了他 60 元钱。'可我一个院士看病挂号费才 10 元钱！'……我们医疗卫生人员就是拿不到'干干净净、体面的钱'"。（SS100309）

陈院长并没有说错。按照北京市目前的价格标准，正主任医师的门诊挂号费是 5 元/人次，只有知名专家或教授才是 10 元/人次（见表 4－6）。因此，虽然这位邱医生的挂号费是 14 元钱，但其为病人所提供的门诊服务的真正的"咨询费"是 10 元钱，还有 4 元钱是三级医院的诊疗费。什么是挂号费？挂号费中的大部分反映的是医生为病人提供医疗咨询的专业知识的价值，是医生提供专业服务的咨询费，相当于律师提供法律服务的咨询费。这应该是咨询型行业以其专业知识为客户解决问题的直接报偿。但根据表 4－6 显示，一个主治医师看一个病人实际上只收费 1 元（医疗机构因级别不同而收取诊疗费），而一个知名专家才 10 元。而他们到一个钟表匠那里脱一节表链就要被收费 60 元钱，这种对比何其鲜明！医师的专业知识价值完全不能在由物价局规定的医疗服务收费中体现出来。

表 4－6　　　　　　　　　　北京市门（急）诊收费标准

门诊挂号费	收费标准
普通门诊	0.5 元/人次

续表

门诊挂号费	收费标准
急诊	1 元/人次
假日门诊	1 元/人次
特约门诊	
知名专家、教授	10 元/人次
正主任医师	5 元/人次
副主任医师	3 元/人次
主治医师	1 元/人次
门（急）诊诊疗费	
三级医院	4 元/人次
二级医院	3 元/人次
一级医院	2.5 元/人次

资料来源：北京市发展与改革委员会，2009。

不但单个医生的门诊服务如此，需要由多个医护人员共同完成的精细复杂的手术服务亦是如此。神经外科临床博士在读的晓毕对我说，神经外科的手术一般长达六七个小时，一个团队做完这样一个手术，手术费也不过2000元。不过器材费就很贵了。这2000元钱还得先交给医院，由医院扣除一部分后再分配到个人手里（IN100105）。骨科亦是如此。即将成为麻醉医生的晓枫在接受访谈时说，现在医院医疗服务的收费中，人工费用最低，材料费用最贵。比如一台手术可能需要六七个人一起完成，包括主刀医生、麻醉、护士等。但是这一台手术的手术费也就几百元钱。7个人干了两三个小时，人工费用才几元钱，医生的劳动力价值就这么低?! 而相比之下，材料费就贵得惊人，所以骨科很"吃香"，因为手术中用到的一块钢板可能就要好几万元，一个钢钉就要1000元（IN090805）。这得到了骨科研究生晓鲁的证实。他表示，反映大夫劳动力价值或者说专业知识的那部分价值的价格低得惊人。比如骨科一个复杂的手术下来，"手术费"一项也就1000多元，多的不过2000元，但是一台手术可能有六七个人，而且先要交给医院，再由医院分配其中的部分费用至医生个人。笔者当时问晓鲁，那么比如1000元钱的手术费，最后分到主刀大夫那里有多少比例呢。他回答说，真的所剩无几。"谁都知道，骨科大夫真正的收入是在器材的回扣"，晓鲁称为"额外收入"（IN100318）。

骨科的这种收费结构在患者晓韩的手术收费单中体现得淋漓尽致。

2010 年初夏，她在济世医院骨科做了一个手指骨折的手术。笔者抄录了她的住院费用清单（见表 4 - 7）。依据这张单据，住院 5 天的总费用为 9199.42 元，但手术费只有 526.70 元，仅占总费用的 5.73%，而材料费一项非常昂贵，占了总费用的 67.64%。药品费用占了总费用的 16.71%（IN100622）。

表 4 - 7　　　　　　病人晓韩的手指骨折手术费用清单

结账日期：2010 - 06 - 18　入院日期：2010 - 06 - 07　出院日期：2010 - 06 - 12　共 5 天

项目	金额	项目	金额	项目	金额	项目	金额
床位费	140.00	病理费		特殊治疗费		取暖费	
护理费	35.00	检查费	109.25	手术费	526.70	陪床费	5.00
诊疗费	35.00	放射费	170.00	麻醉费	75.00	其他	94.00
西药费	1270.23	超声费		材料费	6222.86		
中成药费	267.30	普通治疗费	88.00	人工器官			
中草药费		输血费		接生费			
化验费	135.00	吸氧费	26.08	婴儿费			
合计（小写）：			9199.42	合计（大写）：玖仟壹佰玖拾玖元肆角贰分整			

资料来源：田野资料。

一位在某三甲医院从医 20 多年的普通外科主任医生说（IN121217）：

同样看一个门诊，我是常规号里最贵的，14 元钱。14 元钱是正常挂号费最贵的一个档次。14 元钱是什么价格？你在医院停车两个小时就够了。或者在市区里面，停不到两个小时，一个小时 10 元钱呢！有的时候甚至我有什么心态？病人已经挂了号，没来，我恨不得找他 14 元，我走行不行？他挂上我的号，我就必须在那儿等着。我就这么点价值！

医院的技术费用非常低廉。低廉到非常不合理的程度。……比如我们做一个大型手术，一个×××手术，这是一个仅次于肝移植的超大型手术。这个手术快的人要做 6 个小时，而且是清扫得比较简单。如果是清扫得很复杂，日本人做这种手术是 10 个小时，做得非常细致。10 个小时的手术，即使不换人，也至少四个大夫，然后台上一个护士，下面有一个护士，还有一个麻醉师。这么多人，10 个小时。而且这个手术的风险、挑战都非常非常大。如果这个手术规规矩矩地收费，恐怕这个手术也就是 2000 多元钱（手术费）。

这个是非常不合理的。但都是这样，器械比人贵，药也比人贵。有的一结账，比如一个大型手术花了40000元钱，手术费才几千！这个价格是10年、20年不变的，这些价格都是N多年前的。

另一位某三甲医院的骨科主任也有极为类似的评论（IN130106）：

在北京市，医疗和护理的收费已经20多年没变了。一个阑尾炎手术，80元钱的手术费。这80元钱的手术费表明什么呢？做这个手术，至少是两名医生，其中一个主刀。一个刷手上台的器械护士，一个在下边的叫巡回护士，递东西。一个麻醉师。至少这5个工作人员，大概一个小时的工作的收入是80元钱。你理个发多少钱？你做个头发、做个Facial多少钱？为什么各个行业都可以涨价，为什么医疗费用要降价呢？现在不涨价的，在北京只有地铁公交票和医疗。

一个医院里的专家教授，一个月的工资才3000多元钱，怎么说得过去？现在医院为了激励，规定每做一例大手术就给100元钱。你刚才看到了（我的工资条），11月我的手术补贴是780元钱。还有就是我看门诊的提成。一次门诊大约看25个病人，其中加号5个，一个月四次门诊，大概100个病人，我大概能拿这么多钱（大约1000多元）。这比发廊剪头发的师傅提成还要低！

医生通常都会拿医疗服务的定价与其他行业的收费相比。以理发费、美容费、停车费等日常生活中常接触的收费标准为参照，他们感受到了极大的不公。所以，这是一个很奇怪的现实：中国的医生在为病人提供医疗服务的同时收取医疗费用，但这些医疗费用实际上并不能体现医生的专业知识、复杂的手术技能、高昂的教育成本等。而专业知识和技能、教育成本等，按照职业社会学的观点，恰恰是医生之所以能在资本主义市场经济中保持一个高收入、高职业声望、高社会地位的垄断状态的原因。用Larson（1979）的话来说，这是一种"市场交换"。

然而，这一等式往往并不成立。如笔者在第二章中所指出的，新中国成立后将几乎所有的医生都纳入国家的"单位"体系当中，使之成为类似国家公务员性质的服务者。国家规定了每一个医生的工资，也规定了他们提供服务的收费。中国医生至今也未得到足够的法团自主性，因此也不可能如民国时期他们的前辈那样自我组织跟政府去商讨关于医疗服务定价的问题（徐小群，2007；朱英、魏文享，2009；尹倩，2013）。

二　医疗服务价格的管制

我们来看看现行的由政府单方面规定的医疗服务价格体系。现行的医疗服务价格主要包含了四个部分：劳务价格、固定资产折旧价格、医用材料价格和药品价格（孟庆跃等，2002）。对医疗服务价格的管制是国家干涉医学职业的重要途径，这在其他国家亦屡见不鲜（Moran & Wood，1993；Duran & Arenas，1993）。在社会主义国家，所有资源均由国家分配，医疗服务也不例外。国家在此领域的价格管制导致了医疗服务中一系列的价格扭曲，于是催生出了所谓的"影子市场"，即社会自发的对国家消除市场分配方式的反动（Field，1991；Heitlinger，1993，1995；Ensor & Savelyeva，1998；Ensor，2004；Lewis，2007）。不过在当代中国，由于制度与转轨前相比已经发生了剧烈的变化，因而其后果也完全不同。

政府迄今为止对医疗服务价格的规定可能是出于好意，其是为了保证基本医疗服务对民众的广泛可及性（Liu，Liu Chen，2000；孟庆跃等，2002；葛人炜等，2002；Sun et al.，2008）。根据葛人炜等（2002）的研究，这源于价格政策制定者的认识错误。他们认为，价格越低则越能保护病人的利益。于是，当中国共产党在新中国成立之初"一穷二白"的条件下制定并实行一系列政策，以向城市民众提供涵盖广泛、待遇优厚的医疗服务与保障时，对医疗服务的价格控制就是题中应有之义。国家严格控制了每一项医疗服务的收费标准，以最大限度地保证每一个人都不会因为经济问题而得不到必要的、基本的医疗服务。

1952—1957 年，在政府干预下，卫生服务的价格只包含了劳务和医用物资的成本，因此医疗服务的收费基本上等于或低于成本。为了强调卫生服务的福利性，国家又分别于 1958 年、1960 年和 1972 年 3 次较大幅度降低卫生服务的收费标准（周学荣，2008）。此时卫生服务价格未包含劳务和固定资产折旧费用，因此医疗服务的收费标准低于成本。对医疗机构来说，不断降低的医疗服务的收费使得其亏损严重，更没有财力添置医用设备（丁宁宁等，2008）。这意味着政府需要投入大量资金以用于卫生服务基础设施建设、医学科研和教育。于是，为了弥补资金不足，当时政府已经允许卫生服务机构将药物的批零差价收入作为补偿的一部分，即"以药养医"（李玲，2010；Eggleston，2008）。

总体来说，在改革开放以前，这一政策的确能够被如期执行。当时政府承担了医疗服务机构因为服务价格降低而带来的亏损，而与此同时，政府对药品、医用器械等的生产、流通、价格环节都实施了严密的控制。不过政府也逐渐意识到如此低价的医疗卫生服务所导致的沉重经济负担。这是 20 世纪 70 年代末政府启动医疗卫生体制改革、迫使公立医院"自负盈亏"的一大原因。

随着 20 世纪 70 年代末一系列改革的展开，医疗服务所嵌入的社会经济环境已经发生了根本的变化，于是对医疗领域的价格管制制度的改革亦逐步展开。1981 年国务院批转卫生部《关于解决医疗赔本问题的报告》，允许对享受公费医疗和劳保医疗人员实行按不包括工资的成本收费，这笔资金主要由财政和企业分担。1985 年国务院批转卫生部《关于卫生工作改革若干政策问题的报告》，允许对采用新设备的诊治项目按成本收费；允许新建、改建、扩建后医疗条件好的医疗机构适当提高医疗收费标准等。1991 年，被规定的医疗服务项目多达 6000 项（Sun et al.，2008；丁宁宁等，2008；周学荣，2008）。这都显示了政府在价格管制方面一定程度的松动。

1992—1996 年，我国短暂放开了对药品的价格管制，尝试改由市场定价。但政府很快就发现了诸多问题，包括价格上涨、医疗服务质量难以控制、腐败、药品回扣等。于是国家在 1997 年又重新收回了定价权（Sun et al.，2008）。

到了 2000 年，国家计划委员会、卫生部、国家中医药管理局出台了《全国医疗服务价格项目规范》（试行），其中涉及 48 个大类项目、3965 个具体明细分类项目的价格。分别按次、日、项、每个部位、每个脏位、每个疗程、片数、分钟、公里等对计价单位，明确了医疗服务价格全国统一的项目分类、项目名称、项目内容（周学荣，2008）。这个规范不断被调整，使用至今，只不过国家计划委员会已经变成了国家发展与改革委员会（Sun et al.，2008）。其后国家相关部门又出台多项关于医疗服务定价的措施（周学荣，2008），显示了国家对该领域的强力干预。

问题在于，按照新制度经济学的基本观点，定价是一件很费时费力而且费财的事，因为要准确测算一个产品或一项服务的成本然后确定价格，需要收集太多的信息，由此耗费大量的人力、物力。更要命的是，医疗领域本来就相当专业复杂，加之其知识技术发展迅速，医疗服务成本的实际变化要比收集信息、下达价格指令快得多。于是便出现了这样的情况：过去有的项目，就可以"循序渐进"地让它们涨价，所以几十年下来都变化不大；而另外一些新出来的产品、技术，因为无例可循，于是只好"放任自流"。比如周其仁（2008）就提到，在肿瘤治疗中，同样的治疗技术，现在的价格与大约 20 年前相比，在扣除了物价指数之后，并没有变贵的趋势。而高收费项目无一例外都是新医疗技术。用笔者的一位访谈对象的话来说，"很多医疗服务项目的价格跟几十年前相比也没有什么变化"（IN100610）。于是医药行业不断"推陈出新"，某一种药品改一下规格、商品名、包装，就能变成新品，如此也就摆脱了政府价格管制的"魔掌"（周其仁，2008；Sun et al.，2008；Liu，Liu，Chen，2000）。

于是，这种"事无巨细"的对医疗服务价格的管制产生了种种不良后果，而其中一个关键就是"价格扭曲"，集中体现在医疗服务价格四部分构成比价的不合理（孟庆跃等，2002）。具体来讲，反映医务人员的技术劳务和知识价值的那部分价格定得极为不合理，而且只占到医疗服务总价格的很小比例，因而成为医疗服务价格中价格扭曲最为严重的要素之一（周其仁，2008；The Lancet，2010）。

笔者在调查中经常会碰到一些"不可思议"的收费项目，因为价格实在"低得离谱"。除了笔者前文已经提及的门诊服务与手术服务外，其他的一些医疗服务的收费标准也是非常低廉。笔者在访谈晓毕时，晓毕在医院的食堂请笔者吃了一顿饭。他说，比如检查当中的腰穿，做一个收费20元钱，而护士抽一次血，一次才5毛钱。"今晚吃顿饭还40元钱，可以做两个腰穿了"（IN100105）。而笔者在岐黄社区卫生服务站亲眼见证了这种低价。某天有个老爷子由家属陪同到站里打针。其合同医院是某三甲医院。那里的医生开出处方，一共要打13针。为了避免每天跑远路，他在该院取药，然后到站里打针。于是社区站只收取注射费和注射器材费。肌肉注射每次仅收费5毛钱，一次性自毁式无菌注射器（5毫升型）的价格为4毛6分。老爷子问我，这个站里有几个医生、几个护士，我说共有7人。"都是政府拨款吗？""是啊！""那政府可得赔钱啊！"（PO1005 - 06）

需要指出的是，并不只是社区站才收取如此低的价格。事实上，这一服务的收费严格执行了北京市的卫生服务价格标准（北京市发展和改革委员会，2009）。换句话说，无论这位老爷子是在三甲医院，还是在社区卫生服务站，这一项服务的收费都是如此。难怪乎晓肖这位即将毕业的临床医学博士会有这样的批评（IN100709）："我一直觉得中国的'看病难，看病贵'是个伪问题。因为我觉得在中国看病，首先不难，其次也不贵……中国的部分医疗费用、手术费用，跟发达国家比起来也不太高。贵的都在器材跟药品。很多服务费并不高，就那么一点。……打一次针5毛钱，抽一次血8毛钱或是1块钱，输一次液多少钱，你就想想吧。护士一天得干多少啊？而且有的输液很不好输。你要不靠药品，你让医院怎么活啊？而且药品费用这么高，还不是发改委定的价吗？"

全国范围内的调查数据亦证明了医疗服务价格中体现医务人员的专业知识和技能的服务收费极为不合理：

表 4-8 反映了 1998 年卫生部对医疗服务的成本测算，结果显示，医疗人员的劳务成本在门诊和住院治疗中的比例分别只有 16.93% 和 21.79%，而占最高比例的是药品，在门诊中超过一半，在住院中也达到 43.30%。而且，"越是层次低的医疗机构，药品支出的比重越大"（孟庆跃等，2002）。

表 4-8 　　　　　　　　　**服务单元成本和部分服务项目成本构成** 　　　　　　单位:%

服务单元	劳务成本	固定资产折旧	材料费	药品	其他
诊次成本	16.93	10.15	7.17	51.42	14.33
床日成本	21.79	7.43	9.10	43.30	18.38
服务项目					
挂号	52.02	6.41	4.03		37.54
血常规	15.31	26.17	43.46		15.06
快速冷冻切片	17.71	22.40	44.16		15.72
先天性心室缺损修补术	18.57	33.40	34.64		13.69
头颅 CT 平扫	8.84	52.14	21.99		17.03
核磁共振检查	9.57	59.14	17.92		13.37

资料来源：国家卫生部卫生经济研究所成本测算中心：《成本测算报告》，1998；转引自孟庆跃等，2002。

表 4-9 则是孟庆跃等人的测算。根据该表，所选择的项目中只有少数几个的平均收费水平减去劳务成本的结果为正数，且数额巨大（尤其是 CT 头颅平扫与 MRI 头颅检查）。这证明了孟庆跃等所说的政府在定价时采取了对大型医疗设备的快速折旧方法，但其中却难以"充分体现医务人员利用这些设备的技术劳务价值"（孟庆跃等，2002）。而多数项目都是负值。换句话说，这些服务项目的收费连劳务成本都不能涵盖。例如，阑尾切除术，平均收费标准是 274 元，而劳务成本是 309.06 元，这就是说，医院每做一个阑尾切除术，实际上都在亏本。

表 4-9 　省级医院技术劳务服务项目的平均劳务成本和收费标准比较 单位：元

项目名称	平均收费水平（1）	劳务成本（2）	（1）-（2）
专家挂号诊察费	6.00	14.98	-8.98
普通挂号诊察费	2.75	3.87	-1.12
住院诊察费	4.25	17.78	-13.33

续表

项目名称	平均收费水平（1）	劳务成本（2）	（1）-（2）
重症监护费	91.50	164.61	-73.11
I 级护理费	6.25	27.62	-21.37
CT 头颅平扫	230.50	17.99	212.51
MRI 头颅检查	802.00	42.02	759.98
腹部彩超常规检查	98.75	14.27	84.48
阑尾切除术	274.00	309.06	-35.06
胃大部切除术	799.00	717.36	81.64
冠状动脉搭桥术	1830.10	2384.25	-554.15

虽然已经过十余年，但这一现象似乎并没有改变。也是在那个"两会"医学界代表委员座谈会上，主持人赵红、北京友谊医院的王天佑主任医师和北京大学第三医院的刘忠军主任医师如下的一段对话便是一个极好的例证（SS100309）：

王天佑："我们医疗里面有个服务费，应该也由市场给医院一定补偿。这里面有个什么问题呢？就是医疗卫生人员的服务价格，多年来不提，多年来处于一个非常低的水平。相反地，医药费增加很快。也就是说，我们没有把医疗卫生人员的劳动变成商品，而其他，比如药品、器械、纱布、用的电，都是商品。既然我们现在是市场经济，那医疗服务也应该以等同的价值给它定合适的价格。当然这个加入的费用由谁来？我刚才讲了，由国家投入、由社会投入。不一定从老百姓出，从医疗保险出。但是这个价格水平一定要定好，这个也是影响医疗卫生人员积极性的一个很重要因素。比如我们大家都很清楚，就阑尾炎来讲，一个手术 120 元？"

刘忠军："155 元。现在阑尾炎的收费是 155 元钱，这个收费我们要几个人完成？手术要两到三个人，还要至少一个麻醉师，两个护士。你想这么多人，忙了半天，155 元钱，连成本都收不回来！"

王天佑："得赔（指亏本——笔者注）！做一个得好几百（收费），但价值起码得上千，但都是由医院给出了。阑尾炎还是个小手术，比如讲我是搞胸外科的。比如肺叶切除，是大手术，要开胸。北京市标准是 800 元钱。一个肺叶切除，800 元！但在外地可能更低，600 元。那这个价格……我做一个手术就得赔好几千。而且这个价格多次想提价，多次核算，我参与了好多次卫生部的价格机制定价。参加一次，就放这儿，因为现在大家看病贵、看病难。别的都可以提价，唯独这个医疗卫生（不行）。"

赵红："您说提价的事儿，实际上是做了很多次背后的工作和努力，但是从来都没有提成？"

王天佑："对。我们都定好了，从 800 元涨到 2000 多元。这是三四年前了，都定好了，又停了。最近又在提这个事儿。"

赵红："您这次抱多大希望？"

王天佑："不抱希望。"

在目前体制下，医生成为"两会"代表和委员对相关政策议题建言献策是医生职业影响制度设置的可能途径之一。但是，作为多年的人大代表，该医师不得不承认其建言献策无法实现医疗服务价格的合理调整。这背后反映了欠缺法团自主性的医生职业不能就医疗服务与药品器械的收费标准与政府有关部门进行协商，而只能被动接受政府的定价，哪怕这种价格已经远远不能反映其自身所具备的专业知识的价值。在这样的一个基本条件下，便出现了笔者在本章一开始引述的心内科与骨科的器械和药品项目收费畸高，而劳务费极为低廉的情况。医院和医生发现，对耗材、药品、检查等一系列新出现的项目来讲，一是政府难以准确定价，二是隐含高昂的回扣，这为解决他们的服务因政府的价格管制而得不到合理报偿的问题提供了一个可能的渠道。正如一位医生所说："你看病忙了半天，还不如卖一盒药拿的钱多。"（包胜勇，2008）

产科是另一个有力的证据。近几年，我国的产科引起了全世界的关注，因为据世界卫生组织 2010 年公布的一份调查报告显示，我国在 2007 年 10 月至 2008 年 5 月间的剖宫产率高达 46%，居世界首位，远远高于该组织对剖宫产率设置的 15% 的警戒线（见图 4-3）。在所有剖宫产手术中，未出现剖宫产手术指征（指当某种疾病符合诊疗常规所规定的标准，只有采用手术方式才有助于疾病的治疗），但进行手术的比例占全部案例的 11.7%（张伟，2010）。而据《柳叶刀》2010 年的数据，中国 25% 的剖宫产并不是出于医疗需要，而是可以避免的。换句话说，中国每年有 500 万例的剖宫产其实可以自然分娩（网易发现者，2011）。

由图 4-3 可以看出，在 20 世纪 50—70 年代，中国的剖宫产率仅为 5% 左右。但 70 年代之后迅速攀升（这一时间点正好与医疗体制改革相吻合），到 80 年代已升至 30%—40%，到 90 年代，则达到 50%。21 世纪的头 10 年, 这一数值继续上升, 剖宫产率一直维持在 50%—60%。当前国内大部分城市医院剖宫产率在 40%—60%, 少数已超过 80%, 某些医院已超过 90%(张伟, 2010)。

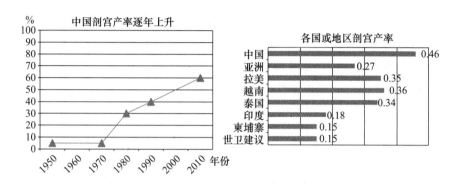

图 4-3 中国的剖宫产率以及与世界各国的比较

资料来源: 网易发现者, 2011。

我们大约可以推测, 中国剖宫产率在 20 世纪 70 年代之后的火箭式增长与医疗卫生体制的改革密切相关(杨蕾、任焰, 2014; 郇建立、田阳, 2014)。改革之后, 尽管政府还牢牢控制着价格制定权, 但其他方面早已经市场化, 由此导致了中国剖宫产率不断攀升。这里, 有必要引用张伟在《中国经济周刊》上的大段报道, 笔者觉得其很能说明问题(张伟, 2010):

> 北京美中宜和妇儿医院妇产科主任医师高凌, 曾在北京市的一公立医院妇产科工作过近 30 年。高凌表示, 剖宫产率高, 公立医院考虑盈利的因素确实存在, "因为物价部门对分娩费用的规定极低"。
>
> 从 2005 年 7 月 1 日起, 北京市的城镇企业职工有了生育险。开始享受住院分娩报销的政策。住院分娩期间, 除婴儿费和超标准床位费外, 定点医疗机构未经本人同意不得收取其他费用; 自费药品、自费诊疗项目, 医疗机构要与个人签订自费协议。
>
> 高凌所说的"物价部门规定的分娩费用", 指的就是生育险中规定的支付标准。以北京市的三级医院为例, 生育险中规定的自然分娩的支付标准为 2000 元, 剖宫产不伴其他手术的支付标准为 3800 元。"我就做不出这个 2000 元的顺产项目来。因为按照这个标准, 好多项目都不能做, 比如监护, 但不做监护我怎么保证产妇的安全? 而且生

一个孩子需要多少医护人员？所有的成本根本不止 2000 元。如果按照这个费用来收，我这个科室维持不下去。不是我要多赚钱，是我连西北风都喝不上。"

"再比如接生费，物价部门定的价格是生一个孩子 50 元，生双胞胎 60 元，我们简直无法接受，这么复杂的生育过程，多生一个孩子，只多加 10 元钱！这个价格一直沿用到现在，实在是没办法。"

据高凌介绍，尽管剖官产 3800 元的费用也不高，但对于一些医生来说，毕竟"比顺产的余地大很多"，"顺产人家生完就生完了，想加钱也不好加，但剖官产的话，会用到医疗器械、材料、药品等，而且个别大夫还会有一些灰色收入"。

因此，国家对医疗服务价格的定价并不能反映一系列要素的真实价值，尤其是医生和其他医务人员的专业知识与技能的价值被严重扭曲，这是驱使公立医院中的医生要通过非正式途径来获取经济利益的一个重要诱因（周其仁，2008；Liu，Liu，Chen，2000；Sun et al.，2008；孟庆跃等，2002；Bloom，Han & Li，2001；Yang，2008）。然而讽刺的是，医生们可能并未意识到，他们之所以能够"肆无忌惮"、不受制约地长期从事这些有违于自身的职业伦理的活动，正是得益于他们"被逼无奈"要这样做的根源——公立医院体系。

第四节 公立医院与医生的双向支配：以药品市场为例

笔者在这一部分要回答"为什么能"的问题。依附于公立医院之上的城市医生群体在无力与国家就自己的合法报偿和服务价格进行讨价还价的同时，却有着相当大的优势或者说"自由"（而非"自主性"）通过诱导病人进行购买医疗服务而获得巨额的经济收益，一方面这使公立医院能够"自负盈亏"，另一方面也补偿了自己作为国家雇员的低工资缺陷。但这是如何实现的呢？

必须强调的是，我国城市医生所具有的这种优势地位并不能完全用专业人士与外行之间的知识鸿沟来解释。一般认为，医生天然具有对患者的优势，因为医生掌握着患者所不可能掌握的专业知识，也是医生权力的来源。但在中国，这似乎远远不能解释为何医生能够"肆无忌惮"地通过向病人提供医疗服务而获得经济利益。笔者认为，除了医患之间信息不对称这一基本条件之外，还有一个不可忽略的重要条件，即恰恰是因为这一职业群体依附于公立医院，医生才获得了另外一种权力，借用 Field（1988，1991，1993）的术语来讲，这便是"科层化权力"。医生作为迄今为止仍然垄断医疗服务市场的公立医院的工作人员的身份，事实上加强了他们在面对上游市场与下游客户时的优势地位。所以，关键是要看医生职业依附于公立医院的后果。

在这一方面，朱恒鹏（2007，2011）所提出的公立医院的"双向垄断"，以及包胜勇（2008）所谓的公立医院既是药品的最大买方，也是药品的最大卖方等论断对于我们理解城市医生群体的"科层化权力"极有价值。由于这些表述带有浓重的经济学色彩，因此笔者在文中稍作改动，将公立医院及其医生的独特地位称为"双向支配"。以药品为例，这包含了两个方面：从药品的下游也即患者来说，公立医院和医生面对的是一个个的"散兵游勇"，患者并不能联合起来，同时也没有一个强大的第三方支付力量存在；从上游来讲，公立医院是最大的或垄断的药品终端销售者，他们面对药企有着绝对的强势地位。

一　统一的第三方购买者的缺失

在第二章笔者曾经提及，2007 年，在北京市进行的一次关于当下普通民众的就医选择的问卷调查显示了极富戏剧性的结果：尽管只有51.3%的人表示对公立医院所提供的医疗服务感到满意，且当被问到"国有医院提供的服务和您所期望的差别大吗"时，有 52.5% 的人回答"比较大"，有9.0%的人回答非常大，但仍旧有高达94%的人就诊时首选"国有医院"。作者解释说，这可能是人们对政府举办的公益事业更有信任所致（孙红、张辉、任霞，2007）。而另一项同时期在广东、山西和四川的研究亦得出了相似的结论（Lim et al.，2004）。

笔者的田野调查亦印证了公众的这种倾向性。多数被访者都告诉笔者他们对非公立的医院非常不信任，似乎抱有一种"天生的"怀疑和敌意。他们有诸多的"刻板印象"与非公立医院相连，包括以经济利益为上、医生医术不好等。因此，民众觉得还是去公立医院比较"踏实"（IN100116），对公立医院的"认同"远超过非公立医院（IN100318）。

然而孙红等的解释与普通民众一样，并没有去深究为何民众在对公立医院的服务如此不满意的情况下还是选择去公立医院就医。正如笔者第二章中指出的，要解释为什么这么多民众首选公立医院就诊，最关键的就是一个事实，即除了公立医院，民众在事实上并没有第二个选择。换句话说，迄今为止公立医院在医疗服务领域仍然占据着无可挑战的垄断地位。

不过，接下来的问题是，倘若病人近乎唯一的选择就是去公立医疗机构获得服务，那么有没有其他的制度安排可能避免医生诱导病人进行过度医疗呢？许多研究表明，无论是政府所负责运行的社会医疗保险，还是由民间运营的商业保险等，如果制度设计有效，这些第三方购买者能够在一定程度上对医生的服务提供形成制约与约束，以减少他们的诱导需求行为，甚或使病人不能得到应有的医疗照护（顾昕、高梦滔、姚洋，2006；Freidson，1970a；Starr，1982）。

我国城市地区的医疗保障制度自 1949 年后经历了巨变，从改革前的公费医疗制度与劳动保险医疗制度基本能够覆盖所有城市居民，到改革开始，劳保医疗制度崩溃消失、公费医疗制度的范围逐渐缩小，至 21 世纪的头几年，未被任何医疗保险计划覆盖的人群达到近 60%。2003 年之后，政府加速推进新的社会基本医疗保险计划，无保险覆盖人群逐渐减少（详见第三章）。北京市 2008 年宣布医保已经实现了"全覆盖"（刁孝华、谭湘渝，2010）。表 4 – 10 显示了北京市 2010 年的医疗保障类型情况。

表 4 – 10	2010 年北京市医疗保障覆盖情况	单位：千人

保险类型	人数
城镇职工基本医疗保险	9830
城镇居民基本医疗保险	1460
新农村合作医疗	2750
公费医疗	1470
合计	15510

资料来源：北京市人力资源与社会保障局，2010。

公费医疗是改革之前就有的医疗保障制度，主要覆盖党政机关、事业单位、社会团体的工作人员（北京市卫生局、北京市财政局，1990）。目前作为主体的社会基本医疗保险主要覆盖其他劳动者和无业市民。北京市自 2012 年始已经将市级所有公费医疗者纳入社会基本医疗保险（赵鹏，2011）。即便是这样，这些人依然有所谓"公费医疗补助"，以弥补并轨后公费医疗与医疗保险的待遇差距（解丽，2010）。

这就是说，相对于医疗保险来讲，公费医疗有较高的待遇。这是两者之间的一个重要区别。按现行制度规定，公费医疗可以报销更高比例的医疗费用，而离休干部和达到一定级别的干部甚至没有上限（IN100321）。用药的限制也比医疗保险的要少（IN100117）。因此在调查当中，经常有医生说到这个不公平现象。比如，某三甲医院的主治医师荆大夫就说，之前她们病房刚去世一个老干部病人，前后抢救一个来月，花了200多万元，"普通人怎么能承受得起？"（IN090728）在另一家三甲医院做实习学生的李凡也说，他们那里有一个病人从1993年一直躺到现在，而几乎所有费用都由公费医疗负担（IN100622）。

公费医疗者去医院住院时，需要从本单位开具支票预缴到医院，之后视情况多退少补。但据许多人讲，一般结局是不会"多退"，而只会"少补"。笔者访问的一位退休教师对此深有体会。她说自己因为房颤去定点医院（某二甲医院）看病，医师要她住院。如果她从单位开了5000元的支票，医院就会花完5000元；要是开了20000元的支票就要花完20000元。其实房颤并不能根治，医院能做的就是给她进行全套检查，难受的时候让她服药物以减轻不舒服（IN100727）。这就是说，医院通过诱导消费和过度医疗而消耗公费医疗的资金。

三甲医院也有类似的情形。笔者在前文提及的在悬壶医院心内科病房碰到一位住院病人，也是一位退休教师。他当时已接受了心脏支架手术。他说，自己在周六突然发病，情况紧急，就近到一家三甲医院看急诊。"急诊室到处都是人，连针都插不进去。我就等着做检查。后来做B超时，是一个小大夫推着B超仪器来的，当时连床都没有，他就叫我靠在他身上做检查。当时这位退休教师预交了1000元钱的支票，结果这1000元钱就没回来。等到周一，他就来到自己的合同医院——悬壶医院，大夫当即收他住院，押金8000元。检查两天后，到周三，他就做了冠脉造影和支架手术。之后的医疗费用超过80000元，能够报销一半的费用（PO1003-05a）。

这些案例显示，公费医疗缺乏对医疗费用的有效控制。尽管还执行着非常严格的科层制转诊体系，但在遇到需要自负盈亏的合同医院时，公费医疗便不断支出，其管理机构似乎对此束手无策。这就是为什么医生喜欢公费医疗病人的原因。在公立医院需要"自负盈亏"的前提下，医生试图从病人身上攫取的医疗费用实际上是由公费医疗而非病人自己支付的。这意味着这些病人往往有更大的支付能力，而且他们相对来讲并不关注所支付的医疗费用，因为其中的绝大部分都可以报销。换句话说，在公费医疗制度下，病患一方是缺少控制动机的。这就给医院和医生攫取经济效益提供了绝好的机会（IN100117；IN100407）。

如此，我们就不难理解杏林医院住院医生晓翔为什么说为病人考虑经济负担是医生分内的事儿。"因为病人进来以后，要看他是医保还是自费。病人进来以后首先要认准他的身份，他是医保的、还是公疗的、还是自费的。弄清以后我们才好处置。因为针对不同的病人，我们用药的层次不一样。比如说自费的病人，我们就给他考虑，我们就尽量通过临床诊断，望触扣听，就是我们自己的检查，然后尽量选一些针对性的检查给他做。但是碰到公费的，进来就说什么都要做，那给他的检查就比较广泛，就给他都查。每个病人不一样，处理方法就不一样。在金钱方面我们肯定是考虑最多的，因为这是现在病人考虑最多的。我们还是时时刻刻首先把病人的经济能力考虑在第一位。"（IN100715）这一点也得到了济世医院刘大夫的认同，他觉得虽然这给他带来了麻烦，但根据医疗保障类型去诊疗是他不得不考虑（PO1001）。

公费医疗与医疗保险的另一个重要区别是公费医疗往往限定被保人只能在一两家医疗机构取得医疗服务，称为"合同医院"。除非获得合同医院医生的转诊单，否则到别家医院看病所产生的费用就不能报销（PO1005－06）。笔者在济世等医院观察时就发现很多老人老早起床、跑了大半个北京，到济世医院只是为了续药。唯一的原因就是这是他们单位公费医疗的合同医院（PO1001）。而医疗保险则不同，被保人可以选择3—4家医疗机构作为"定点医疗机构"。除此之外，北京市还有19家A类医院是所有被保人的自动定点医院。所以三种有着不同的医疗费用支付方式的人群，从理论上来讲，自费人士的就医选择性最大，但报销的比例最小（没有报销），因而实际上，在中国目前过度医疗情况严重、医疗费用高涨的情况下，这类人士的医疗资源可及性问题最为严重。这也为全国性的调查数据所验证。

表4－11　　　2008年调查地区不同医疗保障覆盖居民两周就诊率　　　单位:%

医疗保障类型	大城市	中城市	小城市	城市合计	北京东城区
城镇职工医疗保险	18.6	8.7	13.8	14.5	20.2
公费医疗	24.6	16.3	7.4	19.0	27.8
城镇居民医疗保险	11.5	10.0	9.9	10.4	28.1
未参加保险	7.0	7.7	9.4	8.2	12.8

资料来源：卫生部统计信息中心，2009。

表 4 – 12　　　　　　不同社会保障覆盖居民未就诊比例　　　　单位：‰

医疗保障类型	大城市	中城市	小城市	城市合计	北京东城区
城镇职工医疗保险	30.0	37.7	49.1	33.9	23.7
公费医疗	18.2	29.6	59.6	24.7	16.0
城镇居民医疗保险	42.2	40.1	36.7	40.0	29.1
未参加保险	54.1	33.4	57.3	51.9	35.0

资料来源：卫生部统计信息中心，2009。

表 4 – 13　　　　　　不同社会保障覆盖居民住院率　　　　　　单位：%

医疗保障类型	大城市	中城市	小城市	城市合计	北京东城区
城镇职工医疗保险	9.8	8.6	8.7	9.2	7.1
公费医疗	13.2	19.4	9.5	14.0	10.2
城镇居民医疗保险	4.9	4.7	5.1	4.9	3.7
未参加保险	3.4	3.8	4.4	4.0	5.9

资料来源：卫生部统计信息中心，2009。

表 4 – 14　　　　不同社会保障覆盖居民须住院而未住院比例　　单位：%

医疗保障类型	大城市	中城市	小城市	城市合计	北京东城区
城镇职工医疗保险	25.1	21.8	24.7	24.0	36.5
公费医疗	15.3	11.5	27.0	15.9	21.2
城镇居民医疗保险	32.0	36.8	28.1	32.5	44.4
未参加保险	27.5	29.2	43.4	36.8	13.3

资料来源：卫生部统计信息中心，2009。

　　由表 4 – 11 至表 4 – 14 可知，就门诊来说，大城市公费医疗人群的两周就诊率最高（24.6%），而未就诊率最低（18.2%）；未参加保险人群的两周就诊率最低（7.0%），而未就诊率最高（54.1%），竟达到一半以上。几个人群的住院情况也是如此。大城市的公费医疗人群住院率最高（13.2%），须住院而未住院的比例最低（15.3%）；而大城市自费人士的住院率最低（3.4%），须住院而未住院的比例也非常高（27.5%）；但并非最高，最高者为城镇居民医疗保险，显示当时的这一保险计划可能还有较大缺陷。这说明没有医疗保险的人群可能由于医疗费用高昂而难以负担的原因而有病不上医院或不住院，而公费医疗病人基于相反的理由成为就诊率和住院率最高的人群。因而公费医疗人群可能成为医生最为喜欢的病人群体，他们对医生处置的反驳比例最低，最听医生的话，医疗保险次之，而自费病人面对医生可能更有自己的主见。

笔者在济世医院的骨科所观察到的情况印证了这些统计数据。笔者注意到被医疗保险和公费医疗所覆盖的人群，他们在看病时少了很多经济支出上的顾虑，尤其是一些老年病人，他们是那里的常客，见了大夫就说要开多少药，往最大量开（即医保所规定的最大限度）。大夫说做个什么检查，这类人群一般也不会有异议。但是自费病人就会"斤斤计较"，1月18日曾有个女病人因为长期膝盖疼痛来就诊。刘大夫建议她做个核磁共振。她问多少钱，刘大夫答要1000多元人民币。她的反应非常直接："那做不起，太贵了，我没钱。"于是刘大夫也不再强求（PO1001）。

综上所述，目前中国医疗保障存在一大问题，即这是一个未统一的医疗保险体系，面对强大的公立医院，割据成几块的支付方显然不能对供方产生有效的制约。反而，医生应对为不同医保类型所覆盖的病人有不同的策略。

而另一个重大的问题是：中国的医疗保障制约的是病人而非医生。"医保机构通过设定自付率、起付线、封顶线、可报销药品目录等各种手段，对病人的就医行为施加了严格的控制，但是对服务提供者的行为却几乎不闻不问"（顾昕、高梦滔、姚洋，2006）。以《北京市基本医疗保险规定》为例，第36条规定了在不同级别的医院就医时的自付比例和报销比例，第32条规定了医保基金的起付标准（上一年职工平均工资的10%，目前为1800元人民币），第33条规定了医保基金的最高支付限额（上一年职工平均工资的4倍），第27条则明确表示："基本医疗保险基金支付职工和退休人员的医疗费用，应当符合本市规定的基本医疗保险药品目录、诊疗项目目录以及服务设施范围和支付标准。"这些有关医疗保险的规定基本对医生的诊疗行为没有制约。

在北京市某区医保中心工作的叶梅亦确认了当下医保对医生的诱导需求行为缺乏有效约束。他们在审核药品、器械、耗材、服务进入医保目录时显得力不从心。一种药品、一项服务要进入医保目录是相当复杂的，关键的问题在于多个政府部门的层层审核，包括医保中心、卫生部门、物价部门、工商部门等的联合研究考察，这非常耗时。而像口腔科方面，他们根本没法审核，里面的材料漫天要价，很难判断真正价值的多少，所以干脆就不进医保目录。但是这样的一种审核，正如笔者前文指出的，跟今天医学科学与技术的日新月异是相矛盾的。很多时候大夫根据临床经验认为这药用在这个病上会挺好，虽然公认的标准、指南都认为没有必要用这药，而医保也没有允许将这种药用在这种病上面。叶梅坦言，医保在这方面规定比较死板（IN100321）。

比如杏林医院的白大夫就说，医保的其中一个目的是防止"过度医疗"，控制医疗费用增长，但是他觉得医保对大夫的专业行为产生了限制。比如，心内科常用的一种药，这是一种对某某病症唯一有效的药物。照理说，治疗就应该"对症下药"，该开多少是多少。但是因为这药有点贵，所以现在医保限制该药的剂量。刘大夫觉得，这使大夫"不能有效地使用这种药物治疗这类疾病，更别说大剂量地开这种药的处方了"。但是另一方面，中成药却没有这么严格的限制，明明是没有太多用处的中成药，却因为医保上没有限制，使得大夫很乐意开这些药，因为多开一点，就多收一点回扣。所以才会有"小病大治"的现象（PO1003－05b）。

又比如，医保试图进行单病种定额报销。叶梅解释说，对这种病的治疗一般非常成熟，无论在三甲还是在二级医院，都有一个公认的收费标准，所以医保制定了一个政策叫"定额报销"，比如阑尾炎手术，医保就给那么多，医保认为这些钱就足够做一个阑尾炎手术了，其余怎么做，那就是医院跟患者去自行解决（IN100321）。但在实际执行过程中，其对医生行为的制约并不如设想的那样有效，医保试图限制医生的诱导需求行为的目标大打折扣。比如晓肖就谈到，现在有了单项病治疗的费用控制，有了药品、耗材的目录等。关于单项病治疗的费用控制，又如阑尾炎的手术就要限定在某个数额范围内（如王天佑所说，SS100309）。但医生自有医生的办法，而且这个方法很简单，就是把诊断从阑尾炎改成了盲肠炎（阑尾是盲肠的末端），因为医保审核人员很多并非专门的医学专业人士，所以他们看不出其中的"猫腻"，而且医学本身就是那么复杂。就这样这个问题就这么容易解决了。还比如某种注射液，医保规定只能在病人禁食、一级护理的情况下才能使用。但为了使用这种注射液以获得回扣，医生会把二级护理改成一级护理。总之，晓肖认为，道高一尺魔高一丈，在中国，医保对医生的规范并不如美国的保险公司对医生的限制（IN100109）。

再比如，为了限制患者与医生合谋这种骗保，医保就限定了每一种药品一周的最大剂量，而对行动不便的病患，最大剂量可开两周的药量。但是如笔者在济世医院观察到的，这一规定的效果并不显著。济世医院规定，一旦不符合的处方开出（比如药量超过限定用量），不但患者的花费不能由医保报销，而且该医生将因此被扣除50元钱奖金。用刘大夫自己的话来讲，"我一天就白干了"。笔者发现，大部分来开药的病人都要求多开药，而他们所要求的药量却直接被医院的信息管理系统否决。这使刘大夫和患者都很郁闷，刘大夫经常承受着来自患者对此政策的不满。也有病人不理解，为此还经常跟大夫闹别扭，有个别病人就直接换别的大夫开药去了。当然他们有自己的办法，就是把某些药的日用剂量加大，这样总药量才能增加。比如有的药一天 3 次，一次 3 粒，但刘大夫改成一次 6 粒，在 14 天不变的情况下，总药量就会翻一倍，这样能满足部分患者的要求（PO1001）。

当下，多数医疗机构的诊疗都依靠电子信息管理系统，这使医生在第一时间就可以确知每一个病人的医疗保障类型。这为他们根据不同的医保类型进行诊断与治疗提供了一个基本的"自变量"。也就是说，医生常常根据病人的医疗保险类型来进行不同的诊断与治疗。主要的区别似乎是公费医疗和医疗保险的病人更容易受到过度医疗的对待。那换句话说，面对自费病人，医生的自主性可能恰恰最小，因为他们来自病人的影响最大。而公费医疗和医疗保险的病人，因为保险计划作为第三方购买者并不能有效地制约医生的诱导需求与过度医疗行为，所以这些计划反而使医生的"诱导"会获得更丰厚的"回报"。

总之，现有的各种医疗保障类型并不能对医生的诱导需求和过度医疗行为进行有效的遏制。讽刺的是，反而恰恰是自费病人更有可能对医生的这些违反医学伦理的行为产生某些制约。但这种作用亦非常有限，因为这些病人都是以原子化的个体在制约背后有一套知识体系和制度设置的医生。于是，公立医院和医生对患者的支配就建立并维系了下来。

二 医生职业对药企的支配

2010 年，笔者第一次进入济世医院骨科做参与观察时，就发现诊室外每天都会出现一些熟悉的面孔。这些人通常都很年轻，背着一个双肩书包。他们常常趁着刘大夫门诊的间歇进入诊室，问候医生，送上一瓶饮料。如果刘大夫中午要值班门诊，那他们又会送上盒饭和水果。笔者还看到他们之中的有些人邀请刘大夫去参加有关药品和器械的宣讲会或学术研讨会议，或者到京郊滑雪等。他们当然不是来看病，也当然不仅仅要跟大夫混个脸熟。这只是他们的第一步，他们的最终目的是来向医生推销药品和器械，进而通过医生向病人开出这种药的处方或者在治疗中应用这些器械和耗材（PO1001）。"药放到医院只是一个仓库的转移，那不是目的，商品变成货币了，一定要卖到患者手里，才算是营销成功。"（包胜勇，2008）这些人就是"医药代表"，而他们的通用手段则是"回扣"（包胜勇，2008；朱恒鹏，2007，2011）。这种现象绝不仅仅发生在三甲医院

（PO1001；PO1003－05a），而且也发生在二甲医院（PO1003－05b），甚至也发生在社区卫生服务站（PO1005－06）。

回扣的无处不在大概已经说明了医生面对医药企业和医药代表时的强势地位。如果医生手中没有什么垄断的权力，那些医药代表就根本不用这种贿赂的方式来接近医生。2008年的《关于办理商业贿赂刑事案件适用法律若干问题的意见》规定："医疗机构中的医务人员，利用开处方的职务便利，以各种名义非法收受药品、医疗器械、医用卫生材料等医药产品销售方财物，为医药产品销售方谋取利益，数额较大的，依照刑法第一百六十三条的规定，以非国家工作人员受贿罪定罪处罚。"（最高人民法院、最高人民检察院，2008）

尽管该意见并没有规定具体的数额标准，即达到多少数额之后才算是受贿，但这是第一次国家明确将医生的回扣作为刑事犯罪来处理。事实上，在此条意见出台之前，卫生部（1993，1995，2004a，2004b，2007）不断下发有关通知，要求卫生行业积极反对收受回扣、红包等"不正当"所得。这说明，虽然回扣至少在1993年已经存在了（朱恒鹏，2007），但此前更多是以"纠正行业不正之风"的名义来规范医生的行为，监管主体是卫生行政部门和医院的纪律检查部门（卫生部，2004a，2004b）。这似乎显示了国家对医生的这种灰色收入采取了一种"睁一只眼闭一只眼"（即默认）的态度（Cheris & Yao，2012）。

那么为何医生对药企有这种优势地位呢？这是因为这个职业群体所依附的公立医院在医疗服务市场中仍牢牢占据统治地位。因此，公立医院实际上成了目前中国最大的药品销售商，而公立医院里面的医生则是具体的卖药者。两个数据说明了这一点。2004年，医保目录改版后，政府实行价格管制的药品约为2400余种，占全部药品种类的20%，但其销售额却占全部药品销售额的80%（王锦霞，2004；朱恒鹏，2007）。另一个数据是按朱恒鹏（2011）的推算，处方药销售占国内整个药品销售额的75%左右。与非处方药极为不同的是，患者必须在医生的指导下，即凭医生的处方才知道购买什么药品、才能购买什么药品。这是国家和社会赋予医生的权力（Freidson，1970a；Larson，1979）。

既然处方药是被销售药品的主体，而如前所述，大部分的医生都在公立医院工作、大部分的医保定点医院都是公立医院、大部分的医疗服务均由公立医院提供，那么，中国的药品市场的销售终端实际上就掌握在公立医院手中（朱恒鹏，2007，2011）。部分公立医院甚至还设置了一些"障碍"以维持其药品销售的垄断地位。比如在悬壶医院，患者就诊时都有一张就诊卡。其实目前每一个三甲医院都会有一张就诊卡，但悬壶医院不同：其就诊卡中不但有病人个人的信息，而且有预存金额的功能。医生在开处方（还有要做检查等）时，就诊卡中必须预存能购买这个处方的所有药品的足够金额。否则医生无法开出处方（PO1003 - 05a），一次完整的诊疗也就无法完成。于是，对于药品生产和销售商来讲，他们失去了与公立医院进行讨价还价的能力。

在这种现状中，原来的"以药养医"政策恰恰赋予了公立医院抬高价格销售药品的合法性。如前文所述，允许医疗机构"以药养医"是政府不得不有的政策选择。这是因为为了向民众提供广覆盖、近乎免费的医疗服务，新中国成立后不久就开始严格控制医疗服务的价格。但这导致了医疗服务机构的亏损，由此加重了政府的财政压力（李玲，2010；Eggleston，2008）。

不过在很长一段时间里，以药养医并没有导致如当下过度医疗一样的问题，因为在改革前，药品的生产和流通都是高度的计划经济管理模式。多数的药品生产者都是公有制企业单位，它们必须严格按照国家每年下达的计划和任务进行生产。换句话说，生产企业不过是国家的一个生产机器，是中央计划的一个个执行者而已（周学荣，2008）。而药品在整个计划经济时代都属于国家特殊管理的物资，国家专门建立了"由国企垄断、以条为主、统购包销"的三级医药批发体制。这三级分别为大行政区、省级与市县级。而各级医院、诊所和其他医疗机构通过这些批发站的计划调节来分配和购买药品，最后再由医院药房销售到患者手中。整个流通过程中，药品的规格、数量和价格均由国家计划决定（朱恒鹏，2007；包胜勇，2008；周学荣，2008）。

作为"以药养医"政策的一个重要组成部分，当时政府划定了一个非常严格的差价率。政府规定，药品的出厂价为其成本加5%的利润，批发价是在出厂价的基础上加价5%，而医院的零售价则是在批发价的基础上（最高）再加价15%（周学荣，2008；包胜勇，2008）。在药品的销售终端——公立医院15%的药品差价率规定到现在仍未改变。但与现在不同的是，因为当时药厂都是全民所有制或集体所有制企业单位，所有的环节都由政府计划控制，而作为事业单位的公立医院的财务也受到政府的严格监管，加之当时的医生并没有强烈的趋利倾向，因而能够真正实现这一差价率（李玲，2010；朱恒鹏，2007）。

但以药养医和差价率（收益率）在改革之后都难以为继。这些政府管制，如朱恒鹏（2011）所指出的，恰恰因为"管制的内生性"而产生了越来越重的负面效果：药价名义上由政府管制，实际上却有着高昂的流通成本；因而，收益率名义上说不能超过15%，但实际上却远远超过这一限度。

尽管改革以后，药品生产和流通中的市场化成分增加，但目前药品定价的主要方式还是政府的直接价格控制：《国家基本医疗保险药品目录》中的药品，以及该目录以外的少数生产经营具有垄断性和特殊性的药品实行政府指导价或政府定价。具体的做法是政府规定最高零售价（朱恒鹏，2007）。然而事实上，因为公立医院的终端销售垄断地位，医疗机构的进药价格低于报给政府的价格，这样方能做到政府所规定的最高收益率为15%的规定（"明扣"）。此外，还有药企对医疗机构的销售返还（"暗扣"）。所以，药品价格的构成大概如下式所示（朱恒鹏，2007）：

药品零售价格 = 研发成本 + 生产成本 + 销售费用 + 药企利润 + 批发商按比率加价 + 医生及其他相关人员回扣 + 医疗机构回扣 + 医疗机构进销加价

以单独定价新药为例，据朱恒鹏（2007）推算，医院销售此类药物的利润率（包括回扣）为20%—50%，医生等相关人员的回扣为在10%—30%，这两部分就占了药品零售价格的30%—70%。他认为，在药厂的销售收入中，销售费用比例最高，占到30%—70%，研发成本为3%—5%，生产成本为10%—30%，企业毛利为10%—20%。

因此，医院销售药品的收益率实际上远远高于政府所规定的最高15%的限额，而且医生与其他相关人员，包括医院药剂科主任、主管副院长、药剂师、医院药品库管员、科室主任、划价处相关人员、药房出纳、医院财务负责人、（在国家推行药品招标采购制度后）招标办主任、卫生局局长、药事委员会的相关委员等，都要收取相应的回扣或"好处"（朱恒鹏，2007；IN100416）。这样的制度设置显然提高了医生诱导病人和过度医疗的积极性，而院方和卫生主管部门也都是和医生绑在一条船上的受益方。因而，他们不会有动力去积极打击这种行为。无怪乎包胜勇（2008）说"回扣是药厂的法宝"。

最后，笔者认为用晓翔的评论结束这一部分的分析非常恰当。尽管他只有30岁，但他在一个医生的家庭和医院单位的家属院里长大，从小就耳濡目染这些事情（IN100715）：

　　（医患关系变紧张是）从医药回扣开始，八十年代。（医患关系）
比较好的也就是六七十年代。……那时候人都比较朴质。（对经济利
益的追求）是改革开放以后带进来的。……从回扣开始，大夫猛然发
现一块金子放在自己面前。就像我父亲一样，都是那样的。趋利性每
个人都存在，要看每个人克制得怎么样。大夫不能比行政领导，行政
领导能贪污的地方太多了。大夫最大的趋利行为就是医药回扣这一
块。其他基本就很少了。以前处方权是没有多大利润可言的。但是后
来他发现处方权有利润以后，他就敢冒险。利益越大，他就越敢冒
险。以前大夫的日子和一般工人差不多，可能那时候工人比一般大夫
还好。这是我直观的印象。因为我从小在医院生活就知道。工资、奖
金都不高，刚好就是维持生活。但是到改革开放以后，大家开始挣经
济收入的时候，医生的春天也就来了。因为随着药品回扣一出现，就
开始出现那种利润。

　　如果要用一个词概括晓翔所讲的故事，笔者认为"处方权的商品化"
是比较贴切的。改革之后，越来越多社会上的其他行业的从业者都从市场
获利，而医生作为国家工作人员，其工资依然受到严格控制，该职业群体
仍然不能获得恰当的收入，则医生发现药品回扣这块"金子"是迟早的事
（IN100416；IN100610；IN100407；IN100318）。药企和医药代表对医生有
所求，因为医生有行医合法资格，因而也就具有了垄断性的处方权。而且
在我国，因为依附于主导医疗服务市场的公立医院，医生还获得了"科层
制权力"（Field，1988，1991，1993）。这种权力更加强化了医生职业对
处方权的垄断地位。因此，一方面，医生有着国家与社会所认可的职业权
力，其有垄断的处方权；另一方面，他们又是稀缺的医疗资源的看门人。
两种权力集于一身，使得他们获得了上游厂商与下游患者的双向支配地
位。他们游走在行政控制与市场交换之间，能够非常便捷地将这种处方权
和行医权转化为经济利益，满足公立医院的自负盈亏需要，同时亦弥补了
他们因为国家雇员身份而导致的畸低的合法收入。可以说，这是一种基于
市场分配机制而获得的收入，医生以自身所拥有的职业垄断权力交换经济
利益。有意思的是，这种交换必须以其依附于公立医院为前提。换句话
说，造成他们正式收入畸低，与使得他们能够获得非正式收入正是同一个
原因。

第五节　临床自主性与医疗机构的级别

在追逐经济利益的过程中，我们看到医生滥用其临床自主性。在其执业活动中，他们对专业知识的应用与临床自主性的发挥一直受到了关于经济利益考量的干扰。但鉴于上一章所示的不同层级医疗机构之间有关医疗设备、人员配置、财政制度、供需状况等的巨大差别，不同层级机构中的医生的临床自主性也会存在差异。

笔者所观察的岐黄社区卫生服务站是属于收支两条线的初级卫生机构。所谓收支两条线，简单来讲，就是机构挣的钱交给财政，同时由财政来发放工资。"但是财政并不按你交的钱发，而是有个固定的数。比如你这个医院，人均就是三万元钱，我已经给你拨下去了。至于你今年收入 5 千万、收入 10 个亿，跟这没关系。因为这个就限定了它的激励机制了。"（IN100606）所以，社区机构执行的是财政全额包干制度（PO1005 - 06；IN100606；IN100610）。在这样的收入分配制度下，医生的收入与其通过提供医疗服务所创造的经济收益脱钩。这意味着，市场分配机制在这些基层医疗机构当中基本是失效的。比如，笔者注意到岐黄社区卫生服务站的每一个医生和护士并非每天都到站里上班。理论上来讲，全站 4 位医生每天都应该出现在站里，但实际上每天只有两位医生当值。最基本的原因，是因为每天到服务站求医问药的居民并不多，两个医生已经足够应付这些病人。尽管社区卫生服务站的管理部门也会时不时地检查站里这种私自的"偷懒"行为，但实际上很多站都"再分配"它们的富余劳动力（PO1005 - 06）。如此说来，相较于大医院的医生，社区机构医生滥用临床自主性以攫取经济收益的机会较少。

但实际上，双轨分配体系依然会出现在基层机构中。2010 年 6 月 9 日，笔者收到了来自岐黄社区卫生服务站的唐大夫的短信。短信上说："今天我很郁闷呢。原来我以为社区这块儿还比较好，不存在给病人多开药的事情。这两天发现了一些事情，药房的药莫名其妙多了很多。才醒悟过来，侯大夫最近在疯狂地进药，给病人推销药。她以前是当站长的，可以推想，社区站也不是一方净土啊。"（PO1005 - 06）

唐大夫第二天跟笔者解释说，她发现社区站内的药房的药有点堆不下了，本来里面就没几个药柜，现在很多药只能放在柜子顶上。好几种药都进了很大的量。她一开始以为是几个护士进药进重复了。目前，社区站大部分药品都是"零差价",进药也由社区卫生服务管理中心统一负责,社区站只管上报需要的药品便可。进药的工作一直是由几个护士负责的,但审药工作则由站长完成,据说这是为了防止护士舞弊。但是唐大夫经过细心观察之后发现这并不是护士的问题。站里的侯大夫最近一段时间在门诊时积极向居民推销某些药品,说这些药有多好多好,正好治他们的疾病等。唐大夫回过头去查进药记录,果然发现有人拿着站长的密匙修改了进药的数量。比如前两天来了一个腮腺炎的病人,是唐大夫接诊的。当时看着已经比较严重了。侯大夫正好在对面,她让病人过去让她看看,看了之后就给病人开了 3 盒阿莫西林、4 盒金莲花。侯大夫说,先吃一天试试,如果没有作用,就去医院看吧。唐大夫说,按照临床专业知识,这个病人的腮腺炎当时应该去大医院直接输液治疗,吃药疗效太慢。她觉得,侯大夫这么做很过分,因为社区一级的医患关系还是比较好的,居民对医生还是比较信任的。侯大夫等于是在利用这种信任关系,损害居民的权益,攫取自己的不正当经济利益(PO1005 - 06)。这个案例说明,虽然侯大夫很少在由政府控制的收支两条线的分配体制下获得奖金,但她依然可以凭借其专业权威和对处方权的合法垄断而在市场交换体系中通过开药获得来自医药厂商的回扣。

不过,社区卫生服务机构的医生并没有如大医院医生所拥有的双向支配地位。这有两个基本原因。其一,社区医生本身并不拥有如三甲医院医生的职业权威,病患对他们的医术存在疑问(PO1005 - 06;IN100606;IN100610;IN100526)。其二,他们通常不会受到医药代表的重视,因为他们接待的病患数量非常有限,而且他们的处方权也受到了严格限制。如岐黄社区卫生服务站站长钟大夫所说,政府推行的针对社区站的《基本药物目录》"令人哭笑不得",因为"太基本了,基本到有很多药根本很少用到"(PO1005 - 06;IN100630)。所以,很多药品根本不会出现在社区机构中。而反过来理解,三甲医院便在药品方面占据了巨大的优势,这也是为什么很多病患要舍近求远到大医院开药(而非诊疗)的原因。

因此,社区医生并没有很强的逐利动机。即使他们有这样的动机(如岐黄社区卫生服务站的侯大夫),他们也不能如他们在三甲医院的同行那样便捷地将自身的处方权转化为经济利益。但是,我们不应该就此简单推论基层医疗机构的医生能够有效应用专业知识,从而充分发挥其临床自主性。事实上,他们的临床自主性可能遭到了侵蚀。换句话说,他们的知识应用受到了影响甚至阻碍。这种阻碍,首先来自很多基层医生本身的专业知识储备不足(参加第三章第四节的分析);其次来自社区机构简陋的医疗设施配备。受限于基础诊疗设备的缺乏，社区医生通常难以在临床工作上遭遇到各种制约。这种情形极类似于前捷克斯洛伐克的初级保健医生，支撑他们的医疗资源不足，导致其在临床工作中对疾病的判断与处置大大受限（Hoffman，1997）。而三甲医院的医生所面临的关于生存的组织压力，在初级卫生机构中并不存在。此外，为了自我保护以免予医疗风险和医患纠纷，社区医生常常将患者"推出"站外，请他们到医院就诊。关于这一点，笔者会在下一章详细讨论。

相比之下，二、三级医院的医生具有更为良好的医学训练与医疗设施，而三甲医院在这方面无疑是最强的。但是，不同于社区一级的医疗机构，二、三级医院目前都面临着自负盈亏的巨大压力，因而这些机构中的医生就有较强的动机，试图通过提供医疗服务、诱导需求、过度医疗等来获取经济利益。于是，他们滥用了临床自主性。但由于二级医院一方面面临着生存压力，另一方面其在医疗设施和医疗技能方面也无法与三甲医院相比，而三甲医院则凭借其各方面的优势而占有双向支配地位，因此可以认为，三甲医院医生滥用临床自主性的程度最为严重。

第六节　结论

本章笔者讨论了关于经济利益的考量对医生临床自主性的影响。当大多数医生还是以公立医院雇员的角色出现时，他们便要被动受制于公立医院的一系列不合理的制度安排。面对自负盈亏与放权让利的国家政策，公立医院不得不将经济指标层层分解到每一个科室和每一个医生的头上。这驱使医生在执业过程中必须要讲求服务效率与经济效益。而另一方面，从其个人利益出发，医生也不得不将经济收益纳入其临床工作的考虑当中。这是因为迄今为止，国家仍然对体制内就业人员的收入与医疗服务价格有严格的控制，能够体现医生的劳动力价值的医疗服务价格低得令人难以置信，使得医疗服务的价格并不能有效反映医生的劳动力价值。这造成医生的正式收入畸低，即使加上绩效工资后依然如此。于是，笔者的田野调查发现，医生主要通过向更多病人提供更多的医疗服务来获得经济利益。具体来讲，他们从大量的耗材、检查与药品当中攫取经济收益。

因此，医生依附于公立医院的处境造成了他们不得不服从于国家对他们的工作条款的规定，他们唯有通过提供更多的服务才能养活医院与自己。然而，也正是基于同样的原因，我们也看到他们能够较为轻易地将自身对行医权力的垄断转化为经济利益。这可以从两个角度去理解。其一，公立医院执行的是一套双轨分配制度，既有国家再分配的机制——这主要指基本工资与绩效工资，也有市场分配的机制，这种机制正反映在他们以处方权来换取回扣的行为上。其二，医生占据着一种双向支配的地位，他们同时拥有对上游厂商与下游患者的支配，从而在实现处方权向经济利益的转化过程中"游刃有余"。

双轨分配与双向支配都与公立医院息息相关。前者与公立医院的性质及内部治理结构有关，正是公立医院的自负盈亏与放权让利政策才使双轨分配机制同时出现在一种组织当中。在这种组织中，一方面，国家严格控制着医生的劳动力价格与医疗服务的价格，但另一方面，因为公立医院嵌入在一个社会主义市场经济当中，其在整个经济中不得不以市场行为原则与其他行动者打交道。如此，医生也就有了将自身的垄断权力转换为经济利益的机会。尽管医生由此违反了自身的职业伦理并成为一种常态，但国家似乎采取了一种默认态度。当然，这也令医生职业付出了沉重的代价，笔者在下一章会详述。

而双向支配则与公立医院在医疗服务市场当中的地位密切相关。公立医院尤其是三甲医院在无序的医疗服务市场中的主导地位，为身处其中的医生诱导病人接受大量的甚至是不必要的医疗服务提供了极为便利的条件。公立医院的垄断地位造成了两个方面的后果：其一，医生对患者能够保有优势地位，尤其是当医生面对一个原子化的患者群体时。城市地区目前存在的是一个各种医疗保障并存的局面，分割的医疗保障计划使缺乏一个有力的第三方来制衡强大的供方。种种原因和条件，拉大了城市医疗服务中医生与患者之间的权力不平等：一方是强有力的医疗执业者，面对患者，他们有着非常大的自由，现有的种种制度安排并不能有效地规制他们的诱导需求行为；另一方则是弱势的患者，因为没有一个强有力的第三方，患者便是原子化的个体，面对医生，他们不能辨别医生是否提供了适当的服务。因此，患者及其家属的对策与抗争也是原子化与碎片化的（这是下一章笔者要讨论的）。其二，因为公立医院的垄断地位，公立医院事实上成为药品的销售终端，因此医药厂商必须要讨好公立医院及其医生。

在医生不断违反自身的职业伦理、攫取经济利益的过程当中，他们的临床自主性不可避免地受到了巨大的侵蚀。他们要时刻考虑经济利益，因此在做出临床决策时并不是单纯地从医学的角度出发。当然，在不同级别的医疗机构中，临床自主性受到的影响程度亦有所不同。在社区一级，临床自主性的侵蚀主要来源于简陋的医疗设施；在二级医院与三级医院，医生则受到关于经济利益的考量的影响而滥用临床自主性，当然，三甲医院的医生滥用临床自主性的程度会更加严重。

　　城市医生在执业过程中不断追逐经济利益的行为，不但使其临床自主性无法有效发挥，而且使他们与"客户"的关系——医患关系——受到了极为负面的影响，而这又反过来对医生临床自主性的发挥产生了非常大的阻碍作用。在接下来的一章，笔者会详细分析改革后医患关系的恶化对医生的执业行为与临床自主性的影响。

第五章　自我保护的逻辑与临床自主性

在前一章，笔者已经分析了医生追逐经济利益的动机与行为对其临床自主性的影响。尽管医生仍保有国家公务人员的身份，但由于公立医院的自负盈亏政策以及政府对医务人员的劳动力价格与医疗服务价格的严格管制，医生不得不将关于经济利益的考量融入其执业活动中。他们通过向病人提供更多的，有些甚至是不必要的医疗服务来获得经济利益。讽刺的是，也正是由于同一个原因——医生依附于公立医院以及保留国家雇员的身份，他们占据着对上游医药厂商与下游患者的优势位置，从而获得了一种"双向支配"的地位，更为便利地将自身对行医权的合法控制转换为经济利益，从而弥补了自身较低的合法收入。然而与此同时，整个医生职业却也为此付出了极为沉重的代价：他们的公共形象严重受损，患者对他们的信任不断减少，甚至他们的人身安全不断受到威胁。本书开篇漫画中的那一幕——患者就诊时面对医生产生的极为焦虑的心情——时刻在各个医疗机构中上演。

面对如此恶劣的医患关系与医疗环境，医生群体如何自处？他们如何来保护自己免予医患矛盾、医疗纠纷与来自患者的人身攻击？而这又给医生职业的临床自主性带来了怎样的影响？在本章，笔者要继续讨论城市医生群体的执业状况，重点是要讨论在医疗服务中的自我保护的逻辑和由此而导致的"防御性医疗"行为，是如何在公立医院的垄断和现有的医疗纠纷的法律设置等条件下，因为病人与医生之间的博弈而形成且不断强化。而种种防御性医疗行为及其背后医生试图自我保护的逻辑对其充分有效地利用专业知识进行诊疗，以及临床自主性的发挥都产生了不利的影响。

如前一章所述，医生们所表现出来的强烈的追逐经济利益的倾向，使大众对医生的信任跌至低谷。这是患者对医生医德的不信任。当人们认识到医生的趋利逻辑以及权利意识高涨的时候，医生的这些不当行为或至少看起来不当的行为导致了越来越多的医疗纠纷。于是，医生的自我保护逻辑也相应地越来越强化。他们发展出种种策略来应对这个险恶的医疗环境。与此同时，病人也开始各显神通，他们通过关系运作、"逛医师"、讨价还价等手段来减少医生的诱导医疗需求与防御性医疗行为。

最为不幸的是，当医疗纠纷发生时，一部分患者走上了"暴力维权"的道路。然而吊诡的是，这正是他们的"理性选择"。医疗纠纷在我国迄今为止缺乏有效的、制度化的解决途径。而且，在改革后失去单位依靠的、"原子化"的病人面对的是有"组织依靠"的医生的条件下，"暴力维权"也许是病人及其家属在面对医疗纠纷与医疗事故时，成本相对较小的诉求方式。于是，"医闹"事件此起彼伏。而这又反过来增加了医生与患者之间的不信任，更加强化了医生的自我保护倾向。最终，一个恶性循环由此形成，而医生的临床自主性却遭受了巨大的滥用。在这样的猜疑和冲突中，笔者发现由医疗体制本身的问题所产生的矛盾却大多由医生群体与个体来承担。于是，医生成了患者对国家的医疗卫生体制不满和怨愤的"缓冲器"与"替罪羊"。

当然，身处不同科室和不同级别医疗机构的医生，其所面对的"风险"有程度上的差别。此外，医生追逐经济利益的逻辑和自我保护的逻辑也可能发生矛盾与冲突，他们在执业过程中对两者须有所取舍。在这一过程中，两种逻辑对医生临床自主性的干扰就更为清晰地展现了出来。

第一节　医患关系的恶化

一　医疗卫生体制与医患关系

医患关系是指在医疗服务过程中，医生与患者形成的人际关系。在医生与患者互动并由此形成的关系中，医疗机构、其他医务工作者与患者的家属和亲朋好友都参与其中。而广义上来说，每个人都是潜在的患者，因此，医患关系是医疗服务的提供者与普罗大众之间的关系。这种关系，在笔者看来，其内核是信任，其外在表现则是病人的遵从和医生的服务取向等。如果医生能依照其职业伦理服务病患，患者能遵从医生，双方都信任对方，则医患关系的质量较好。但如果医患之间产生矛盾与冲突，比如医患纠纷和诉讼增多（Shorter，1993），或者"医闹"事件频发（徐昕、卢荣荣，2008），双方的互信不足，则可以认为医患关系紧张，其质量较差。

帕森斯是最早系统论述医患关系的社会学家（Parsons，1951），他认为，医患关系是以不对称性和相互性为特点的（亚当、赫尔兹里奇，

2005）。不对称性是指医生处于主动地位，因为只有掌握医学专业知识的医生才能帮助病人解决疾患问题。而相互性则是指两者的角色规范互为权利义务。在这种理想模型中，医患关系是和谐稳定的，患者是积极寻求医生帮助的被动行动者形象，而医生则是一副利他的专业人士形象，其行为是普世主义的（universalism）、专业性的（specificity）、情感中立的（affective neutrality）和集体的（collectivity）取向（Parsons，1951）。这些与其形象紧密相连的行为取向，亦是医生自我宣称的职业伦理，实际上就是社会对医生的角色期待，是医生的行为规范。换句话说，这种不对称性与相互性是以医生履行这些规范为前提的。与商人的利己不同，医生是利他的，他需要将病人利益放在首位。

由此可见，尽管医患之间存在近乎不可克服的信息不对称，但帕森斯和同时代的学者（包括著名的卫生经济学家 Kenneth Joseph Arrow）确信医生不会滥用权力以谋取利益（Potter & McKinlay，2005）。这一模型遭到了弗莱德森（Freidson，1970a）的批驳。他指出，医生职业并非在"真空"中执业，其行为受到工作条件（the terms of work）的影响，因此医患之间存在权力不对称，医生有滥用权力的可能性。其后对医生职业的分析更加确证了这一点（姚泽麟，2015a）。既然医生在执业过程中有违反其职业伦理的可能性，医患关系就并非普遍和谐。

那么，医患关系受到哪些因素的影响呢？研究表明，医护人员的个人特质、患者的家庭情况、医疗卫生体制等都会影响医患关系（Cook et al.，1999），而医疗卫生体制无疑是其中的关键因素之一，因为这是医生执业与医患互动发生的主要环境（Potter & McKinlay，2005）。庞大无形的体制主要通过影响医生的执业行为而塑造医患关系，这种影响通常包括医生服务目标的替换、行为逻辑的更改、服务质量的下降等。美国自 20 世纪 70 年代以来兴起管理型医疗（managed care）和健康维护组织（HMOs），政府对医疗服务的干预达到了前所未有的程度，这重新形塑了美国临床医生的执业行为。在这种医疗计划下，病人的就医自由度被削减，而医生则被要求通过提高服务效率、减少同行转诊等措施以节约医疗成本。这导致医生问诊病人的时间减少、医患之间的稳定性减弱（每次看诊的医生可能都不同），同时，医生的工作压力增大、其士气与工作满意度降低。这些变化都导致了美国医患关系的紧张（Emanuel & Dubler，1995；Scott et al.，1995；Mechanic，1996；Cook et al.，2004；Potter & McKinlay，2005）。

值得一提的是，保险公司和商业资本对美国医疗卫生体制与医生的执业行为的塑造力量不亚于政府的健康计划。研究指出，在市场力量的形塑下，医疗变成了一项生意，医生这种专业人士变成了企业家。在医疗成本不断增加的同时，医疗领域亦逐渐为资本所控制，从而日益表现出明显的逐利倾向。这无疑给患者带来了极大的经济负担。而保险公司则直接介入了医生的临床决策，就是否为患者提供以及如何提供医疗服务，保险公司拥有很大的权力。于是，医生只能扮演在经济利益与病人利益之间左右摇摆的为难角色，医患关系由此受损（Starr，1982；Relman，1994；Potter & McKinlay，2005）。尽管美国医患关系的这种变化缘于市场与资本的介入，但其导致的结果实际上与由政府对医疗领域的干预所带来的后果异曲同工：医生对经济效率和效益的考量日趋加剧，而这显然导致了医患关系的紧张与医患信任的损害。

　　由此可见，医疗体制——具体包括医疗服务如何筹资与递送——会深刻地影响医患关系。笔者在前几章已经分析了现行医疗体制的弊病以及由此导致的对医生执业行为的影响。既然医生的服务行为已经被深深改变，那么这对医患关系产生了怎样的影响呢？

二　改革开放以来医疗责任的私人化与医患关系的恶化

　　首先应当指出的是，医患关系的恶化是与患者需求的提高及就医行为的增加直接相关。民众对于疾病的认知与对医疗的期望随着经济状况的改善而有了较大的变化。在传统社会中，民众通常只就"最紧急"（the most alarming）的症状求助于医生（Shorter，1993）。除此之外，他们经常自我诊断和治疗，以及寻求常规医学以外的医学知识和从业者的帮助（玛格纳，2009；Shorter，1993；Starr，1982）。随着经济的发展、生活水平的提高、医学知识和技术的进步，病患试图寻求医生帮助的症状越来越多（Shorter，1993）。以前不被认为是疾病的一些症状，逐渐地被认为是疾病，是需要医学知识和医生介入的。于是，从传统到现代，病人对疾病的敏感性（sensitivity）显著增强。如图 5－1 所示，在现代医学产生并确立其绝对权威地位之前，民众认为需要医学干预的症状只占了症状金字塔的极小部分。但随着时间的推移，金字塔顶端部分越来越往下移动，表明人们对症状的敏感度越来越强，这意味着在病人看来，越来越多的症状需要现代医学的介入。换句话说，病人对医疗的需求是不断增加的。可以说，中国的民众对医疗服务的需求正在经历这样一个变化过程。

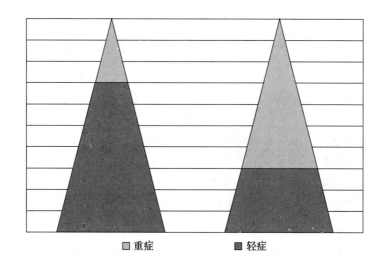

图5-1　症状金字塔：从传统到现代

资料来源：Shorter，1993。

　　但除了这种临床医学与患者感知的变化外，同样重要的变化来自体制变迁给患者带来的影响。笔者将20世纪70年代末经济改革以来的医疗体制的变化带给患者群体的影响概括为"医疗责任的私人化"。需要特别指出的是，责任私人化并不单单发生在医疗领域，而是改革开放以来出现在各个生活领域的普遍趋势。如阎云翔（2016）所指出的，"国家所推动的主要体制变革是给个体、国有企业和地方政府松绑，这样可以从底层激发工作热情、创造力和效率"。这种责任私人化的趋势，广泛出现在包括教育（如卢乃桂、董辉，2009；金一虹、杨笛，2015）、住房（如钟晓慧，2015）、养老（如Ikels，1993）、儿童抚育（如肖索未，2014；马春华，2015）、残疾人照护（如马志莹，2014）等领域中。这是由国家从原有的社会福利与公共服务领域逐渐撤出，与此同时，市场力量逐渐发育，开始提供公共服务与福利产品所导致的后果（徐月宾、张秀兰，2005）。

　　就医疗领域来讲，当一个人得病，进而产生医疗需要时，他可能寻求各方面人士的帮助。我们大概可以想见，每个人此时主要会有两个方面的需要或忧虑：第一，我得的是什么病？严重吗？会危及生命吗？我该求助于谁？这种求助的社会网络可能会非常宽泛，从家人到亲朋好友，从正统的医疗体系到补充与替代医学系统（complementary & alternative medicine），都可能成为求助的对象。第二，就医费用贵不贵？由谁支付？自己需支付多少？第三方能支付多少？这两个方面的需要与担心，正好对应医疗体系最为重要的两个组成部分：医疗服务递送的组织模式与医疗服务的筹资模式。从病患个体来说，如帕森斯经典的"病人角色"理论所指出的，这两个方面反映了面对疾病时患者应当有寻求医生帮助使自己康复，并使自己尽快恢复正常社会角色的责任与义务。

　　而在改革开放前的单位体制下，职工在医疗方面的这两个方面担心基本是不存在的。根据第三章的描述，首先，单位制解决了医疗服务的筹资问题。基于劳动保险医疗制度与公费医疗制度这两种强制性的雇主责任制度，单位成员无须缴纳参保费用，在就医时却可享受医疗保险。除了挂号费和出诊费外，患者基本不用承担医疗费用，就医产生的诊疗费、住院费、手术费和普通药费均由单位支付。因此，当时的职工基本上不用发愁看病花费的问题。其次，单位制也提供了一个恰当的"入口"，帮助职工解决了求助于谁和该如何求助的问题。而相较之下，现代医疗领域存在严重的信息不对称问题，患者并不清楚自身的疾患应如何获得医疗系统的帮助、获得何种帮助。具体来说，当单位职工感受到身体病痛时，他并不能准确判别自身基本的疾病状况，需要医学专业人士作为"代理人"来做出诊断与处置。当时单位内部的医务室、单位医院实际上就构成了一个恰当的"入口"，其中的医生充当了"代理人"的角色。基于科层制的转诊制度，病患首先由这些医生接待；倘若无法应对，医生会将病患转至上级医院。如此，单位就同时回应了职工该往何处去与该由谁掏钱这两个就医的关键问题。

　　20世纪70年代末，经济改革启动，效率逻辑开始充斥于经济社会的各个层面。这给单位制与医疗领域带来了显著变化。一方面，单位尤其是企业单位被要求专注于生产效益与经济效益，开始剥离大量社会职能，甩掉原先因担负这些职能而带来的沉重包袱。因此，无论是医务室，还是近乎免费的医疗保障，单位都无心亦无力维持，大量企业单位的兼并、转制、破产，更加重了这一问题。另一方面，由于自负盈亏等政策措施，医疗服务递送主体的行为模式亦发生了根本性变化。公立机构及其医生不得不以服务效率与经济效益优先，病人的利益被置于次要地位。公立医院间也日益表现出竞争态势，吸引更多病人成为生存的关键，由此导致政策设计的相互间分工合作的关系根本无法实现，带有浓厚科层制色彩的分级转诊蜕变为病人自由而无序的就医结构。

　　于是，普通老百姓关于疾病与医疗的担心在改革后重新浮现，求医问药的责任逐步转嫁至每一个个体及家庭。医疗服务筹资责任转移，城市当中完全自费的病人逐渐增多，至21世纪初，这一人群的比例一度超过

40%（顾昕、高梦滔、姚洋，2006）。这给普通人看病带来了非常大的困扰，从而造成了"看病贵"的问题。2009 年新医改之后，医疗保障迅速推进，"看病贵"问题有所缓解。但由于医疗服务递送体系改革滞后，医疗费用以及居民的医疗支出负担仍在上升。

具体来看，改革开放后，在民众对医疗服务的需要快速增长的同时，城市地区的医疗保障体制却进入了崩溃期。如图 3 - 1 所示，20 世纪 90 年代初以来，城市当中自付医疗费用的人群比例迅猛上升。1993—2008 年，城市居民的医疗保障经历了一个从瓦解到重建的过程。1993 年医疗费用完全自付的人群比例达到 28.1%。此后，这一人群的比例还在增加，1998 年与 2003 年的调查都表明有近一半的人没有被任何医疗保障计划覆盖。而雪上加霜的是，在越来越多的人丧失医疗保障的同时，医疗成本却在迅速上升（Davis，1999）。一减一增导致的是个人的医疗费用负担越来越重。

大量丧失或没有医疗保障覆盖的居民面对日益上涨的医疗费用却只能自掏腰包。于是，他们当中的一部分人只能有病不治。由表 5 - 1 与表 5 - 2 可知，前三次调查显示城市居民两周内患病但未就诊的比例在逐次上升，从 1993 年的 42.4%，增长到 2003 年的 57.0%；在未就诊人群中，因为经济困难而未去寻求医生帮助的比例增长惊人，1993 年的调查显示，城市当中只有 4.3% 的人是出于经济困难而未就诊，但 1998 年猛增至 32.3%，2003 年升至 36.4%。与此同时，居民的医疗花费则在飞速上涨。1998 年较 1993 年居民的门诊与住院的次均费用分别增长了 1.43 倍和 1.51 倍（见表 5 - 3）。这些骇人的数字足以与两周患病未就诊的数据相呼应，说明当时因为医疗保障缺失与医疗费用昂贵而有病不治的人并非少数。在这些失去保障的居民看来，医生的职业目标已经替换，他们在经济利益与病人利益之间往往选择前者。既有研究已经指出，医生对于经济利益的强调与追求，是医患关系恶化的重要根源之一（Relman，1994）。因此，病人的愤恨情绪开始滋生，医患关系悄悄地发生了变化。

1998 年，《国务院关于建立城镇职工基本医疗保险制度的决定》发布，提出建立职工基本医疗保险制度，强调医疗保障是政府、雇主和雇员三方共同的责任。不过，城市职工的医疗保障覆盖工作进展缓慢。一直到 2003 年以后，这一工作才提速。2007 年，政府又颁布《国务院关于开展城镇居民基本医疗保险试点的指导意见》，将城市当中的非就业人口纳入医疗保障当中。如此一来，新的医疗保障体系开始发挥重要作用。我们从表 5 - 1、表 5 - 2 和表 5 - 3 可以看到，2008 年较 2003 年，两周患病未就诊的比例首次出现下降，两周患病因经济困难而未就诊的比例亦下降显著，医疗费用的增速也明显减缓。

表 5-1　　　　　两周患病未就诊的比例（1993—2008 年）　　　　单位:%

调查时间	城市合计	大城市	中城市	小城市
1993 年	42.4	45.1	46.2	34.1
1998 年	49.9	52.0	52.6	44.7
2003 年	57.0	57.7	63.8	48.9
2008 年	37.3	33.0	36.7	46.4

资料来源:卫生部统计信息中心，2009。

表 5-2　　　两周患病因经济困难未就诊的比例（1993—2008 年）　　　单位:%

调查时间	城市合计	大城市	中城市	小城市
1993 年	4.3	3.2	2.4	9.6
1998 年	32.3	36.0	36.7	23.5
2003 年	36.4	30.8	46.2	39.6
2008 年	15.5	11.6	11.4	23.8

资料来源:卫生部统计信息中心，1994。

表 5-3　　　居民次均门诊与住院医疗费用变化（1993—2008 年）　　　单位: 元

调查时间	城市合计		大城市		中城市		小城市	
	门诊	住院	门诊	住院	门诊	住院	门诊	住院
1993 年	49	1607	63	2164	50	1365	35	1326
1998 年	119	4037	160	5458	131	3646	56	2565
2003 年	219	6930	283	9872	261	6403	121	4677
2008 年	312	8958	389	10455	362	10052	180	5849

资料来源:卫生部统计信息中心，2009。

随着医疗保障制度覆盖工作的稳步推进（2011 年我国城乡覆盖已经达到95%，参见李玲、陈秋霖，2012），需要自付医疗费用的居民比例显著下降，被保居民需要自付的医疗费用负担也在下降。但患者的怨恨与不满并未减轻，医患关系并未好转。这是因为医疗服务递送的组织模式——公立医院的自负盈亏政策——自20 世纪70 年代末以来并没有根本变化。20 世纪90 年代末至2009 年，公立医疗机构虽然不再施行红火一时的承包制，但其与所属医生的趋利动机和行为逻辑并未就此发生明显改变，截至

2009 年，自负盈亏与放权让利一直是政府针对公立机构的核心制度设计，它们仍然需要通过医疗服务和药品销售来保证机构与医生的生产与发展。目前，政府平均每年对每家卫生部门综合医院的财政补助占医院总收入的比例仅维持在 6%—8%，90% 的收入来自医疗服务与药品销售（详见第三章）。这样的制度设计自然强化了医生的营利行为逻辑，使其职业目标被替换，导致其经常在经济利益与病人利益之间徘徊。而媒体日益增多的对医生这种行为的曝光，无疑加深了公众对这一职业群体已经严重违背其职业伦理的认识，从而使公众对医生的信任不断降低。

这就反映出了责任私人化的第二个方面：求医问药责任的转移。改革开放后，有关医疗服务递送体系与如何求医问药的问题对居民来说颇为棘手："入口"与"守门人"的缺失，导致患者"无所适从"（姚泽麟，2015b）。第一时间得不到恰当诊断与处置的他们，最理性的选择便是涌向大医院，这就导致了"看病难"问题。于是患者们只能各显神通：起早排队、交易黄牛，甚至运作关系……总之，就是要千方百计地获得进入大医院的"通行证"——挂号条。患者之间对稀缺医疗资源的竞争趋于白热化，而这正是医疗责任私人化的结果（下文详述）。

由此观之，改革开放以来，城市居民的医疗责任发生了明显的转移过程，从原来单位"包办"变为当下由个体与家庭来承接。这一方面导致居民无法获得及时、靠谱的诊疗，甚至使得部分民众在就医过程中容易"迷失方向""误打误撞"，最后甚至"误入歧途"，比如 2016 年发生的"魏则西"事件；另一方面亦导致民众的医疗费用负担日益加重。而且，这一过程亦带来了类似"脱嵌"（阎云翔，2016）的效果，即多数居民个体从原属单位中脱离出来，而成为"原子化"的个体来求医问药。最终，病人看起来被赋予了越来越大的自由就医的权利，但却需要加入对不断被稀释的、有限的、集中在大医院的优质医疗资源的争夺大战。（大）医院的医生越来越忙碌，医患互动的时间难以保证，而医患之间的稳定关系更无从谈起。以上种种因素都会使医患关系持续恶化。

第二节　患者对紧张的医患关系的应对

医患关系的恶化最基本地体现在患者对医生的不信任。信任是一种带有互惠性质的关系性概念。"信任某一个人是一种建立在期望他人在未来如何行为的自愿行动。"（Gilson，2003）更具体地，Hall 等提出从两个方面理解信任：其一是信任对象方面，指的是"信任某人、某物或某事"，其二是信任维度方面，指的是"信任的是关于某人、某物或某事的什么"。关于信任的对象，Hall 等又将其细分为四组范畴：有关个体—私人（individual-personal）的信任（如医生个人）、有关个体—机构（individual-institutional）的信任（如某个医疗机构）、有关制度—私人（system-personal）的信任（如医生群体）和有关制度—机构（system-institutional）的信任（如整个医疗机构体系或整个医疗卫生体制）（Hall et al.，2001）。

我们先来看一个案例。济世医院刘大夫曾跟笔者讲过他自己碰到的一个案例。有一个老太太经常到刘大夫那里看病取药，一来二去俩人也就很熟了。有一次老太太又来了，刘大夫给她开完方子，当时门诊室内没有其他人，两个人就闲聊了起来。突然老太太问刘大夫："现在没啥人了，你跟我说实话，你每开一张方子能拿多少钱？"刘大夫当时觉得很无语，因为即使这样的"老主顾"，还是不信任他，还是猜疑他从开出的药品中获取了"灰色收入"（IN090722）。

这个事例充分说明了当下病患对医生并不是一种信任的状态，即使是有着长期稳定的互动关系，患者心里都存有对医生的怀疑。他们可能对医生的医术有着充分的信任，但对医生的医德、对其是否遵循职业伦理却有着很大的疑问，因为病人担心医生的临床诊断与治疗和经济利益有着千丝万缕的联系。一个较为明显的证据是，2013 年，由《中国青年报》社会调查中心通过收集腾讯网所做的一项有关医患关系的调查结果显示，87.0% 的被访者认为现在的医患关系较差，医患矛盾激增的主要原因是"公立医院的公益性不足"和"媒体舆论"被认为是导致矛盾增加的主因。87.4% 的受访者则期待能够重建医患信任关系。此外，66.8% 的被调查者表示对医生做出的专业诊疗并不信任，而主要原因就是认为医生总想着从患者身上捞钱，其为患者开出的药品、检查、治疗方案等背后可能都有经济利益最大化的考虑（孙震、王梦莹，2013）。

但是，患者若想获得医疗服务就必须通过直接的医疗服务提供者，即医生个体。而其他几个范畴，无论是某个医院，还是整个医生群体或是整个公立医院体系，都没有如个体—私人范畴的信任对患者显得那么至关重要。换句话说，原子化的患者个体并不能改变其他三种范畴的信任，但是他必须做点什么来增加个体—私人范畴的信任（因为个体医生才是他真真切切能够接触到的），否则就医活动就无法进行下去。于是，我们看到了患者面对医师时所发展出的两种主要策略："逛医师"与关系运作，前者试图以多个医师的意见来互相验证这些医师是否可信，后者则试图在医患关系之外培养出私人化的熟人关系，以增加其中信任的成分。

一 "逛医师"

为了应对这种缺乏信任的医疗环境，病人充分发挥了他们的能动性，发展出了"逛医师"（Doctor Shopping）的策略。笔者在此借用张苙云（2003）在研究中国台湾民众就医行为对"逛医师"的定义：病人为了同一个病症或不舒服而求助多个医院和多个医生。

雷祥麟（1995）在有关民国时期医患关系转变的研究中，指出中医就诊的一个显著特点就是"试医"，即一个病家会找好几个医家看病，通过各种技巧考验出合格的医生，如此才将自己交付于医家处置。所以雷祥麟说，治病的过程同时也必然是择医的过程。当然，生物医学范式确立之前的西方医学在这方面也类似于中医，患者并不"忠于"一位医生。患者被要求耐心（患者的英文"Patient"就是耐心的意思）、只托付一位医生进行诊治的情况，是近代以来生物医学范式确立统治地位后才出现的（波特，2016）。因此，自现代西医进入中国并取得主导地位后，国人的传统就医方式便发生了翻天覆地的变化。在西医的诊疗模式中，医生被认为要负起责任，在医患关系中，医生拥有支配的权力，正如帕森斯的病人角色所示；而病家则被要求对医生有信仰、有耐心、要将自身完全托付给医生。在这种新的医病模式中，"新的责任、权力与信仰，三者相互支持，密不可分"（雷祥麟，1995）。这种医患关系的革命，不但拷问医生够不够资格，而且连病人也要被拷问够不够资格。

不过，这种论断恐怕是有点理想化了现实西医模式中的医患关系。即使果真如此，此间也须有一个重要条件，就是医患之间的相互高度信任，但这一点即便在当下的西方世界也存在危机（Shorter，1993）。事实上，"逛医师"的现象流行于许多西方社会（Kasteler et al.，1976）。而在当代中国，在没有一个科层化的转诊制度而病人又对自身的健康越来越关注的情况下，面对互相怀疑的医患关系，"逛医师"现象的出现是不可避免的。

大约2008年，晓舟到某三甲医院看妇科疾病。当时给她看诊的是一个主任医师，50岁左右。但晓舟回忆说，这个医生态度很差，"非常凶"。医生看完之后就叫她做一个手术。晓舟将信将疑，怀疑医生建议开刀可能是想从中捞钱，于是打电话向她的医生朋友咨询。她的医生朋友回复说，她这个问题不至于要开刀，建议她去协和医院看病。于是，她在协和医院挂到一个特需号，看诊的是一个老专家。他听了晓舟在前一家医院的经历后觉得很奇怪，说协和医院早在10年前就取消了针对这个疾病的开刀治疗。看完后，协和医院的这个医生说没有什么大问题，稍微治疗一下就可以了。晓舟说，当时她感觉到协和医院的这位大夫还不太高兴，那意思是说，这么小的毛病还要找他去看。事后她又打电话给她那位医生朋友，在其建议下，晓舟又去了一趟协和医院，这次她挂的是普通价格的专家号，给她看病的是一位较为年轻的大夫。那次看诊的处置结果与前一位老专家相同。晓舟这才放心，之后她就听从了协和医院医生的意见，做了一些保守治疗，而且之后并没有出现什么问题（IN101008）。

这个案例在笔者的被访者中极有代表性。笔者的多位被访者都讲述过他们或他们的病人"逛医师"的经历（IN100523；IN100108b；IN100316；IN100111；IN100313；IN100701；IN100706）。晓舟还非常庆幸自己有一位做医生的朋友，能够给她这些就医方面的指导。有意思的是，就连她的这位医生朋友给出的办法也是"医比三家"，即通过找不同的大夫看同一个病，病者和其亲朋依据简单的"少数服从多数"的原则去做有关诊疗方案的最终判断。当然，这些一般都发生在疾病比较严重，尤其是涉及手术治疗的情况下。

另一位被访者晓程，其时在北京某高校读本科。某次滑雪中她不慎损伤了膝盖，她被校医院转诊至济世医院骨科，看的是刘大夫的门诊。刘大夫判断她情况严重，于是就叫她做了核磁共振（作为大学生，晓程享受的是公费医疗，因此可以报销大部分费用）。几天后结果出来了，刘大夫诊断其为韧带撕裂，让她登记，等待床位准备做手术。但是晓程不太愿意做手术，其一，她觉得手术毕竟有风险；其二，她父母远在山西，来北京照顾她不方便；其三，手术不知道什么时候才能进行，如果在学期中，会对她的学业造成影响。

所以，不想手术的她开始了"逛医师"的历程，尽管此后的看诊费用并不能报销。她先是通过自己体育老师的关系到朝阳医院骨科看病。医生看了济世医院的核磁共振相片后，做出了跟刘大夫一样的判断，即需要手术。但因为排不到手术床位，她又继续看医生。之后，她又回到济世医院骨科挂了另一个医生的号。她回忆说，这个医生可能都没怎么听她的主诉，只瞟了几眼以往的检查结果，就说"没事""没什么大问题"，说着就要给晓程开药。她当时还问，"不用看一下伤处吗？"大夫说，"不用，检查结果不都有吗？！"这次开药花费了她800多元钱。

接下来，她找了济世医院骨科的第三位大夫看诊，因为她打听到这位大夫是这个领域的专家。但这位专家并没有像想象中那样进行仔细的询问、检查，而是很简单地看了看，然后就下判断说不用手术。他说韧带在逐渐生长复原。她还想多问几句，"但看到医生的脸就不想问了"。显然，这个医生的态度也不好。这个医生只给她开了一种药——七厘胶囊。晓程把前后两个方子一对比，觉得既然两个大夫都开了七厘胶囊，说明这药肯定有用。但有经验的她这一次就没有划价取药，她已经开始意识到她在来北京上学之前听到过的关于医生态度冷漠，以及通过多开药挣取回扣的传闻也许并非无中生有。

与此同时，她的一瘸一拐引起了学校宿舍管理员的注意。询问之后，管理员让她去积水潭医院或者北医三院看看，因为这两个医院的骨科很权威。于是她去了北医三院。去之前的晚上，她上网查询到北医三院骨科某个大夫擅长看韧带。但第二天她并没有挂到这个医生的号，于是她请挂号员推荐了另一个医生。谁知进去之后才发现，这是一个专攻腰椎的专家，对韧带没有什么研究。医生叫她走人，不过告诉她，"你这问题应该去看运动医学"。

北医三院的运动医学全国有名。这次她通过电话预约挂到了一个该科专家号。这是一位年长的医生，看他的病人不是很多。她说这是她迄今为止见过的态度最好的大夫了。那个医生让她躺下，然后开始检查。医生让她屈腿伸腿，并检查了好久。医生完全没有提韧带的事情，不过还是提出了两个问题。第一，是她受伤的这条腿因为长期不用力、不运动，开始导致肌肉萎缩，这并不利于将来的恢复。所以老大夫教了她一套动作，可以进行恢复性训练。第二，她的半月板移位，建议她在时间方便时进行手术。晓程问，如果不手术会有什么后果，医生答，可能导致以后活动时不适。于是晓程觉得问题不大，因为当时已经开学，学业正忙，就先不做手术了，干脆到暑假再说。她问韧带有没有问题，因为前两个大夫都跟她说是韧带撕裂。这位大夫答，问题不大，韧带会自己愈合。

当天晚上，她又登录"好大夫在线"网站，将自己的病症、病历等传给北医三院这个领域的一位著名专家。没想到这个医生很快就回复了她。大夫说不手术问题也不大，会慢慢愈合，但不确定需要多长时间（PO1001；IN100316）。

到笔者2010年完成主体的田野调查而离开北京时，晓程还没有做手术。她在求医问药过程中一共看了6个医生，不但医生之间的治疗方案截然不同，甚至他们的诊断结果也存在较大差异。这意味着当一个病人想通过"医比三家"，进而通过"少数服从多数"的原则来为自己的病症决定诊疗方案时，其结果有可能是更多的迷惘和无所适从。这种医生之间对病情的判断不一的情况有医学本身的性质问题，正如一位医学生晓雪所说，

"医学其实是个排除科学"。换句话说，大夫只能凭知识和经验判断这个症状更像哪个病，然后提供相应的治疗方案，如果治好了，那就说明诊断正确；如果不管用，那就排除这一个诊断（IN100308）。刘大夫在他的门诊中也强调了这一点（PO1001）。

但这只是问题的一个方面，而且并非主要方面。当我们深入挖掘时，就会发现这种现象的发生实际上反映出患者对医生的不信任。如晓程在访谈最后说道，"医比三家"的原因，说到底是对大夫的不信任。虽然她刚上大学，但是她先前就已经听闻过一些关于医生的负面消息，于是也早就在心中形成了大夫的负面印象。而且，她就诊的大部分大夫也恰好印证了之前她对大夫形象的认识，所以就更加确证了她先前建立起来的对大夫的坏印象。有意思的是，她在"逛医师"的过程中还受到了外行（宿舍管理员）的帮助，显示了 Freidson（1960）所说的"外行转诊系统"的存在。此外，她还应用了网络来缩小她与医生之间的知识鸿沟（IN100316）。我们发现，"百度医生"甚至常常成为国人看诊的第一步。著名小说家六六也曾在网络表述过类似经历，她百度了自己的症状后一度怀疑自己得了绝症。但与 2016 年魏则西的悲剧结局不同，拥有一定社会资源的六六最后得到了上海中山医院大夫的确诊，排除了癌症，此间中山医院的医生充当了她的家庭医生，而魏则西则依靠百度找到了武警北京二院。普遍存在的"百度医生"现象则是当下国人面对"守门人"缺位所做出的无奈之举，其实质是以百度来替代本应由基层机构与家庭医生扮演的角色。而无论是外行转诊、"百度医生"还是"逛医师"，这些行为实际上都对医生的专业权威构成了一定的制约。

"逛医师"现象也得到了医生群体的确认。在某三甲医院实习的晓蓉就说，很多病人对医生不信任，于是他们会通过各种渠道自学，去跟医生讨论；或者去咨询其他医生，用其他医生的判断来反驳他的主治医生："病人会看好多家医院，因为他不相信。或者就跟那个货比三家一样，要把每一家都逛完了，你才发现这家是最好的，然后你去买东西。病人看病也是这样。有的时候可能是大夫沟通的问题，有的大夫沟通能力会更强一些，病人心里会这么觉得，哎，这家医院的大夫态度好，医术高。有的大夫在这方面会欠缺一些，而他的医术不见得会差，但是病人不太容易接受他，所以就会出现一些问题。我觉得这种病人特别多。在某某医院看完以后，这家医院说的话他都不信，然后又去别的医院再看。可能看了好几家医院，钱都花光了以后，然后发现这个病治不了了。"

甚至身为医生的她也会采取这种策略。"比如像我自己看病，我抽了血，出了化验单之后，我觉得这个结果我不能接受。我可能换一家医院，或者过两天再去复查一个。我觉得病人有这种心理，首先他不太接受自己的这个病。人很矛盾，就是你觉得自己不舒服的时候，你去查一堆东西，希望查出一个明确的病。当大夫告诉你没有病的时候你会这样说，我真的没有病吗？你可能看完这家医院后没有病，那就换家医院再去看。因为你身体不适始终是存在的，但是你得不到一个答案，你就会产生不信任感。你必须找到这种不舒服的原因在哪里。当你找不到原因的时候，你就拼命去看，直到你找到这个原因为止。……还有一个环境就是现在都宣传大夫就跟白眼狼一样，恨不得把病人所有东西都榨干了。所以，当你告诉病人你得了什么病，你要做什么手术，要花多少多少钱的时候，病人非常不信任你，就觉得你在利用他这个手术赚多少钱一样。但实际上我觉得不是这样的，大夫就是给你提供一个治疗的方案。"（IN100701）

周大夫（IN100111）的说法与晓蓉完全一致，"逛医师"根本上反映的是患者对医生的不信任。他说自己刚入行的时候碰到过一个患者一天挂了两个号，一个专家号，一个普通号，他当时很不解。后来他明白了，因为看病"就像到菜市场卖菜、到中关村买电子产品，也得货比三家，到处比较"。

所以，在医生看来，"逛医师"起因于患者及其家属的正常心理，但也起因于当下公共舆论。正是因为公共舆论，才导致了大众对医生的片面认知。而这种认知变成了一种"社会事实"，直接导致了患者对医生的不信任。从这个逻辑链上来看，病人的"逛医师"行为是一种目前条件下的理性选择。在2008—2009年进行的全国10城市4000名住院患者的问卷调查中，有54.0%的被调查者表示会到其他医院再看（杜治政等，2011）。而这又导致了病人的医疗费用增加，加剧了看病难问题，而且事实上进一步加剧了医患之间的矛盾和不信任。

二　关系运作

除了"逛医师"之外，为了应对这种相互的不信任，病人还采取了另一种富有中国特色的方法：关系运作。这种方法在医疗领域的应用至少在30年前就已经出现并流行。杨美惠（2009）指出："医生是人们培养关系的重要对象，因为除了提供医院的床位以外，与医生搞好关系会使得他得到的治疗完全不同。给有关系的人看病时，医生会认真听病人的讲述，给予很好的治疗。没关系的人，医生马马虎虎半心半意地就打发了。"

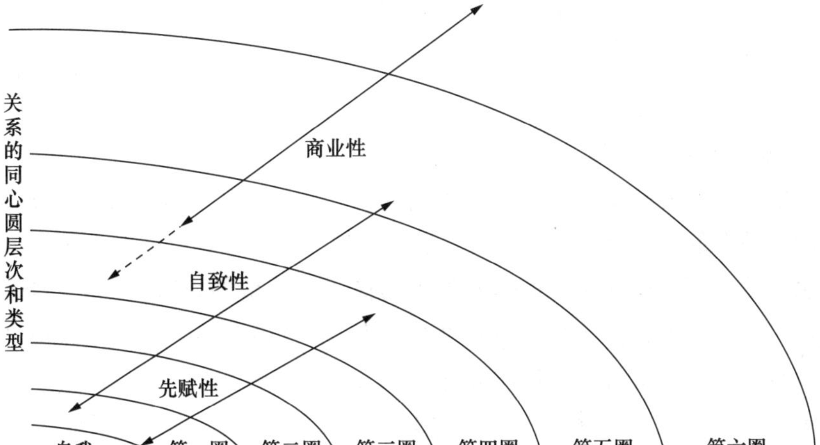

关系属性	自我	第一圈	第二圈	第三圈	第四圈	第五圈	第六圈
	信任	********	*******	*****	***	*	
	感情	*******	******	****	***	*	
	不对称的义务	*********	********	*****	***	*	
	对称的义务	*	**	***	****	*****	******
	算计	*	**	***	****	*****	******

图 5-2　中国人关系的模式与类型及其关系属性

资料来源：Chan，2009。

陈纯菁（Chan，2009）的研究构建了一个综合“社会嵌入性”（Granovetter，1973，1974）、费孝通的“差序格局”概念（1998）和王达伟对商业性关系、自致性关系和先赋性关系的区分（Wank，1996）等理论的分析框架，用来理解中国人的关系实践。关系属性（relational properties）包括信任、感情（affection）、不对称的义务（asymmetric obligation）、对称的义务（symmetric obligation）和算计（calculation）五个方面，不同距离远近的关系，其中所蕴含的五个方面的关系属性也不同。对于至亲好友这种关系来讲，其中包含的信任、感情和不对称的义务非常丰富，意味着关系一方可以不计得失，也即不那么工具性地帮助另一方。而在仅仅相识的关系当中，信任、感情和不对称的义务都较少，相反地，对称的义务和算计的成分就比较多，因此关系一方在帮助另一方时会期望迅速的、对等的回报。此外，这个理论模型还显示出两个人之间的关系是动态的，当远距离的关系向近距离的关系转化或是反向转化时，其间所蕴含的五种关系属性当然也会发生相应的变化。

以此模型来看病人的关系运作，他们的动机与目的便一目了然。一言以蔽之，他们就是想拉近与医生之间的社会距离。因为拉近社会距离后，其间所蕴含的相互信任的成分就会显著增加，于是患者就能在一定程度上克服由信息不对称和互不信任所带来的被诱导消费的风险。以关系远近，我们可以将关系运作的情形分为两类：其一是创造关系，即原来医患之间并没有联系，而病人通过各种策略产生除医患关系之外的连接；其二是拉近关系，即原来两方就认识，但病患通过各种策略进一步拉近与医生的关系。

我们首先来看创造关系的情形。患者很难做到直接与医生建立关系，因此患者往往借助中间人与医生搭上关系。在此过程中，医生和医学生正是病家创造关系的重要对象。在访谈当中，许多年轻的小大夫和医学生都跟笔者"诉苦"，因为他们经常被"托付"去给家人、亲戚、朋友、同学、老乡等挂号，且这种"托付"很多时候还隔了一层甚至数层关系。

2010 年，晓佳学口腔医学已经 4 年多。尽管还在实习阶段，但是请她帮忙挂号的熟人已经很多。令她最烦的是隔了一层关系的人，比如同学的妈妈，她们把晓佳想象成"近水楼台先得月"，经常跟她点名要看某某专家。她十分为难，因为"专家是我的领导，我哪能搞到专家号呢？"因此她的办法无非也是排队，或者请求专家加号。"大家对看病难都恨之入骨，说起大夫都没啥好感。但是又会说他认识某某医院的某某大夫，这时候又是一脸喜色"（IN100205）。相同的情况也发生在刚刚医学博士毕业的晓蓉身上。"因为我在某三甲医院当个学生，我家里就觉得我是在三甲医院工作。好像我什么人都认识，一来就托要挂某个教授的号。但实际上自己的能力是有限的。"所以如果遇到这种情况，她首先会"说清楚"，即虽然尽力帮忙，但"不一定挂到最好的"（IN100701）。

不但医学职业者如此，连在医院工作的人，或者跟医学"擦边"的人也不能"幸免"。晓沈自从进入济世医院工作，托她挂号的人便络绎不绝。最令她烦恼的是半生不熟、隔了一层甚至几层关系的人来找她。比如她本科院校的一个老师（在晓沈毕业后才去工作）怀孕，通过别的老师得知晓沈在济世医院工作，便经常托晓沈替她挂该医院最有名的一个产科专家的号。碍于别的老师的情面，晓沈不便拒绝（IN090712，IN091231，IN100115）。而更夸张的是晓莲，就因为她在某医疗行业杂志社做记者，所以也被"想象成"可以方便地获得医疗资源，因此也有不少人请她帮忙挂号（IN100630）。

还有一类中间人则是身处北京，他们跟医疗毫无瓜葛，但是对于他们身处偏远地区的家人、亲戚、同乡来说，身在北京已经足够了。在某杂志社供职的晓燕，某次帮其从山西远道而来的一个表嫂看眼病。因为不认识医生，她根本挂不到同仁眼科"哪怕是最普通的专家号"，最后只得通过电话预约拿到了一个300元钱的特需号。访谈时，在其一旁的同事晓周说到自己曾帮一个高中同学挂号，因为看的是疑难杂症，想去协和医院，最后找的关系极其复杂：其大学同寝的同学的同学正好是协和的研究生，她再通过这个研究生的导师挂到了免疫科的专家号。两人在访谈最后感叹道，现在看病没有关系是不行的（IN100108）。

所以，医生、医学生和医院的其他工作人员常常成为病人创造关系的中间人。通过这些第三方，病人与医生相识，并得到医疗服务。这些人之所以容易成为中间人，是因为他们通常被认为与医疗服务的提供者"距离"近，与提供者有更密切的关系。极端的形式就是，为了解决全家人的就医问题，有些父母要求子女去读医科（PO1003 – 05b；IN100716），如此一来不但大大缩短了中间人与服务提供者的距离，而且也将自身与中间人的距离缩减为零。

另外一种关系运作的情形就是拉近关系。在通过各种途径与医生相识并且获得初次的医疗服务之后，病家的关系运作常常并未终止。在接受门诊和住院服务后，病者试图与医家建立更为亲密的、超越医患关系的关系，以便今后更方便、快捷地使用医疗服务。如果说第一阶段创造出来的是带有较为鲜明的工具性色彩的关系实践（Gold，1985；杨美惠，2009；华尔德，1996；Bian，1997）的话，那么第二阶段患者的目的，就是要最大限度地（至少从外表上）减少这种工具性色彩。此外，他们亦试图超越单纯的、有点"冷冰冰"的医患关系，从而使医患之间的关系更有表达性和感情性（Hwang，1987）。

在这一环节中，病人的主要策略包括：向大夫要手机号（IN100701；IN100706）、请大夫（到家里）吃饭、送礼给大夫、与大夫聊天谈心、交换心事（PO1005 – 06）等。在这个过程中，医患之间不再有中间人在场，病家想做的是与大夫建立直接的熟人关系甚至朋友关系。如岐黄社区卫生服务站站长钟大夫就谈到社区的居民会通过各种各样的方式跟医生套近乎（IN110808）："其实最简单的，居民家里做了好吃的，会端来。然后平时请你去家里面做客。家里面婚丧嫁娶，请你去做客。或者是有时候你去上门服务的时候，留你吃饭，给你一点什么苹果、花生、糖块之类的。我们社区就有居民每一次来社区站就抓一把糖给我。他也不知道我有糖尿病。或者有居民自己做的那些小工艺品，手工穿的，做好之后也拿来给我们社区大夫。这种都有。这一方面是对我们社区大夫的辛勤劳动的肯定；另一方面，我相信，肯定带有跟我们社区医生拉近关系的目的。"

而晓舟就详细描述了她 2010—2011 年孕期与医生拉关系的情况。她在 2010 年通过老公同事家里的关系认识了某三甲医院妇产科的副主任后，就开始对其做"关系投资"。第一次看诊的时候，晓舟跟医生说"我是某某介绍来的"，但当时"门诊病人太多，不可能说很多话"。通常在过节的时候，她就会给医生送礼物。送的东西当中，购物卡最多，每次给的金额为 500—1000 元人民币。医生当然有象征性的推辞，不过"给了也就拿了"。给的时候要非常注意场合，"内诊的时候给，没有其他人"。通过这种关系运作，晓舟获得了特别的关照，包括轻松地被安排到了两人间的床位，以及主任医生亲自主刀为她进行剖宫产手术（IN110807）。

当然，虽然病人拉关系并不仅为增进互信，他们也想借此获得挂号、咨询、开假条等更好、更便捷的服务（IN100205，IN110730a，IN110730b，IN110801，IN110803，IN110804a，IN110804b，IN110807，IN110808a，IN110808b，IN110808c），但增加信任是最为关键的。

然而，面对这样的关系实践，医生有着怎样的反应呢？晓蓉早在实习时，就经常有病人试图跟她建立朋友关系。但"我很少跟病人去交朋友。我会跟他保持一个距离。病人是病人，大夫是大夫，这绝对是这样的。……反正我见过，他（病人）好的时候跟你保持好的关系，翻脸的时候立马就翻脸了。……我觉得病人翻脸比翻书还快，巨快无比。"她又说，"作为一个大夫，必须得相当地冷静、客观和理智。但是你要是他的朋友或者是非常熟的人，这种情感会影响诊断和治疗。"所以，在晓蓉看来，之所以要与患者保持距离，有两个原因：第一，医生对待病人应该一视同仁（universalism）、感情无涉（affective neutrality），既不能让病人的阶级、种族等经济社会因素影响到医疗服务的提供，也不能让自身的情感因素干扰诊断和治疗（Parsons，1951）。第二，在目前医患关系糟糕、医疗纠纷和官司以及"医闹"经常发生的情况下，医生觉得有必要对患者的这种意图保持相当的"警惕"，因为一旦把患者当作熟人或朋友，即违反一视同仁和感情无涉的原则，他们无意间给患者提供的医疗判断就可能成为纠纷的来源（IN100701，IN100610）。

刚刚医学博士毕业的晓肖也有完全相同的感觉。"一般来说，我觉得大夫不愿意跟患者建立更深层次的关系。毕竟是工作关系，不想把其他的关系掺和进去。有点儿害怕被人利用。关系可以融洽，但不想有更多的个人关系。"他还提到，在关系运作方面，"大夫肯定是被动的，主动权在患者一方"（IN100709）。

杏林医院的大夫也面临着这个问题。晓乐大夫就说到倘若医患之间有了超越医患关系的关系，那么对有些事情就不会那么积极或者谨慎，比如检查、化验、用药、签字等。"如果是熟人的话，你就会给他用最少的药、最便宜的药、治疗效果最好的药。"后果也是如上述，一来这会导致特殊服务，二来使大夫的"自我保护"意识下降，在当下的医疗环境下，这存在着较大的风险（IN100706）。

晓虞的讲述从基层机构的层面确证了医生们的这种担心。毕业于七年制中医临床硕士学位的晓虞在一家社区卫生服务中心工作。她在反思社区的医患关系时，有很长篇的论述。笔者认为有必要在这里引用完整的访谈数据，以表现这样一个事实，即在当下因为体制根源所导致的医患互不信任条件下，医生与患者之间的超越正常医患关系的行为，在医生看来是一种潜在的危险。

晓虞表示，社区的医患关系"比在医院的时候会更亲切，有什么事情他都愿意找你交谈"。"还有一点，基本上你在社区服务的时候，跟每个患者都很熟啊，这样你能叫出他的名字，对他的病情很了解，根本不用看他的病历就知道他有什么情况，甚至吃什么药你都能知道。那大家相互取得信任的程度很高。"社区大夫可以做到跟居民非常"熟悉""亲近"。然而另一方面，她又说"每个大夫都会跟居民保持一种相对的距离"，这样才会有一种"安全感"。因为"其实这样的一种医患关系，仔细想想，会觉得在现在的这种社会，可能会有点危险。有的时候会觉得你可能超出了一种医患关系以外的、人与人之间建立起来的普通人之间的关系和联系。甚至有的患者想要你的电话，想要你的联系方式，平时有什么事情可以联系一下你。这样的事情我们都遇到过。这其实已经超出了普通的、对等的医疗关系的范围。这对于你在他面前充当的医生这个职业的性质来说，不太有利。但是另一方面来想，作为一个社会的人来说，我觉得人与人之间的关系还是要有一点信任的吧。如果你总是局限在医患关系这个角度来考虑问题，你跟他除了医生和患者这个不平等的关系之外，没有建立起来一种新的普通人之间的联系，那你们之间很难取得信任。"

从她的讲述中，我们显然感受到了晓虞的矛盾：一方面，她意识到这种病人拉关系的行为使她与病人的关系近了一步，医患之间多了一点信任。但另一方面，这样的"成果"是以医生职业特性的降低为代价的。"（医生）在跟居民互动的过程中，毕竟是个双重的角色。你既是他的一个大夫，也是跟他有一种普通人的关系。那你如果不处理好……这种关系不能说是朋友，他跟你不同龄……就举个最简单的例子，你作为他一个普通的朋友，在一个不是正常就诊的模式下，他问你一个关于医疗的问题的时候，你做了一个解释或者一个指导，最终取得的却是一个不良的结果。那你们之间立刻暴露出来的，就是医患关系那一方面。在这个时候，其实就不再是普通人的关系了。如果你一旦指挥错误了，他就会回归到原来，说你这个医生错了，而不是你本人错了。这是一个矛盾。"

而且，这种行为中的工具性色彩依然浓重。"应该这么说，他跟你想建立起来的原因，也是因为你是医生。他最早去认识你，也是因为你是个社区大夫，他想从你这儿能更多地获得一些保健、医疗方面的知识。其实也没有更多的、更亲切的了解，而不是在别的方面要跟你有更多的认识。也就是说，除了医疗之外的平常的联系，也是基于你的医疗基础上的。但是你如果正常地在医院这种环境下的医疗，那你是可以得到法律的一种保护的，也能承担责任，使得自己心里更为警惕。但如果你放在平时的生活当中，你们两个人交谈的时候，你可能把他当作是一个普通人来处理这个问题的时候，你站的角度就不是那么考虑到去自我保护，一旦出现了任何一个马虎，甚至于说，他也有机会把你告上法庭。"（IN100610）

吉登斯曾对专家系统（expert systems）和对系统的信任（trust in systems）做过论述。毫无疑问，专家知识（expertise）已经渗透到了现代人生活的各个层面。换句话说，他们的日常生活已离不开专家系统。外行对专业知识所知甚少，正如普通病人难以知晓医家的诊断一样。因此，对专家系统的信任是外行多少有点无奈的选择，这是对系统的信任而非对个体的信任（trust in persons），这来自专家系统的"无个性的承诺"（faceless commitments）。然而，专家系统由于各种原因出现问题也是不争的事实，因此吉登斯才说对专家系统的信任同时承担着巨大的风险（吉登斯，2000）。具体到医疗领域，患者对医生的信任，绝不仅仅是对医生个体的信任，而是对医生背后整个现代医学体系和医疗服务体系的运作成效的信任。

中国当下的医患关系中缺乏的正是这种制度性信任。可以说，无论对整个医疗卫生行业，还是对整个医生群体，民众的心中均有疑问。而病人的做法是试图以对医生个体的特殊信任来补充制度信任，或者干脆以特殊信任来私人化（personalize）制度信任。也就是说，病家通过相信某个大夫进而相信该名大夫所承载的医学知识与制度。正如阎云翔（2016）所指出的，中国 30 年来的社会转型造成了社会信任的严重不足，因而个体不得不依靠关系实践与个人网络。但病人想与医生建立的关系带有强烈的工具性色彩，而其所处的又是具有高度匿名性的现代社会和复杂的医疗专业系统，所以病人所试图建立的熟人关系与信任也是相当脆弱的。正如笔者的一位被访者晓忻所表述的："病人（跟医生关系）好的时候，他是有目的的。然后他想跟你好，他想跟你熟起来也是对他好。他如果发现不对的，他马上就翻脸，就是没有什么友情可言。"（IN100716）最后，病人的这种努力，因为复杂的医患关系而徒劳无功，而医生与患者的信任并没有增加，复杂的医患关系本身的紧张状态没有改善，反而起了相反的作用，甚至有的被访者说医患关系就是"敌我关系"（IN090806）或"阶级关系"（IN100705）。这意味着在现有的医疗环境下的医生与患者各自的应对策略和互动反而更加加深了医患之间的不信任，这实际上是医患不信任的一个动态建构过程。这种不信任又随着"医闹"的出现与扩散而加深，讽刺的是，这种方式是在当下的制度环境下患者试图解决医疗纠纷时通过理性选择而做出的行为。

第三节　防御性医疗的实践

　　患者对医生的不信任，以及应对这种不信任所采取的"逛医师"与关系运作等策略，导致了医生对患者的不信任。同时，医生也具有能动性，他们普遍采取防御性医疗（Defensive Medicine）行为的策略来应对可能给他们带来危险的患者及其家属。

一　防御性医疗的基本含义

　　Tancredi 与 Barondess（1978）将防御性医疗定义为医务人员"为了避免可能发生的医疗官司或为了提供适当的文件以证明已对某病人实施了大范围的诊疗项目而使用的一些特定的诊断与治疗行为"。防御性医疗一般分为两种类型（Tancredi & Barondess，1978；Summerton，1995；王银发、徐凌忠，2008；陈王华、陈春明、韦嫚，2010）：一种是"积极防御性医疗"，指的是医生谨慎小心地为患者完善其疾病所涉及或潜在涉及的各类检查，以保留证据为目的，使得医疗工作更加周密；另一种是"消极防御性医疗"，指的是医生首先考虑避免医疗争议的出现，如果治疗存在巨大的风险，医生宁可采取保守处置方案，避免高风险性治疗。

防御性医疗并非中国特有的，也非最近才出现的医疗现象。早在 1971
年，《杜克法学杂志》(*Duke Law Journal*) 上的一篇文章就指出，在美国，
随着越来越多的医疗纠纷的发生，医生们开始实践防御性医疗，以避免发
生医疗失误 (Malpractice)，从而使自身远离医疗诉讼 (Project, 1971)。
其后，许多研究都证实了欧美社会中防御性医疗的存在和上升趋势 (An-
derson, 1999; Bassett et al., 2000; Bishop et al., 2010; Catino, 2011;
Kessler & McClellan, 1996; Mechanic, 1976; Studdert et al., 2005; Sum-
merton, 2000; Tussing & Wojtowycz, 1997; Zuckerman, 1984)。我国情况
也不容乐观 (陈红群等, 2002; 2003; 陈王华、沈春明、韦嫚, 2010; 孙
大明、王瑞山, 2004; 王银发、徐凌忠, 2008)。表 5 - 4 罗列了近 40 年
来有关防御性医疗的几次调查。数据显示，世界各国的防御性医疗的发生
比例都维持在一个较高水平，而 2003 年程红群等在北京九家大型医院的
调查甚至得出结论，受访医生无一例外都偶尔或经常做出防御性医疗
行为。

表 5 - 4 　　　　近 40 年来有关防御性医疗的几次调查数据比较

研究者	年份	国家	防御性医疗的比例（%）
Tancredi 和 Barondess	1978	美国	70
Summerton	2000	英国	90
程红群等	2003	中国	100①
Studdert 等	2005	美国	93
Hymaia 等	2006	日本	98
Massachusetts Medical Society	2008	美国	83
Catino	2008	意大利	77.9
Bishop 等	2009	美国	91
Ortashi 等	2013	英国	78

资料来源：Catino, 2008; 程红群等, 2003; He, 2014。

既有研究指出，防御性医疗是随医疗纠纷与诉讼的增加而增加的，其
根源在于医患信任的不足。其直接后果有两个，其一是增加了不必要的医

---

① 按程红群等的说法，有效问卷共 512 份。"512 名医生均有不同程度的自卫性医疗行为，
其中 407（79.49%）名被调查者的程度偏高"，也就是说，近 80% 的受访医生经常会有
防御性医疗行为。参见程红群等, 2003。

疗费用，加重了患者与整个社会的经济负担；其二则是造成了患者的权益得不到保障，医生借助信息不对称，对患者进行了过度的或保守的临床处置，影响了正常的诊疗。防御性医疗行为在一些"高风险"科室尤为明显，如产科、外科等（Bassett et al.，2000；Tuddert et al.，2005；Tussingand Wojtowycz，1997）。

二　"病人类型学"与"防御体系"

2010 年 1 月，通过朋友的介绍，笔者开始跟随济世医院骨科的副主任医师刘大夫出门诊。几天后，门诊开始前，刘大夫跟笔者谈起了当下的医患关系和医生的应对策略："医生看病的第一步就得看患者这个人，医生应该在三句话之内看出这是个什么样的病人，然后一套相应的防御体系就跟上了。"也就是说，他会"因人治病"，依据不同类型的病人有不同的处理方案，即使两个病人的病症相同。

按照他的归类，第一种是表现出"攻击性"倾向的病人，通常"来者不善"，可能是来"找事的"（比如"讹"医生与医院）。一旦碰到这样的病人，刘大夫一般就用最保守的诊疗方案。他表示，也许"大动干戈"（如手术治疗）能够治愈这个病人，但为了规避潜在的风险，他通常不会主动向病人和家属提供这种治疗方案，或者就干脆"敬而远之，退避三舍，打发了事"。

第二种是比较"啰唆"的病人，对大夫的依从性差。医生说一句，病人就要跟着问两句甚至更多，这让大夫感觉病人总是在质疑自己的诊断和治疗，或者至少在与自己就诊疗方案"讨价还价"。对这样的病人，"别人怎么治自己就怎么治"，要"随大溜"，这样既不会冒犯同行（病人可能已经看过其他的医生），也不会冒犯病人。

第三种病人则是医生最喜欢的，他们是"真正来看病的"，依从性最好，对大夫言听计从。对这种病人，大夫会积极地寻求最佳的治疗方案，甚至还会替病人考虑费用的问题，以期以最小的成本治疗疾病（PO1001）。

无独有偶，作为一名刚入行几年、在杏林医院心内科工作的医生，晓翔对病人也有一个类型划分，用来甄别"高风险"的病人与家属，只不过他的类型学较为"朴素"，没有刘大夫那么"完善"（IN100715）：

晓翔：我平时（给病人提供服务时）就很注意，熟知病人的心理，对各种不同的病人、不同的心理采取不同的说话方式，所以我基本上遇到的病人都还可以（没出什么问题）。

问：如何来判断病人的好坏呢？

晓翔：我通过病人的语气、接触和行为方式，能够判断出来。而且比较喜欢惹事的病人，我们各个科室都有记录，这种病人以后住院就很困难。其实这种患者就是在给自己制造麻烦，我挺同情他们的。虽然我们这么做很不应该，但是有时候实在是受不了，怕影响到我们日常的工作，各个科室就采取了一些极端的方法。

问：一般什么样的病人比较麻烦，就有可能被拒呢？

晓翔：这得看情况。一般家属对事非常纠结的，对小事都非常纠结的。对什么事都比较在意的，或者说有那种打官司倾向的。比如我们做了一个手术，家属对手术不太满意。像这种病人有打官司倾向的，我们自己就开始留神了。虽然前段我们都是比较和谐的，这前提是不出现医疗事故。但是我们自己都有一套规避风险的法则。我们做手术，心理有评估。当然我们的评估和患者是不一样的，但我们肯定是采取一种自我保护的方式。说出来以后，可能病人更好一点，我们更差一点。但是一旦我们觉得这个病例有医疗风险，我们就开始警惕。所以当医生自己心里有数。……大夫长期的行医经验告诉他，这个病人可能会出现什么风险，这个风险大概有多大，大了以后，针对目前的医疗环境，这个病例会不会产生一些医疗纠纷。同时对病人家属要有了解，是不是熟人，是熟人的话我就放心一点。不是熟人的话——现在熟不熟人都不是很放心了，现在熟人都能咬你一口。有时候我们就是通过人际关系，对病人家属有一点了解，然后心里有一个初步的判断，这个病人属不属于高风险的病人。如果属于高风险的病人，我们当时就马上采取规避的措施。

所以，无论是三甲医院还是二级医院的医生，都会在面对患者时开启防御系统。表面上，医生"防御"的只是第一种病人和第二种病人，分别是"不怀好意"的病人和依从性差的病人；但事实上，下文的分析将表明，即使对依从性好的病人，医生的防御系统仍然不会关闭。换句话说，对任何一个病人，医生的防御系统都在运行。

笔者的田野调查发现，当前在医生的临床工作中存在七种常见的防御性医疗行为。

三　建立"黑名单"

根据上文笔者引述的对晓翔的访谈，每个医院甚至每个科室都有一份"黑名单"，上面记录着"高风险"的病人和家属。被记录在案的这些病人，很难在这个科室获得医疗尤其是住院服务。所谓的"风险"，是指医疗纠纷、诉讼甚至暴力事件发生的可能性。医生需要同时判断病人和家属的风险大小。

供职于某三甲医院心内科的鄢大夫说，因为医患关系复杂，所以"现在的大夫，除了会看病，还得会'算数'①，还得会'看人'。"她坦言，自己和同事的心中都有一份包含刘大夫所谓的第一类病人的"黑名单"，她们不一定将病人拒之门外，但为这些人提供服务时会格外小心谨慎（IN090728）。

将要毕业的医学生晓蓉也说，他们不怕病人的病难治，怕的是"麻烦"的病人和家属。她也肯定了"黑名单"的存在（IN100701）：

> 所以进来一个病人，你再怎么复杂，我们都想办法帮你解决。但是最怕的就是那种比较事儿的病人。每一个"住院总"手里都有一个"黑名单"，就是住进来一次，出院以后，不可能再进来了。绝对不可能再收进来。因为做过大夫之后你会发现，你不怕这个病人的病有多么重，你最怕的是这个病人和病人家属把你烦死，特别烦。重的病又怎么样？有些问题都是可以解决的。但是病人家属如果老烦你、老不配合你，再好的治疗都没有用。绝对是这样子的。我觉得很多大夫在挑病人的时候，最先考虑的是他们家是不是太事儿了。如果太事儿的话，就不会再相信他。

所谓的"太事儿"的病人，他们有的会不断地重复问医生同一个问题，有的态度"非常恶劣"，有的则是"一些很胡搅蛮缠的家属，就跟流氓一样的家属"（IN100701）。当医生遇到这类病人时，他们会给予保守处置或者干脆不提供医疗服务。在刘大夫的病人类型学中，这样的病人属于第二类。如此，"黑名单"策略涵盖了一、二类病人。

四　病历证据化

病历本来是医生对病人的诊断和治疗情况的记录，这是医生进行后续

---

① 意为要给病人算经济账，因为病人经常就收费方面的问题来找医生。

的诊断和治疗的依据之一。然而，在当下，医生记录病历的用途和目的却逐渐偏离了临床需要，而变得越来越"证据化"，即写病历是为了记录这个病人的疾病与治疗情况，更是为了一旦发生医疗官司，病历便可作为"呈堂证供"帮助医生规避责任。

某天上午笔者在杏林医院，主任开完早会、查完房，各个大夫就坐在电脑前面开始写病历。笔者问住院医师童大夫，怎么要写这么多病历和医嘱。她说没办法，要记录的内容就是很多，尤其是内科。而且她写病历的时候想的就是"随时准备上法庭"（PO1003-05b）。同一科室的晓翔亦证实了这一点（IN100715）：

> 我们修改病历的过程，是在不断地规避风险。因为一份更好的病历出来以后，万一出事，对我们都是非常有利的。所以我们做的都是理所当然保护自己的事，我们当然都没什么心理压力。虽然现在法律是不认可，但是学术界是默认的，而且这些事别人也查不到。

在三甲医院，情况也是如此。悬壶医院血液科的习大夫就告诉笔者，她们在写病历时想的就是"怎么不犯错，怎么不落把柄"，目的就是保护自己，避免卷入医疗纠纷（IN100428）。

五　留余地

第三种常见的策略是在做诊断结论时"留余地"。比如一项检查结果出来，如果没有发现什么问题，以前医生会写"正常"，但现在写的是"没有发现异常"或者"暂未发现异常"。看似没有差别，但实际上"未发现异常"并不等同于"正常"，它只意味着医生在本次检查中没有发现问题而已。这样一个检查结果的书写更加"圆滑"，更不易出现差池，也更模棱两可，万一出现问题，医生就容易为自己辩护（IN090726）。

晓忻在经历过医技科室的实习后，对"留余地"的策略感触良多。她说：

> （辅助科室）好多时候给病房的检查和化验结果，他不写任何症状。比如说，病人看起来有肺部阴影的改变，这有可能是感染，也有可能是别的。但是这时候他只能写，感染可能性大，或者是肺纹理有异常，请结合临床。因为你没说临床有什么症状。……放射科的大夫不会担责任的，因为他们一天要看多张片子，他们只能用这样的方

法。比如说我在放射就学会什么什么可能性大，或者什么什么不排除，请结合临床。而且大多数情况下都要写，建议进一步 CT 检查。你就让他做 CT，等他做完 CT 之后再说。有的比如说脑部的 CT，建议进一步核磁详查。……我在放射科就写报告，挺无聊的，我们也没学到多少东西。（IN100716）

类似的为了给自己留余地的具体变化还有"疑似良性肿瘤，但未排除恶性"，或者"有百分之多少的概率判断为癌症"等（IN100109）。鄢大夫的同事荆大夫就有过这样的经历。身为医生的她某次陪母亲看病，诊断书上写的就是"大致正常"。她觉得好笑："正常就正常，还大致，那到底是正常还是不正常？"这令转换为病人家属角色的荆大夫也有点无所适从（IN100728）。

六　"踢皮球"

第四种则是医生为了推诿责任和规避风险，在科室之间和医院之间"转送"病人，俗称"踢皮球"。这是一种风险转嫁方法。类似的策略在已有的英文文献中也较为常见，研究者通常将其视为一种积极防御性医疗行为（Zuckerman，1984；Baldwin et al.，1995；Catino，2011）。西方社会通常有较好的医疗转诊体系，病人是否有必要到医院看病，取决于其家庭医生或全科医生的判断和转介。因而，门诊与住院服务、全科与专科服务在那里是有着明晰界限的，患者自身通常不易逾越。如此，出于防御目的的转诊会造成不必要的医疗活动的发生（OECD，1994；顾昕、高梦滔、姚洋，2006）。

但中国目前尚缺乏行之有效的转诊体系，"踢皮球"的策略在中国应当同时被视为一种积极型和消极型的防御性医疗行为，其区分的关键，则是病人是在同级别医疗机构间还是不同级别医疗机构间被"转送"。一方面，有部分患者可以在该医院就诊，但被"推拉"至其他医院就诊，尤其是当患者从低层级医疗机构转到高层级医疗机构寻求服务时。这种情况可被视为积极防御性医疗。比如，身为某高校校医院负责人的胡大夫在接受访问时对笔者"诉苦"。在看完笔者的访谈知情同意书后，他立即就开始述说现在基层医疗机构的困境。实际上，这些基层机构面临着更大的风险，因为这些机构所配备的医疗设施很简陋，其诊断手段非常有限，这导致基层机构的医生在诊断中就"底气"不足，也就不能保证其诊断能够百分百准确。大学生是胡大夫他们的主要病人，学生们至今还享有公费医疗待遇，但是得服从较为严格的转诊体系。胡大夫表示，现在的大学生又不像他们上学时候的情况，他们通过上网查询，对自己的症状了解得"八九不离十，来看病前他们就已经认准了自己是什么病，所以有些学生来了就要求开转诊单到三甲医院就诊"。或者有的学生来了，大夫为他诊断了，学生说"你确信吗？要是误诊出事就你负责！"那大夫一听就"软"下来了，于是马上就开转诊单，将他们转诊至更高一级医院。尽管胡大夫是从基层医疗机构的困境角度来讲述这些，但在笔者看来，这也反映了基层医院在规避医疗风险时较为容易，因为一旦碰到"有麻烦"的病人，基层医生就可以将病人转诊或建议他去高级医院就诊。若以这样的逻辑推理，那么三甲医院就是最容易出现医疗纠纷的地方，而基层机构在这方面的风险则较小。

另一方面，病人不仅在不同医疗机构间被"踢来踢去"①，而且也在同一机构的不同科室间被"踢来踢去"，因为科室不想接收高风险或者危险的病人。在这个意义上，这是一种消极防御性医疗。以下一个案例就发生在不同科室之间（PO1003 – 05b）：

2010 年 4 月某日，我在悬壶医院心内科跟随宋大夫查完房。有一个病人进到病房区来找宋大夫。我在门诊室见过这个从外地来的小伙子。他要做眼部手术，眼科医生叫他到心内科确认血压没有问题。他说自己已经到病房找宋大夫多次了。宋大夫说："你不要老来病房找我。就跟（眼科）李主任说，没问题，血压控制在 90—140 就可以，就说是宋大夫说的。"然而眼科要求宋大夫一定在病历本上白纸黑字写上这一句话。这个年轻人来回奔波多次，为的就是这个目的。他这一次是有点死缠烂打了。旁边宋大夫的一个同事急了："他们眼科怎么老搞这种事啊?!"那小伙子说，眼科的大夫一定要看到宋大夫的签字才给做手术。宋大夫实在无法，就拿笔在病历本上写了"血压已达标，酌情考虑"。这等于又把临床决策的义务与责任推给了眼科大夫。年轻人看了有点将信将疑，问"这能行吗？我就能做手术了？"宋大夫回答："你不要问我。这也是双向选择，别问我能不能做。"如此，宋大夫巧妙地保护了自己。

———————

① 但须注意的是，病人奔走于不同医生、不同科室、不同医院之间，也有可能是出于自己的意愿与选择，即"逛医师"现象。

岐黄社区卫生服务站
关于患者自带药品治疗的知情同意书

姓名：＿＿＿＿性别：＿＿＿＿年龄：＿＿＿＿诊断档案号：＿＿＿＿

患者朋友：

您在本市正规医疗机构诊疗后，需就近到社区站继续治疗，应符合如下要求：

您所带来的药品原则上应符合《北京市基本医疗保险社区卫生用药报销范围》；所需治疗，应符合社区卫生服务站的治疗范围。

药品应有批准文号、生产厂家；药品的名称、剂量、规格、生产日期、有效期标识清晰、符合治疗要求。

您同时需提供本市正规医疗机构的本次就诊的门诊病历和盖有就诊医疗机构公章的治疗证明，由社区站医生确认，开具社区站处置单后方可在社区站进行治疗。

由于社区站医务人员无法全面了解您的健康状况及监控您所带药品的储存过程，不能对外观无异常药品的内在质量进行判断，在治疗过程中有可能发生药物过敏反应、加重病情甚至危及您的生命等危险。因此，建议您，应在原诊疗的医疗机构进行治疗，如您坚持在本社区站治疗，由此引起的不良后果，由您自行承担。

患者/家属签字：

医生签字：

岐黄社区卫生服务站

年　月　日

图 5 - 3　岐黄社区卫生服务站关于患者自带药品治疗的知情同意书

资料来源：岐黄社区卫生服务站。

为了规避风险，患者也有可能在同级医院或不同级医院之间被"踢来踢去"。晓燕在某三甲医院看完病，医院给她开了打点滴的药。因为她不想每天都跑远路到这家医院输液，所以她打算在单位附近的医院解决。给她开药的三甲医院请她签署一张知情同意书，同意书上面说这输液药品已经外带，患者万一有任何不适或出现意外则后果自负，与该医院无关。单位附近的这家三甲医院虽然同意给她输液，但前提是也要签署一份知情同意书，以此表明这并非本医院所开药品，一旦患者有任何不适或出现意外情况，该院概不负责。无奈，晓燕最后在单位附近的这家医院签署了该院的知情同意书，她这才输上液。她对笔者说："两家医院都不负责，那真要出了事到底谁来负责呢？"（IN100108）

类似的故事也发生在医院与社区卫生服务站之间。如图 5 - 3 所示的这份"关于患者自带药品治疗的知情同意书"就出现在岐黄社区卫生服务站里（PO1005 - 06）。这份知情同意书建议患者到原就医机构进行治疗。

如果一定坚持在社区治疗，那么由此引起的不良后果就由患者自己承担。也就是说，社区站对治疗所引起的任何后果不负责任。此外，从这一知情同意书的抬头来看，这是整个某某区的卫生服务站在处理这一问题时的统一格式，这说明医疗机构这种出于自我保护逻辑的行为已经制度化了。

七　保守治疗与过度检查

在防御性医疗实践中，被现有研究提到最多的是保守治疗与过度检查（Catino，2011；Zuckerman，1984；Baldwin et al.，1995）。两者分别属于消极型与积极型的防御性医疗实践。在笔者的田野中，多数被访者都确认医生在诊疗过程中有保守治疗行为，以回避使用一些高风险的诊疗手段；而本来，使用这些手段可能更利于病人的诊治。

晓赫是一名实习医生。他表示，近 20 年来，外科医生在临床工作中的保守化倾向日益明显。其导师已近 70 岁。1992 年，导师曾经给一个血管肿瘤患者做手术。这是风险较大的手术。她当时毅然决定做手术，而患者家属也非常认同，家属说，"病人就交给你了"。手术虽然成功，但有并发症，而且一度严重。在这种情况下，家属非但没有怪罪大夫，反而劝大夫要有信心，"您都没有信心，那我们怎么办啊"？这个病人直到最近才去世。晓赫说，到 2004 年，导师做完最后一个此类手术便退了，因为她有感于当下医患关系的恶劣。现在同科室的医生再碰到这种病例，更多地是采取保守治疗，比如放个支架，等于让血液绕过肿瘤，这样不会有生命危险（IN090806）。

防御性医疗的策略——过度检查的情形较为复杂。必须指出的是，过度检查除了有自我保护的因素，也有可能出于经济利益的考虑。出于自我保护目的的过度检查，很大程度上缘于由最高人民法院出台，并于 2002 年 4 月 1 日开始实行的《最高人民法院关于民事诉讼证据的若干规定》第四条第八款中的规定："因医疗行为引起的侵权诉讼，由医疗机构就医疗行为与损害结果之间不存在因果关系及不存在医疗过错承担举证责任。"可以说，"举证责任倒置"提醒了医生，使得医生的自我保护意识更加强化（涂炯，2016）。而出于逐利目的的过度检查，第四章中笔者所引述的检查化验中"扫射"与"点射"即是关于这一点的典型案例。当然，对某一个病人究竟是点射还是扫射，不仅取决于与医生是否认识、是不是熟人或更近的关系，而且也取决于医生对病人的归类。

八　签署知情同意书

笔者在田野调查中了解到的第七种防御性医疗策略是要求病人和家属签署各种各样的知情同意书。

小傅是一名即将毕业的医学生，在一家三甲医院实习。他表示，目前任何有创的检查都需要患者签署知情同意书；否则医生就可能"惹麻烦"。对病人来讲，不仅常规项目要签署知情同意书，比如住院、手术、用药、检查、化验等，紧急情况的处理也是如此。他强调，作为医生，最重要的不是替病人做决定，而是向病人提供所有可供其选择的项目，最后的抉择应该让病人来做。而当病人或家属一旦做出决定，就应该"立字为据"。但这种做法显然引起了医患之间更多的猜忌、误解、矛盾与冲突（IN100622）。在杏林医院工作的晓乐大夫也表达了同样的困惑（IN100706）：

> 晓乐：现在我觉得最多的还是签字呗。特别是住院，用这个签字，用那个签字。我就老想不明白这一点。比如你来看病吧，其实你对这个不了解。比如你需要放支架，你不放支架就签字。大夫是提个建议，建议你做。其实我觉得这应该由大夫来做决定。但是现在都由病人来做决定。有的人好办，就是我信大夫。但有的人就是听不明白你什么意思，这就有可能耽误他的治疗。我觉得现在好多医院都这样，让病人、家属自己选择，我给你提供几种方案。我不知道这种方法合不合适。比如你这个可以手术，可以放化疗，可以保守，那你自己选吧。当时各种利弊都给你说了，你自己选吧。我不知道国外在怎么做，但是我觉得是不是让医生来做决定会更好一点。就是选择治疗方案，大夫选就更明白一点。让家属选，家属倾向于保守。我说不清楚。但是现在确实就是这么做的。
>
> 问：为何这么做呢？在病人看来，大夫似乎想把责任都推给自己。
>
> 晓乐：大夫觉得我要给你做手术万一没做好呢？家属会说，要是保守的话，会更好。本来我可以活两年，结果现在我只能活一年。……我个人觉得，现在做决定的时候还是大夫做比较好。但是又没有相关的东西来保护大夫的决定。比如说，大夫做的这个决定是正确的。但是做下来之后，他的情况确实比较特殊。可能没有想象中那么好。你可能就会打官司。也可能最后大夫能赢，但是我觉得这也很

麻烦。主要是这对医院来讲确实是一件很头疼的事，因为病人一告就赢。所以没有一个保护的机制，比如大夫做决定，如果病人相信你还好。就是说之前病人说得好好的，但是做完以后病人就不相信你，就说当时是你让做的，但是做完以后成这样了。那怎么办？大夫也挺害怕这些东西。反正就是有个责任的问题，谁的责任。好的话都好说，现在基本上都是这样，不管干什么，如果结果好，过程无所谓。但是一旦结果不好，那就看签没签字。家属同意做的，那就可能……也不是说签了字就没大夫的责任，但是已经告知你了，有可能有风险。

知情同意书的签署必须非常细致，做到"分毫不差"。2010 年 4 月的一天早晨，心内科送来一位心梗病人。医生检查后，跟家属说先进行保守治疗，同时马上打印出一张知情同意书让家属写上"同意"。一小时后，准备给这位病人进行溶栓治疗。科副主任谭大夫对家属解释说，这个溶栓药打进去，有 65%—70% 的溶栓成功率，但是也有 30%—35% 的可能性会失败。成功的话有可能会出血，而失败的话就得安装支架。交代完又叫家属签字，家属便写了"同意"二字。谭大夫说："您写上'同意溶栓'，写全一点，现在医患关系这么紧张。"病人后来就又添了"溶栓"两个字（PO1003 - 05b）。

需要指出的是，不但做临床处置之前患者要签字，而且患者拒绝做处置时也要签字。2010 年 4 月某日，在悬壶医院心内科，有几个家属就一位老太太是否要做冠脉造影的问题跟该科的宋大夫咨询。家属认为目前老太太并未感到不适，没有必要让她做冠脉造影。宋大夫说："等到难受再做就晚了。"家属仍然坚持不做。宋大夫说："那出事只能由家属负责。"病人儿子说："能出什么事？"宋大夫答，比如拎重物、运动时有可能突发心梗。"我是告诉你这些情况，但是不强迫你（签字同意做冠脉造影）"，宋大夫叫他们再考虑考虑，明天给个最后答复。

等家属走后，宋大夫对笔者说："一定要跟患者讲清楚，有千分之一、千万分之一的概率，但是落到头上就是百分之百。作为大夫，应该提前跟患者说明、强调这一点。这样我们也不怕。"笔者问道，是不是家属最后决定不做冠脉造影，也要让他签字？宋大夫斩钉截铁地说："对！要不然出了事，家属会回来说，是你们不让我做的！"因而大夫要做好这样的准备（PO1003 - 05a）。

与其他策略不同，知情同意书的签署已经高度制度化，成了医生临床操作中的必经程序。不过，这一策略并不如期望的那么有效。正如 Shorter

（1993）在研究美国医患关系的变迁时所指出的，颇具讽刺意味的是，在
20世纪60年代，签署越来越多的知情同意书的结果是签署本身成了一种
"无意义的科层制程序"（Meaningless Bureaucratic Routine）。事实上，把
这一评论用在当代中国也非常恰当。一家三甲医院的护士晓池就印证了这
一观点。她说，医院现在为了规避风险就让患者签署越来越多的知情同意
书，但这种形式未必"管用"。比如做个手术就要签这签那，"大夫当时
说什么，病人和家属都会答应。可真要出什么事，那些知情同意书就是
'废纸一张'，起不了任何作用"（IN100123）。晓乐也有同样的感觉，他
说现在要病人签署的知情同意书实在太多了，但"好说话的（患者），不
签也行；不好说话的（患者），签了也等于没签！"（PO1003 – 05b）

九　防御性医疗与机构级别

以上笔者描述了当下在医生的临床工作中常见的七种防御性医疗策
略。为了便于比较，笔者绘制了表5 – 5。七种策略中，有三种积极型行为
与三种消极型行为。三种积极型行为包括知情同意书、病历证据化与过度
检查；三种消极型行为包括"黑名单"、留余地与保守治疗。而"踢皮
球"则可以同时归入积极型与消极型行为。

表5 – 5　　　　　　　　　七种常见的防御性医疗策略的比较

策略	防御性医疗的类型		医疗机构的层级		
	积极型	消极型	基层机构	二级医院	三级医院
"黑名单"		√		√	√
知情同意书	√		√	√	√
病历证据化	√			√	√
留余地		√		√	√
"踢皮球"	√	√	√	√	√
保守治疗		√		√	√
过度检查	√			√	√

资料来源：笔者整理。

笔者发现，七种防御性医疗策略中只有三种行为经常出现在基层医疗
机构中，而二级医院和三级医院都普遍使用这七种策略。前文已经指出，
防御性医疗是医生出于对患者的不信任、对医疗环境的不安全感而做出的
自我保护行为。出于自我保护的动机，医生在向患者提供医疗服务时，其

临床自主性再一次受到了侵蚀。在运用自身的专业知识进行诊疗时，医生不得不考虑来自患者的可能威胁，比如医患矛盾、医疗纠纷甚至人身攻击，这使得其临床自主性不能有效发挥。而这当然根源于整个医生职业依附于公立医院，从而丧失法团自主性的现实。医生缺乏真正独立的职业团体以维护自身的权益。我国目前与医生相关的两个主要职业组织是中华医学会与中国医师协会，前者在新中国成立后主要承担学术交流的功能，后者则迟至 2002 年成立，而其所宣称的为医师维权和对医师的监督并未成为现实。在为医师维权方面，面对医师的被侵权行为，医师协会只是向社会发出"呼吁"，而实质效果甚微。医生仍被分割在上万个机构单位中，而无法形成一个行动的职业共同体。

不过，我们仍然要追问这样一个问题，即身在不同层级的医疗机构的医生为何在运用防御性医疗策略上却有着明显的差异？或者说，如何解释身处不同层级的医疗机构的医生在保有和发挥临床自主性方面存在的差异？

笔者认为，主要的原因要从他们所身处的医疗机构层级中去寻找。按照《医院分级管理办法》，"对医院分级管理的依据是医院的功能、任务、设施条件、技术建设、医疗服务质量和科学管理的综合水平"。据此，医疗机构被分为三级。一级医院负责"直接向一定人口的社区提供预防、医疗、保健、康复服务"，城市中的社区卫生服务站可以被视为一级医院的延伸；二级医院则需要"向多个社区提供综合医疗卫生服务和承担一定教学、科研任务"；三级医院则负责"向几个地区提供高水平专科性医疗卫生服务和执行高等教育、科研任务"。每级医院再细分为甲、乙、合格三等。因此，不同层级的医疗机构配备有不同的医务人员和医疗设备，提供不同的医疗服务。这本来应该成为分级诊疗的制度基础，但因为改革后发生的公立医院自负盈亏政策与医疗保障制度的巨大变革，使分级诊疗根本无从落实。而令人吊诡的是，基层医疗机构与二、三级医院的巨大差异倒是依据《医院分级管理办法》而得以固化与合法化。

所以，尽管政府通过各种制度设置鼓励和引导居民去社区医疗机构解决病痛问题，但因为社区医疗机构的医护人员的总体水平不高，社区医生更像是药店的售货员而不是能够诊治疾病的大夫，同时社区机构的设施配备也较为简陋，因而政府对病人的分流措施效果并不显著，只有较少的居民前往社区站就诊。相对来讲，二级和三级医院，尤其是三甲医院则因为优质的医疗资源和人力资源而吸引大量病患，结果都是人满为患。这些情况导致了不同层级医疗机构中的医患关系有所不同。综上，笔者认为，至少有三个具体原因造成了防御性医疗在不同层级的医疗机构存在明显差异。

第一，由于目前分级诊疗无法实现，大量病人直接涌向二、三级医院尤其是三甲医院，这些医院的医生要应对大量的病患。笔者参与观察的两家三甲医院每天门庭若市。在济世医院骨科的普通门诊，刘大夫平均每个半天的门诊人次接近50，平均的看诊时间为5—6分钟，然而在看诊时，其他病人常常会聚集在诊室，这严重影响了医患交流和看诊效果。当刘大夫出专家门诊时，限号15人，时常会有病人要求加号，不过看诊时间就稍长，看诊环境也好很多（PO1001）。该院心内科某位医生的专家门诊平均为10分钟（PO1006－07）。悬壶医院宋大夫的心内科专家门诊平均为9—10分钟（PO1003－05a）。在杏林医院，病人较少，心内科专家门诊的平均时间会更长一些（PO1003－05b）。而据岐黄社区卫生服务站的统计，站里每天两位到三位值班大夫平均只接待20—30位居民，多数病人只是去开药、量血压而非"看病"。社区站的平均看诊时间最长（PO1005－06）。尽管看诊时间长并不意味着就诊质量高，但是已有研究指出，流水线式的诊疗会导致医患缺乏交流时间，阻碍了医患之间信任的生成（Scott et al.，1995；Mechanic，1995）。因而，越是基层的医疗机构，医生与患者之间的交流机会就越多、交流时间就越长，他们之间的信任可能也就越多，其使用防御性医疗的动机也就越小。

第二，社区医生与病人的关系更为亲密。这是因为，一个社区卫生服务站只有三四名固定的医生，他们常年驻守在社区，与固定区域内的居民熟识，这实际上增加了医患之间接触、交流的机会，为两者关系的发展提供了客观条件。其结果是在医患关系之外增加了个人关系（Personal Relationship），前者基于对专家系统（Expert Systems）的信任（吉登斯，2000），而后者则是基于因直接交往、熟识、享有共同经历而产生的人际信任（房莉杰、梁小云、金承刚，2013）。这种机制类似于当年扎根于农村社区的赤脚医生与农民的关系（杨念群，2006）。这种人际信任在一定程度上"润滑"了紧张的医患关系。因此，相对二、三级医院的医生来讲，基层医疗机构的医生缺乏防御性医疗的动机。

第三，基层医疗机构的医生缺乏进行防御性医疗的硬件基础，因为如一级医院和社区卫生服务中心的医疗设施配备是比较简陋的，社区卫生站连血常规检查都无法实现。这从客观上大大限制了基层机构的医生运用防御性医疗策略，尤其是积极型防御性医疗的可能性。从表5－5可以看出，无一例外，社区医生即便使用防御性医疗策略，也都是低成本的、不太消耗医疗资源的策略。相比之下，二、三级医院就可以通过过度检查来"储备证据"，以避免万一可能发生的医疗纠纷。因此，事实上，临床硬件设施的配备在提高医疗水平的同时，也增强了医生防御系统的"实力"。

长期以来，面对日益恶化的医疗环境，我们往往只注意到患者对医务人员和医院乃至医疗系统的不信任，而对相反方面的不信任缺乏足够的重视。医生对病人缺乏足够的信任，其实也是目前整个社会缺乏信任的缩影。正是因为这种不信任，导致医生产生防备心理，在面对病人时有意识地开启了防御系统，以规避可能发生的医疗纠纷，使自己避免陷于日益增多的医患矛盾、医疗官司和医疗暴力事件当中。

这种不信任源于民众对于医生"角色分裂"的不满。医生本该是救死扶伤的白衣天使，但在医院自负盈亏、医生工资与医疗服务价格受到政府管控的条件下，医生同时需要扮演生意人的角色，他们需要通过临床工作来养活自己和医院。在民众看来，白衣天使与生意人是相互对立的角色，但却同时为今天的医生所扮演。这使普通民众难以再完全信任医生，最终导致了医疗纠纷增加。此外，法律上的"举证责任倒置"也促使医生在平常的执业活动中有意识地创造、保留证据。这些都导致了防御性医疗行为的普遍化。

吊诡的是，医生越是多且精巧地使用防御性医疗实践，医患之间的信任就越少，医患关系就越差，患者对医生的不满甚至袭击就越多，而这反过来又增加和强化了医生的防御性医疗实践。这便构成了一种恶性循环。

第四节　"医闹"与作为"缓冲器"的医生职业[①]

恶性循环中极端的一环便是"医闹"。"医闹"与医患矛盾与医疗纠纷直接相关。须指出的是，医疗纠纷的上升并非中国独有。比如，自20世纪60年代开始，因不当治疗而导致的医疗纠纷与诉讼的案例在北美不断增加，而由此导致的赔偿数目也飞速上升（Shorter，1993）。然而，中国的医疗诉讼并不发达（He，2014），却有一个较为独特的应对医疗纠纷的方式——"医闹"。因此，虽然在医疗机构中的暴力行为是全球景观（Cai et al.，2008；冯磊、侯珊芳，2015），但以此方式来试图解决医疗纠纷则是极富中国特色的。

---

① 赵皓玥、卢思佳对本部分亦有贡献，特此致谢。

一　医疗纠纷与"医闹"概况

通常所谓的"医闹"实际上包括两种含义：一种含义是患者、家属和其他相关人员利用医疗事故或对医疗服务的不满，以暴力或暴力威胁的手段寻求赔偿的行为（本书也称为"医疗暴力事件"）；但另一种含义则是指一种人或者一种职业，是一群人以"医闹"为业或为生的人（本书称为"职业医闹"）。作为医疗暴力事件含义的"医闹"可粗略分为两类形式：一种是针对医院的闹，比如在医院摆设灵堂、打砸财物、设置障碍阻挡患者就医；另一种是跟随、纠缠、殴打、伤害医务人员，或在诊室、病房、医师或领导办公室内滞留等。通过妨碍医疗秩序、扩大事态、给医院造成负面影响的方式，医闹的患者、家属与相关人员企图达到迫使医院和医生赔偿的目的。

"医闹"一词最早大约出现在 2006 年，原卫生部发言人毛群安在记者会中使用该词实际上有了为该词"正名"的效果。至此之后，"医闹"便似乎成了医疗卫生体系割不掉的"毒瘤"。不过，作为一种现实存在，"医闹"实际上早在 20 世纪 80 年代便已出现（杨震，2016），这在一定程度上也说明我国的医患关系在 20 世纪 80 年代已经开始恶化，这与经济转轨、社会转型，以及由此带来的医疗责任私人化同步。1986 年 10 月 30日，由卫生部与公安部联合发布的《关于维护医院秩序的联合通告》规定，"禁止任何人利用任何手段扰乱医院的医疗秩序，侵犯医务人员的人身安全，损坏国家财产"；"患者要严格按照医嘱进行检查、治疗，不得在自己的要求未满足时寻衅滋事"。这一通告折射出当时发生在医疗场所的暴力事件已非罕见，今天我们所见到的各种"医闹"形式，包括拖欠费用、占用病床（"压床"）、违规停尸、院内祭奠、打砸医院、殴打医护等，在 30 年前的通告中都能得到直接反映。其后，根据我们的梳理，2001 年、2012 年、2013 年、2014 年、2015 年和 2016 年，卫生部联合其他部委都下发专项文件，要求维持医疗服务场所的秩序，严禁患者、家属及其他人员无理取闹、侮辱甚或殴打、杀害医护人员（其中 2016 年已经下发两个通知，具体见表 5 - 6）。有关部门发文频率的增加，加上媒体隔三岔五地曝光，事实上都反映出即使在新医改之后，"医闹"事件还在呈现出不断上升的态势，而医患关系未见好转。

表 5 – 6　政府部门关于维护医疗机构秩序的专项文件（1986—2016 年）

时间	专项文件名	发布单位
1986 年 10 月 30 日	《关于维护医院秩序的联合通告》	卫生部、公安部
2001 年 8 月 3 日	《关于加强医疗机构治安管理　维护正常诊疗秩序的通知》	卫生部、公安部
2012 年 5 月 1 日	《关于维护医疗机构秩序的通告》	卫生部、公安部
2013 年 12 月 20 日	《关于维护医疗秩序　打击涉医违法犯罪专项行动方案》	卫计委、中央综治办、中宣部、最高人民法院、最高人民检察院、公安部、民政部、司法部、工商总局、保监会、国家中医药管理局
2014 年 4 月 28 日	《关于依法惩处涉医违法犯罪　维护正常医疗秩序的意见》	最高人民法院、最高人民检察院、公安部、司法部、国家卫计委
2015 年 10 月 9 日	《关于深入开展创建"平安医院"活动　依法维护医疗秩序的意见》	卫计委、中央综治办、中宣部、最高人民法院、最高人民检察院、公安部、民政部、司法部、工商总局、保监会、国家中医药管理局
2016 年 3 月 30 日	《关于进一步做好维护医疗秩序工作的通知》	卫计委、中央综治办、公安部、司法部
2016 年 7 月 8 日	《关于严厉打击涉医违法犯罪专项行动方案》	卫计委、中央综治办、中宣部、中央网信办、最高人民法院、最高人民检察院、公安部、司法部、保监会

资料来源：笔者整理。

　　除了政府部门的政策，许多研究与统计数据亦表明我国的医疗纠纷、医疗诉讼与医疗暴力事件呈现出不断上升的趋势。"来自卫生部的统计数字表明，全国由于医患纠纷引发的冲击医院等恶性事件，2002 年有 5000 多起，2004 年上升到 8000 多起，2006 年则将近 1 万起。2008 年，在太原召开的一个关于医疗纠纷全国性的内部会议上披露，全国医疗纠纷每年发生达百万起，并以 100% 的速度增长。"（柴会群，2010）而据《南方周末》另一位记者统计（刘俊、刘悠翔，2013）：

　　　　从 2000 年至今，至少有 150 多起医疗暴力案例被报道过，其中致人死亡的有 30 多起。作案工具包括马刀、宰羊刀、水果刀、铁锤和斧头。……150 多宗案例中，主治医生往往是医疗暴力最直接的受害者，偶有院长被打的情况，医护人员和其他病人也是潜在施暴对象。最近几年，带有黑社会性质的"医闹"事件一直呈上升趋势。卫生部统计显示，2010 年全国发生"医闹"事件 1.7 万多起，比五年前多了 7000 起。医疗暴力方式多种多样，最常见的是陈尸、拉横幅、设灵堂、打砸医院，谩骂、恐吓、绑架、拘禁、殴打医护人员，极端的包括火烧和爆炸。……这些案例中，医务人员除了要面临被砍杀的危险，还遭受各种凌辱。其中，包括女护士被扒掉外衣；医院院长被逼在死者灵前下跪一小时；主治医生被逼抱着小孩尸体示众 4 个钟头，一边走还要一边说："这个小孩是被我一针打死的。"仅从 150 多宗案例看，医疗暴力多集中在大中城市的三级医院。

而由行业协会组织的多项调查数据表明，"医闹"在中国医疗服务中已经变得常态化。"2014 年调研结果显示，59.79% 的医务人员受到过语言暴力，13.07% 的医务人员受到过身体上的伤害，仅有 27.14% 的医务人员未遭遇过暴力事件。有 73.33% 的医生要求在《执业医师法》修改时加强对医师的权益保护。"（中国医师协会，2015）表 5 - 7 是摘录的行业协会的调查结果。中国医疗机构中暴力行为的普遍流行甚至引起了海外的部分媒体和医学专业杂志的注意，单从这些引人注目的标题中，我们就可以对医生所处的危险处境有一个大概的感知（见表 5 -8）。

表 5 -7　　医疗行业协会有关医疗纠纷与"医闹"事件的调查数据

年份	调查单位	调查范围	主要发现
2002	中华医院管理学会	全国 326 家医院	中国医疗纠纷发生率高达 98.4%，而纠纷发生后，73.5% 的病人及其家属曾采取扰乱医院工作秩序的过激行为，其中 43.86% 发展成打砸医院。患者死亡后停尸在医院大厅、病房的约占 10%，围攻院领导的约占 18.21%，攻击威胁医务人员的约占 37.2%，数十人冲击医院的占 12.3%，黑社会介入的占 40.6%。这些过激行为对医院设施直接造成破坏的占 35.58%，导致医务人员受伤的约占 34.46%
2005	中国医师协会	全国 114 家医院	2000—2003 年平均每家医院发生医疗纠纷 66 起，打砸医院事件 6 起，打伤医师 5 人
2005	中华医院管理学会	全国 270 家医院	全国 73.33% 的医院出现过病人及其家属用暴力殴打、威胁、辱骂医务人员的事件；61.48% 的医院发生过病人去世后，病人家属在院内摆设花圈、烧纸、设置灵堂、纠集多人在医院内围攻或威胁院长人身安全等事件。福建、湖南、江西等地还曾发生过患者杀医生的恶性事件

年份	调查单位	调查范围	主要发现
2007	中国医师协会	全国115家医院	2004—2006年"医闹"现象一直呈上升趋势，比例分别为89.58%、93.75%、97.92%，每所医院平均发生的次数分别为10.48次、15.06次、15.31次。大量地区性数据也显示出医疗暴力普遍化、激烈化的现状
2011		北京市	最近几年有72%的医院发生过殴打、威胁、辱骂医务人员等"医闹"事件

资料来源：徐昕、卢荣荣，2008，以及徐晶晶，2012。

表5－8　　　　　　　海外部分媒体对中国"医闹"的报道

年份	媒体	标题
2010	The New York Times	Chinese Hospitals Are Battlegrounds of Discontent
2010	The Lancet	Chinese Doctors Are under Threat（Editorial）
2011	Times	In Some Chinese Hospitals，Violence Is Out of Control & It's Doctors Who Are at Risk
2012	The Economics	Violence against Doctors：Heartless Attacks
2012	The Lancet	Ending Violence Against Doctors in China
2013	The Lancet	Which Future for Doctors in China
2014	The New Yorker	Under the Knife：Why Chinese Patients Are Turning against Their Doctors

资料来源：笔者整理。

　　而在医院众多种类的工作人员中，医生是受袭击最严重的职业群体。2008年，在全国10个城市、80所医院，以问卷和访谈等形式进行的关于医务人员暴力侵权的调查数据就说明了这一点（见表5－9）。该调查显示，无论在被患方打伤的次数、被辱骂的次数还是被恐吓的次数方面，医生遭遇过这些事件的比例均要高于护士、医技人员和管理人员。这也容易理解，因为患者在就医过程中直接接触最多、最重要的便是医生，患者通常不会思考医生执业行为背后的制度性或结构性因素，而只会注意到医生执业行为的种种不是，并将不满、愤怒和怨恨撒向医生。这正如周雪光（2015）转引的西方关于工人暴动的研究：

人们在一个具体背景下感知剥夺和压制，而不是看到一个宏大而抽象过程的最终结果；而且正是这些具体的经历将人们的不满塑造为针对具体目标的具体抱怨。工人们体验到的是一个具体工厂、其中流水线的加速节奏、工头、密探和警卫以及厂主和工资单。他们并不是体验到垄断资本主义。

于是，医生最易成为人身攻击的目标。

表5-9　在过去一年内不同技术类型调查者遭人身攻击的次数（n=3665）

技术类型	被患方打伤的次数		被患方辱骂的次数		被患方恐吓的次数	
	1—2次	3次及以上	1—2次	3次及以上	1—2次	3次及以上
医生	79（4.5%）	10（0.5%）	646（36.8%）	299（17.0%）	441（25.1%）	180（10.2%）
护士	38（2.9%）	1（0.1%）	440（33.6%）	206（15.7%）	247（18.8%）	103（7.8%）
医技人员	5（1.7%）	1（0.3%）	95（31.7%）	43（14.4%）	56（18.7%）	23（7.6%）
管理人员	3（1.8%）	1（0.6%）	47（28.5%）	27（16.3%）	36（22.0%）	19（11.6%）

资料来源：李塈懿等，2009。

然而，由于"医闹"事件在一定程度上的敏感性[①]，有关"医闹"的数据并不容易获得。我们只能在媒体报道中了解有关医疗暴力事件的残缺数据与断续趋向，抑或只对个别医疗机构的医疗纠纷与暴力事件的研究，都导致我们难以认识"医闹"事件的整体情况与大致趋势。具体来说，目前对"医闹"的研究主要集中在医疗卫生领域，这些研究者主要来自卫生事业管理、医学伦理、卫生法学等学科，少数来自法学、社会学、政治学等领域。一类较为常见的研究是，他们采用问卷方法，通过向医患双方发放问卷收集关于医疗服务、医患关系、医疗暴力等方面的经历与态度，进而对数据进行整理分析，以呈现出医疗暴力发生的基本特征，并尽力挖掘、归纳各方面原因（李塈懿等，2009；李大平，2013；邢朝国、李飞，2013；张跃铭，2014）。或者，他们用思辨的方法、间或引用一些官方数据、零星的媒体报道，或暴力事件个案，来推导"医闹"发生的特征、趋

[①] 这种敏感性可从两个方面来理解。其一是对医疗机构与医护当事人的敏感性，他们不愿意该类事件曝光，因该类事件对他们而言并不光彩，且背后往往牵涉医疗纠纷甚或医疗事故，会直接牵涉他们的利益。其二是对政府的敏感性，因这类事件或可被视为维权事件，尤其是涉及多人参与时，便成为群体性事件，其性质更加敏感。

势与根由（王璠、杨小明、江启成，2005；马亚楠、何钦成，2007；田丰，2014；刘振华，2015；肖柳珍，2016）。又或者，研究者以某个医院的医疗纠纷与医疗暴力数据为基础，分析医疗暴力事件发生的特点与前因后果（徐昕、卢荣荣，2008；聂洪辉，2010）。又或者，研究者从社会问题的角度对医患矛盾、医疗纠纷与医疗暴力事件做总体上的梳理，归纳特征与趋势，剖析原因并提出对策建议（朱力、袁迎春，2014；袁迎春，2016）。又或者，研究者从其自身学科的问题意识出发，依托实证数据，对"医闹"事件进行描述与分析，探究背后的原因、制度根源。他们都将"医闹"视为患者在面对医患信息与权力不对等、为追求自身权益时而诉诸的一种较为有效的策略，而且即使试图通过法律途径解决问题的患方都可能应用这一策略（涂炯，2016；Liebman，2013；肖柳珍，2016）。

因此，为了从总体上对医疗暴力事件的发生特征与发展趋势做一把握，我们尽可能多地采集相关的媒体报道作为样本并建立数据库。当然，有两个问题首先需要说明。其一，我们所搜集的样本并不能推论至全体，换句话说，我们并不能依靠本书的数据来准确认识我国"医闹"的整体状况。其二，由于我们所搜集的数据是新闻报道，因此更确切地说，我们接下来所描述的是大众传媒对"医闹"事件的呈现而非"医闹"事件本身。也就是说，这只是一定程度上对"医闹"事实的反映，但这种反映会受到各种因素，尤其是媒体本身的影响。这是因为，各式各样的媒体报道为受众呈现出了"媒介现实"。它以客观现实为反映对象，不管传播者的主观作用如何发挥，其中所包含的"客观"内核总是存在的；但与此同时，媒介提供的现实是一个经过选择、建构的世界。在受众和客观现实之间，其实有一个真实的世界被媒介所包装、润饰和过滤（张克旭等，1999）。媒介现实可能会和客观现实之间产生偏差，这是我们需要时刻警醒的。

就具体方法而言，我们首先以百度的新闻搜索系统检索有关医疗暴力事件的报道，事件跨度为2002年至2015年3月。百度新闻所收录的新闻来源较为广泛，既包括报纸、杂志，也包括电视台、网络，且其搜索系统较好地满足了本书研究内容的时间跨度——2002—2015年，因而检索较好操作、数据可得性强。我们并不简单地以"医闹"为关键词进行检索，因为这样会漏掉许多报道中没有使用"医闹"一词而事实上确是医疗暴力事件的报道。因此，取而代之，我们在百度新闻的"高级搜索"中，在"包含以下全部的关键词"一栏中输入"医院"或者"医生"，而在"包含以下任意一个关键词"一栏中，则根据《关于维护医疗机构秩序的通告》的分类①，分别键入"威胁""辱骂""殴打""伤害""灵堂""纸钱""花圈"等。在时间设定上，为避免混乱，我们都是按年搜索，比如2014 年的新闻报道检索就设定为"2014 年 1 月 1 日至 12 月 31 日"。在勾选限定关键词位于"在新闻全文中"，并默认百度新闻的全部新闻源作为我们的搜索源，最后点击搜索。

搜索结果显示后，我们默认"按焦点排序"，然后对报道逐条查看。我们尽量选取对事件的各个要素描述完整的报道，而排除缺少对事件大致过程的完整描述的报道以及重复出现的新闻报道。面对海量的搜索结果，我们采取了如下方法进行筛选：通常我们浏览数十页网页之后，内容相关性就会越来越弱，且重复报道增多，如果连续数页没有一条新闻入选，则我们放弃该年的新闻筛选工作。经过这样的筛选之后，我们得到 2002 年至 2015 年 3 月符合本研究需要的新闻报道共 329 篇，作为本书研究的样本。根据研究目标，我们共设立了 16 个内容分析的变量，包括年份、省份、医院级别、暴力形式等，变量的基本情况如表 5 - 10 所示。

表 5 - 10 医疗暴力事件变量

序号	变量	赋值
1	年份	直接数字赋值，如 2015 年、2014 年等
2	省份	直接文字赋值，如浙、豫、京等
3	医院级别	1 = 三甲医院、2 = 三级其他、3 = 二甲医院、4 = 二级其他、5 = 一级 & 社区医院、6 = 其他
4	临床部门	1 = 普通门诊、2 = 急诊、3 = 住院、4 = 其他
5	暴力形式	1 = 伤害、2 = 扰乱秩序、3 = 杀害、4 = 其他
6	受害者是否为医生	1 = 是、2 = 不是、3 = 不全是
7	受害医生是否与患者有关	1 = 有关、2 = 无关
8	实施者是否为个人	1 = 是、2 = 不是
9	实施者性别	1 = 男、2 = 女、3 = 有男有女
10	实施者是否为外地人	1 = 是、2 = 不是

① 卫生部和公安部于 2012 年 5 月 1 日联合发布《关于维护医疗机构秩序的通告》，其中第七条规定："有下列违反治安管理行为之一的，由公安机关依据《中华人民共和国治安管理处罚法》予以处罚；构成犯罪的，依法追究刑事责任。"其下的第四点明确规定其中一类人员是"侮辱、威胁、恐吓、故意伤害医务人员或者非法限制医务人员人身自由的"。

续表

序号	变量	赋值
11	患者是否手术	1 = 曾经手术、2 = 没有手术
12	实施者是否被判定有精神疾病	1 = 是、2 = 不是
13	实施者是否预谋	1 = 激情作案、2 = 预谋作案
14	实施是否有职业"医闹"参与	1 = 是、2 = 不是
15	患者是否死亡	1 = 死亡、2 = 未死亡
16	有无诉诸正式途径解决纠纷	1 = 有、2 = 没有

资料来源：笔者整理。

　　用媒体关于医患冲突与医闹的新闻报道作为分析的数据难以避免会受到媒体的报道偏误的影响。显而易见，新闻媒介为了吸引读者势必会选取情节最为吸引的案例加以报道以增加点击量、阅读量和发行量，而在报道中也不可避免地会出现与事实不相符的情况。但与此同时，新闻报道也是受众了解和感知医患关系现状的最直接、最有效的途径，也是我们目前可得的有关"医闹"的最为便捷的数据源。这种媒体报道的偏差可以通过增加案例数量和拉长案例的时间跨度来缩小与缓解（公婷、吴木銮，2012）。此外，在一定条件下，我们可以选取对同一"医闹"事件的不同媒体报道，尤其是深度报道，来加以比较，争取信息完整度与可靠性的最大化。

　　通过对所搜集到的数据的分析显示，与既有文献的研究结果以及我们的直观感受相一致，2002—2014 年①，我国各类医疗暴力事件明显呈不断上升的趋势。从 2002 年媒体上只有一起有关医疗暴力事件的报道，到 2006 年报道 30 起，形成一个小高峰，其后又呈现平稳趋势。而自 2012 年开始，医闹事件的报道出现了火速上升的趋势，从而在图 5 - 4 中呈现出一条极为陡峭的直线。2006 年报道较多，这可能与 2005 年政府宣布旧的医改失败、新一轮医改开始方案征集有关。当然，这也与医患关系和"医闹"事件本身的发展规律相关，从无到有，医患矛盾不断积累，"医闹"事件逐渐增加，相应地，媒体报道也会增加。讽刺的是，2009 年新医改开始后，"医闹"事件并未减少。相反，尽管 2010 年与 2011 年，"医闹"报道维持在低位，但自 2012 年开始，"医闹"报道有增无减。同样的趋势

---

　　① 由于 2015 年只有三个月的数据，因此我们在趋势描述中未列入 2015 年数据。

也出现在杀害医生事件的报道趋势上。新医改之前，杀害医生事件的报道
只有三起，分别发生在2003年、2004年和2008年；而新医改开始后，杀
医事件的曝光反而增加了，2009年有1起报道，2010年有2起，2012—
2014年则分别有5起、4起和3起。这实际上折射出新医改存在问题，因
为医患关系的好坏是反映医药卫生体制改革成效的重要指标。

　　从地区分布上来说，21世纪以来，医闹被曝光最多的是广东省，共
46起，其次分别是四川、浙江、江苏与北京；而曝光最少的则是天津、
青海、新疆、吉林（见图5-5）。"医闹"曝光较多的省份通常都是优质
医疗资源较为集中之处，这可能导致大量本地与非本地病人到这些地方就
医，从而增加了医患矛盾、医疗纠纷与医疗暴力事件发生的风险。之所以
如此推测，是因为我们发现，医疗暴力事件被曝光的数量与该省三甲医院
的拥有量存在一定的相关关系。"医闹"报道最多的广东、四川、浙江、
江苏与北京分别拥有91家、62家、62家、61家、45家三甲医院，而报
道最少的西藏、宁夏、天津、青海、新疆和吉林分别只拥有2家、3家、
29家、10家、16家、27家三甲医院（此为2014年数据，见国家卫生和
计划生育委员会，2015）。我们将31个省、市、自治区的"医闹"报道位
次与所拥有的三甲医院位次做了一个比较，结果发现二者的名次较为吻合
（见表5-11）。

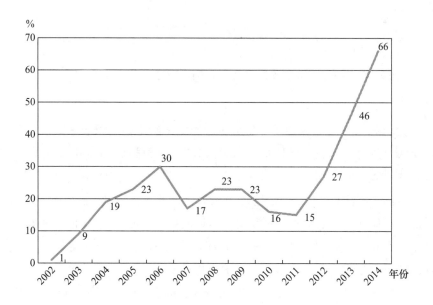

图5-4　我国"医闹"事件的发生趋势（2002—2014年）

资料来源：笔者整理。

表5–11　　　　"医闹"事件的报道数量与优质医疗
资源拥有量的分省（市、区）分布比较

省（市、区）	粤	川	浙	苏	京	吉	新	青	津	宁	藏
"医闹"报道数（起）	46	32	25	24	22	2	2	2	1	0	0
"医闹"报道数全国位次	1	2	3	4	5	26	26	26	29	30	30
三甲医院数（家）	91	62	62	61	45	27	16	10	29	3	2
三甲医院全国位次	1	3	3	7	10	22	27	28	20	30	31

资料来源：国家卫生和计划生育委员会，2015b。

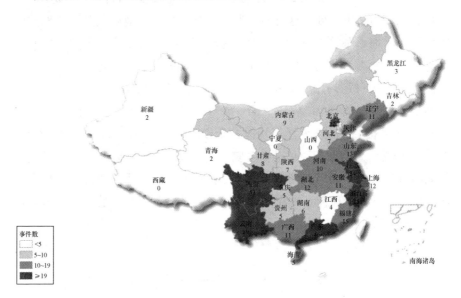

图5–5　各省、市、自治区"医闹"事件的发生数量（2002—2015年）

资料来源：笔者整理。

我们对"医闹"报道的分省分布原因的推测主要来源于这些报道在医院层级上的分布。我们所搜集到的"医闹"事件显示，有56.66%的"医闹"事件发生在三级医院，共149起，其中发生在三甲医院的有127起，占总数的48.29%（见表5–12）。"医闹"集中于三甲医院已为诸多文献所证实。比如Yu等通过谷歌搜索所描述的结果，总共101个医疗暴力事件中，有67个发生在三级医院（Yu et al.，2015）。这一方面是因为我们现行的医疗卫生体制由行政主导来分配医疗资源，从而导致优质医疗资源过度集中在三级医院尤其是三甲医院。这造就了三甲医院的"虹吸现象"，即三甲医院除吸纳了大多数先进医疗仪器与设备、高水平的医务人员外，还吸引了大量病患前去就医（姚泽麟，2016；朱恒鹏、林绮晴，2015）。

而另一方面，如本章第三节分析所表明的，基层医疗机构由于其较差的医疗硬件配置与医务人员配备而无法吸引病患前往就医，甚至基层机构的医生为了规避潜在的医疗风险而主动"拒绝"病人，将其推向高层医疗机构。种种原因都导致三甲医院吸纳了基数庞大的病患以及同样数量庞大的疑难杂症与危重病患，这使得三甲医院的医疗风险上升，其发生"医闹"事件的概率一般都要高于其他级别的医疗机构。

至于在具体的临床部门分布方面，我们在编码时将临床部门分为普通门诊、急诊、住院和其他。发生"医闹"数量最多的是急诊，有143起，占总数的47.04%。住院与普通门诊发生"医闹"数基本持平，分别占26.64%和26.32%（见表5－12）。这说明，急诊的确是医患冲突的"高危"科室，该部门不但工作量巨大、突发情况多、临床工作极为辛苦，而且更有可能遭遇情绪激动的病患或家属，一个证据是发生在急诊部门的"医闹"事件中，病患或家属的激情作案比例高达74.83%，明显高于普通门诊的56.25%和住院的50.62%（见表5－13）。

遗憾的是，由于媒体报道中关于"医闹"发生在哪个临床科室缺失较多，我们最后只能放弃对该项变量的编码与统计。

表 5－12　　　　　　　　　"医闹"受害者的特征

项目	频次	百分比（%）
医疗机构层级		
三甲医院	127	48.29
三级其他	22	8.37
二甲医院	65	24.71
二级其他	12	4.56
一级与社区医院	37	14.07
合计（缺失值＝66）	263	100
临床部门		
普通门诊	80	26.32
急诊	143	47.04
住院	81	26.64
合计（缺失值＝25）	304	100
受害者是否为医生		
是	202	62.15
不是	13	4.00

续表

项目	频次	百分比（%）
不全是	110	33.85
合计（缺失值 =4）	325	100
受害者是否与患者有关		
有关	284	88.75
无关	36	11.25
合计（缺失值 =9）	320	100

资料来源：笔者整理。

在个体受害者层面上，医生为受害者的医疗暴力事件共202起，医生不是受害者的事件只有13起，而医生与其他医务人员为共同受害者的事件则有110起（见表5-12）。因此，有医生为受害者的"医闹"事件共312起，占总报道数的96.00%，显示出医生是医疗暴力事件的最易受害者。这与李塁懿等（2009）的研究结果相一致。

表5-13　　　　　　　　临床部门与是否预谋列联　　　　　单位：起

		是否预谋		合计
		激情作案	预谋作案	
临床部门	普通门诊	45	35	80
	急诊	107	36	143
	住院	41	40	81
	其他	14	2	16
合计		207	113	320

资料来源：笔者整理。

当下部分"医闹"事件的受害对象并不是为实施医闹的患者一方提供诊疗服务的医生或其他医务人员，这意味着所有医务人员都可能由于普遍的医患信任的缺失（徐昕、卢荣荣，2008）而受到人身威胁。2016年甚至还发生了患者伤害医生子女的案件。根据我们的统计，受害人与患者有关的医疗暴力事件共284起，无关的有36起，则仍有11.25%的医务人员受害者与患者并无直接关系（见表5-12）。此类事件中最有代表性的恐怕就是2012年哈医大附属第一医院的悲剧事件，被害者王浩虽是风湿科实习医生，但与患者并无任何交集，却不幸死于患者李梦南刀下。此种事件中，医务人员成为患者纯粹泄愤的对象。

为了更详细地区分医疗暴力事件，参考徐昕与卢荣荣（2008）关于医疗暴力事件的"情感宣泄型"与"暴力索赔型"的分类，我们将医闹细分为三种暴力形式。第一类是扰乱秩序类，包括摆设灵堂、焚烧纸钱、停放尸体、围堵医院等，这是针对医疗服务机构的违法行为，通常表现为多人参与的"群体性事件"，以威胁机构、获得赔偿为目的。此类事件中，扰乱秩序只是他们的手段而非目的。第二类与第三类分别为伤害类和杀害类事件。这两类也可视为一类，都是针对医务人员个体的行为，但存在参与人数、暴力后果等差别。与扰乱秩序类事件不同，通常伤害类事件中的暴力行为本身就是目的，是患者或家属为了泄愤、报复、出气等做出的举动。在我们的统计中，扰乱秩序类事件共81起，占24.62%；伤害类则达229件，数量最多，占69.60%，包括恐吓、辱骂、殴打、逼迫下跪等；杀害医务人员的恶性事件共19起，占总数的5.78%（见表5－14）。

表5－14　　　　　　　　　　"医闹"的暴力形式分类与比例

暴力形式	频次	百分比（%）
扰乱秩序	81	24.62
伤害	229	69.60
杀害	19	5.78
合计	329	100

资料来源：笔者整理。

二　医疗纠纷的解决方式

特别值得一提的是，324起"医闹"事件中，实施者曾经诉诸过正式途径以解决医疗纠纷的高达137起，占42.28%（见表5－15）。未诉诸正式途径的居多，这在各种暴力形式中都是如此。不过，在伤害类事件中，有近一半的患者与家属曾经求助于正式制度。笔者猜想是求助途径的费时费力，导致这些求助者最后采取了极端行为。因此，总体而言，尽管有四成多的实施者在"医闹"前曾经求助过有关部门，试图以正式制度解决问题，但是最后都不了了之，抑或如李本（Liebman, 2013）所说，可能是在求助正式制度的同时，实施暴力抗争（尤其是扰乱秩序的行为），以求得医疗纠纷以自己所希冀的结局解决。

表 5 - 15   暴力形式与有否诉诸正式途径列联

		有否诉诸正式途径		合计
		有	没有	
暴力形式	扰乱秩序	29	48	77
	伤害	104	124	228
	杀害	4	15	19
合计		137	187	324

资料来源：笔者整理。

这不得不让我们深思现有的处置医疗纠纷的正式制度安排。"医闹"可以说是社会转型时期中国特有的"暴力维权"的一种典型形式（徐昕，2008；徐昕、卢荣荣，2008），是一种非正式制度。一般来讲，社会当中的纠纷解决有多种多样的方式，比如自助（Self - help）、逃避、协商、第三方调解、忍耐以及诉讼（Black，1989；Mickelson，2003）。当事人采取何种方式应对纠纷取决于所处社会与事件的具体情况。我们可以将"医闹"这种暴力维权看作一种"自助"方式。通过暴力的手段，患者及其家属不仅以单方面的攻击行为（Unilateral Aggression）来表达他们的不满与愤怒（Black，1989），而且在他们意识到其权利被丧失职业道德的医生损害时来保护自身的权利（徐昕、卢荣荣，2008）。因此，问题在于，中国的患者为何要用这种看起来极不理性的方式去解决精细复杂的医疗纠纷问题呢？

讨论纠纷或争议的解决，就应该比较当事人各种解决途径的成本与收益。当下，我国医疗纠纷的处理主要有三种制度化方式：当事人双方协商、行政调解和司法诉讼（徐昕、卢荣荣，2008；曹实，2010；王君鳌、刘瑜，2007）。这些制度化的路径在目前医疗纠纷处理的主要法律依据——《医疗事故处理条例》第四十六条中有极为明确的表述："发生医疗事故的赔偿等民事责任争议，医患双方可以协商解决；不愿意协商或者协商不成的，当事人可以向卫生行政部门提出调解申请，也可以直接向人民法院提起民事诉讼。"

在——讨论这三种制度化解决医疗纠纷的途径之前，首先要重申当下我国城市中医生与患者之间的"权力关系"：大多数医生仍然依附在公立医院之上，他们是有"组织依靠"的，借用 Field（1988，1991，1993）的话来讲，他们仍然是一个"科层化职业"；相比之下，中国的病人群体中的多数却因为单位制度的解体而被"解放"出来，成为"原子化"的个体。他们不再有单位的庇护，而且他们也没有强有力的第三方购买者来帮助他们与医疗机构和医生群体讨价还价（顾昕、高梦滔、姚洋，2006）。因而，医生这一职业群体依然保有对病人的巨大权威。这种权力关系极为不平衡，正如当年 Field 在评论苏联医生对病人的权力时所说的，医生的权威从未被大众质疑，因为没有一个运动或者组织来主张病人的权利（Field，1991）。

第一种方式是当事人双方协商。当医疗纠纷发生时，无论是哪一种途径，患者面对的实际上并不是当事医生，而是医生所在单位的代表。在当事人双方协商这一途径中，通常患者和家属不会直接和他们认定有责任的医生个体进行协商，而是由医生所在医院的医务处、客户服务部、"和谐医患办公室"等机构来处理。公立医院医务处的一大职能就是处理医患关系和医疗纠纷。譬如，曾是某三甲医院专门处理医患纠纷的部门负责人的闵大夫说，现在医疗纠纷和诉讼官司太多了，他这个主任的主要职责就是要代表当事医生和医院去处理这些问题（IN090719）。

这样的一种处置医疗纠纷的方式体现了医患之间的权力结构向医疗服务的提供方不断地倾斜：其一是医患之间本来就有巨大的知识鸿沟与不平衡的权力关系，其二是"患者个体"跟"单位组织"协商，因而，正如曹实（2010）所评论的："医患双方在医学专业知识的掌握、信息的收集、疾病的认识能力上地位悬殊，患者处于弱势，和解（协商）必然在医疗机构主导下完成，对患方而言难以保证公平。"这体现的正是我国城市医生作为一个科层化职业在面对医疗纠纷时所享有的特殊地位。

第二种方式是行政调解。这是由"第三方"——卫生行政部门来处置医疗纠纷。卫生行政部门会在医疗领域选定专家组成医疗鉴定委员会，由这一委员会进行医疗鉴定，作为调解医疗纠纷的主要依据。然而，笔者在第三章已经指出，公立医院与卫生行政部门是被所有者和所有者的关系，是"父子"关系。卫生行政部门既是所有者，又是政策的制定者，也是医疗行为的监督者和医疗纠纷的仲裁者。这样的多重身份必然导致其不能中立地处理医疗服务提供方和医疗服务接收方的纠纷，因为这种鉴定是"老子鉴定儿子，甚至干脆是兄弟姐妹之间相互鉴定"（王君鳌、刘瑜，2007；IN090719）。因而可以说，这种方式实际上是更加大了患者与医院之间的不平衡，因为在双方协商中，患者面对的只是医院，而现在却要面对医院和其上级卫生行政部门。所以，患者很少选择此种方式来处置纠纷（徐昕、卢荣荣，2008；王君鳌、刘瑜，2007；周颖，2007）。

尽管《医疗事故处理条例》将由卫生行政部门成立鉴定委员会改为由

中华医学会来负责这一事务，但这有可能是"换汤不换药"，因为该职业团体的章程中明确写着"本会依法维护医学科学技术工作者的合法权益，为医学科学技术工作者服务"，因此很有可能医学会与当时医生和医院之间会出现"医医相护""同病相怜""唇亡齿寒"等问题（海淀法院课题组，2008；柴会群，2010）。因此，目前多地成立了官方背景的医患纠纷人民调解委员会，其受司法局的业务指导，是独立于卫生行政部门、保险机构和医患双方之外的第三方人民调解组织。这可能是将来主导的调解模式，但其目前的效果并不尽如人意。

鉴定的问题亦影响到第三种处置方式：诉讼，因为即使由司法机关来裁决，它仍然需要来自医疗集团的鉴定。患者心中的疑问难以消弭：如果说在行政调解中的医疗鉴定不可采信，那么在诉讼中的鉴定又有什么区别？既然医生不可信，那么医生做出来的鉴定难道就可信吗？（海淀法院课题组，2008；徐昕、卢荣荣，2008）这种鉴定当然有利于医方，这是为什么医院一方千方百计地利用《医疗事故处理条例》将诉讼纳入医疗事故鉴定的轨道、以防纠纷进行司法鉴定的原因（柴会群，2010）。

诉讼方式的问题并不止于此。因为医疗案件的特殊性和取证的困难，导致其所需时间往往非常漫长，一般需要两三年（IN090711）。这意味着医疗纠纷诉讼对患者来讲成本高昂。这一点得到了中国医院协会医院维权部主任郑雪倩的证实："患者通过法院诉讼，法定时间是6个月，但中间还要除去做鉴定的时间，这样一拖，一般的案件处理下来需要两年时间，最快的是1年多，慢的话有时候3年。"（周颖，2007；IN090719）

此外，根据《医疗事故处理条例》的相关规定，医疗事故赔偿标准低于国家赔偿和一般的民事赔偿，因此即使患者赢得官司，其所能得到的赔偿也非常低。这导致了患者一方并不想用《医疗事故处理条例》来解决医疗纠纷问题（海淀法院课题组，2008；王君鳌、刘瑜，2007；徐昕、卢荣荣，2008）。

而从医疗机构和医生一方来讲，他们也极力避免出现的医疗争议事件被鉴定为医疗事故。这与《医疗事故处理条例》第五十五条密切相关：

医疗机构发生医疗事故的，由卫生行政部门根据医疗事故等级和情节，给予警告；情节严重的，责令限期停业整顿直至由原发证部门吊销执业许可证，对负有责任的医务人员依照刑法关于医疗事故罪的规定，依法追究刑事责任；尚不够刑事处罚的，依法给予行政处分或者纪律处分。对发生医疗事故的有关医务人员，除依照前款处罚外，卫生行政部门并可以责令暂停 6 个月以上 1 年以下执业活动；情节严重的，吊销其执业证书。

从以上的罚则可以看出，一旦医疗机构发生了医疗事故，对其影响最为严重的处罚并非给予病人的赔偿，而是会降级或吊销营业执照。笔者在第三章中曾详细分析了医院的级别对一个医院的生存与发展境遇有多么重要的影响。有没有发生医疗事故，是卫生行政部门对医疗机构进行考核的重要指标（海淀法院课题组，2008）。因而，一旦适用该法律去解决医疗纠纷，则会对医院在专业技能、管理等方面的信誉造成极为不利的影响，不但社会大众会加深对该医院的疑虑，而且上级主管部门也可能对该机构做出摘牌（比如摘掉三甲医院的牌子）甚至停业整顿的处理。

济世医院刘大夫在第一次接受笔者的访谈时，曾跟笔者讲述他所在医院当时刚刚发生了一个医疗事故，这个故事说明了医疗机构为何要极力规避"医疗事故"这一定性。该事件大致是一个护士不慎将给母亲吃的药给了刚出生的孩子，结果导致孩子死亡。这是一起极为严重的事故，按照《医疗事故处理条例》第四条关于医疗事故定级的规定，应该被定为一级，是最严重的事故。如果事件报告给卫生行政部门，或者患者一方报给媒体、上诉法院的话，当事护士可能会被刑事起诉，而济世医院"三级甲等"的牌子也有可能被摘掉。因此，医院当时尽一切努力安抚当事的患者家人，避免该事件被曝光，尤其是避免该事件被定性为医疗事故（IN090722）。

当然，公立医院与依附在其之上的医生绝不仅仅是避免被"曝光"或遭到处罚，而是试图撇清所有的责任。悬壶医院心内科宋大夫所碰到的两个案例很清楚地说明了这一点（PO1003 - 05a）。

宋大夫是悬壶医院心内科的病房主管，其一项重要工作是处置涉及本科的投诉和纠纷。小的投诉他就直接让被投诉的相关医务人员去向病人解释，而较大或较为棘手的纠纷则由他代表科室和医生处理，所以他说他经常要去法院出庭。宋大夫说，他的责任就是要使医院、科室和医生的损失降到最低，所以"我上庭时，就在庭上狡辩呗"。

2010 年 3 月某日，笔者跟随卢大夫查完房之后在他办公室跟他聊天。他说今天收到一封从院长处转来的投诉信。信中说，悬壶医院的心内科多年以来一直给病人安装过期的心脏起搏器，至今也未停止，受害病人"不计其数"，所以写信者要求医院追究。医务处和客户服务部看后确认医院并不存在此信中提及的透露信息的护士，而且事实性信息太少，投诉人并未注明起搏器的具体使用信息，比如于何年何月植入、什么牌子、什么型号、主刀大夫等。基本事实与立场明确之后，接下来宋大夫就需要代表本科室写个意见。他说，他其实心里明白科室确实有人这样干过，而且他也觉得大夫这样干就有点超出"底线"了。"该吃的回扣要吃，但是不能太过分。"像安装过期的起搏器实在有点"丧失道德"了。但是，这一事件的定性关系到整个科室和悬壶医院的声誉与信誉，所以他说他会基本同意院方的处置意见，在投诉者没有进一步亮出证据的情况下，他不会承认本科室的医生有如此行为。

此外，宋大夫当时还在代表科室处理一件医疗纠纷诉讼。原告为一女二男，他们是兄弟姐妹关系，他们的父亲在2009年某日因急性左心衰、肺部感染而住院治疗。住院期间做了三次胸片检查，均未提示有肺部感染。入院第6天时开始出现腹泻，此后日益加重，严重时每日达五六次之多，直至病亡。住院期间，病人曾多次验血，显示白细胞高出正常值。家属认为，这样明显的指征，大夫应该考虑到这可能是抗生素相关性腹泻及抗生素所致的伪膜性肠炎。照此，应当停止抗生素的使用。但心内科大夫非但没有停止抗生素的使用，反而之后又改用头孢，并加大使用剂量。而头孢是更容易引起伪膜性肠炎的抗生素。据此，家属认为，老人病亡的根本原因就是使用抗生素所导致的肠炎、腹泻不止，住院46天，但腹泻有40天。所以主要责任则在医院和大夫，"是医疗过失所致的院内感染致病人死亡事件"。家属又说，医院为了隐瞒事实，将死亡记录写成急性脑血管病，这是故意回避、推诿责任。

就这个案件，卢大夫承认说："诉状上对方的说法都对，但是我到法庭上就是要'狡辩'，而且这老头本身都80多岁了。"所以，他自己上庭的主要目标，是要将医院的损失，无论是经济上的，还是名誉上的，都缩减到最小。在他向我展示的"对某某家属的答复意见"中，他代表医院和科室做出的结论是："采取的治疗措施得当，不存在诊疗过失；患者最后死亡与基础性脏病相关；……正常高龄心脏病患者死亡。"处理建议认为应该首选与家属协商的办法解决这一事件。

从这两个案例，我们可以推断出两点：其一，医生在遭遇医疗纠纷时，其同院的同事会"帮忙"，他们会从自身与医院利益出发，尽力减小经济上与名誉上的损失。换句话说，医院内部的医生之间会"自觉"地相互遮掩各自的可能错误。我们也不能排除跨院的同行会加入到此活动中，正如笔者在前文的分析。其二，医生作为一个"科层化职业"，能借助他们所依附的公立医院而免予面对愤怒的病人和家属的诉讼，院方会有专人代表他们处置纠纷。这印证了 Freidson 在 1970 年那本著作里的讨论，即在一个同事依赖型的工作环境中，同行而非外界的评价是评判医生表现的最为重要的标准，而这导致了医生这一职业群体难以实现自我规制（self-regulation），而中国医生以单位而非整个专业为共同体的基础以及公立医院内部的环境更易导致医生相互包庇（Freidson，1970a，1970b）。

以下发生在济世医院、笔者亲眼所见的案例亦是一个极好的例证（PO1001）：在济世医院骨科做观察的某一天，笔者跟随刘大夫到该院产科住院部会诊。一个女婴刚出生 13 天。家属在其出生后就发现其手指（手掌？）有骨折，于是产生了纠纷。产科叫儿科去会诊给意见。但因为事先未知会儿科，所以儿科会诊后的意见与产科想撇清责任的口径并不统一。之所以如此判断，是因为刘大夫在到达产科未进该女婴所在的病房之前就见到了产科负责此事的医生。他以一点带有责备的语气对这位医生说："你们事前应该跟儿科过来的医生通气。现在搞成这样，就有点麻烦。"他表示他会尽量减小产科的责任。之后，刘大夫进入病房，在看完婴儿之后，他同当时在场的家属沟通。概括起来，他的解释主要包含三点：第一，谁都不愿意发生这种事，医生也希望孩子好，生孩子是皆大欢喜的事情。换句话说，产科医生并无主观上的故意。第二，接生过程当中的这种"损伤"经常发生，但大部分损伤都问题不大，也不会有后遗症。第三，家长如果要将纠纷进行到底，那么要做肌电图之类的鉴定检查，孩子就要被电击，非常受罪。

从以上的访谈和观察可以发现，这些医生要么代表当事医生和医院去处置有关医疗纠纷，要么作为单位共同体的一员而维护共同体的利益。他们站在本院医生和本单位的立场，其使命并不是以公正、公平的态度去评判同行的表现和处理医疗纠纷，而是尽可能使医院和医生摆脱官司、减少甚至免除赔偿。

公立医院作为医生的"组织依靠"还体现在，即便患者在纠纷中的主张得到医院、卫生行政部门或法院的支持，他们可以获得一定的经济赔偿，那么这个赔偿责任也是医院与医生共担的。据笔者的一位访谈对象、某三甲医院的医生查大夫告诉笔者，访谈之前他们那里刚发生一起医疗纠纷，最后法院裁定赔偿患者家属 33 万元。但医院会支付 70% 的费用，而当事医生（不止一个）和其所在科室则负责赔偿 30%（IN090731）。如此就不难理解晓肖并不怎么担心甚至不太在意医疗纠纷的问题。因为即使发生医疗事故或过错，医生的责任也很小，而级别低的医生责任更小，最大的责任可能是他上面的高级别医生、科室和医院。他所要承担的责任小，而赔偿也少（IN100109）。

一言以蔽之，在目前这些制度化的纠纷解决途径中，医生个人所受到的惩罚较小。有证据显示，自《医疗事故处理条例》实施以来，医生和其他医务人员因"医疗事故罪"被判刑者较之实施前大大减少（柴会群，2010）。

三 成为"缓冲器"

综上所述，现时代的医生仍然依附于公立医院，依然保留着国家公务人员的身份，因此仍旧有"组织依靠"。相比之下，多数民众却已经失去了工作单位的"组织依靠"，如张静（2015）所言：

> 很多社会成员和政府的联系不再畅通，失去了单位成员身份，他们无从接近公共组织，难以依赖公共制度顺利处理事务，大量的社会成员成了被排斥在公共制度保护之外的孤立个体。……不少人处于有事不知该找谁，有纠纷没人管，有求没有组织应的状况，因为没有协调角色承担这一任务。……这说明，在我们的社会中，出现了个体和公共连接通道和应责实施的中断。一些人逐渐被排除在公共组织的关照之外，失去了依靠公共制度的有效途径。

因此，当下的医患两方的权力结构根本是失衡的。有鉴于以上种种的不利条件，患者诉诸制度化解决途径的成本大大增加，但最后可能收效甚微，这令患者得不偿失。因而患者和家属就会较少依靠这些途径解决医疗纠纷。2004—2006 年在南京、长沙、成都等地的调查都显示，医疗纠纷中付诸诉讼或者试图付诸诉讼的比例都维持在10%，这说明了患者对医疗纠纷解决的态度（徐昕、卢荣荣，2008）。于是，患者与医生之间互不信任，制度化的途径又不能有效解决问题，一旦双方发生纠纷，势单力孤的病人和家属面对强大的公立医院与依附于公立医院的医生，他们便做出了看似不理性而恰恰可能是理性的表达不满与解决纠纷的方案——"医闹"。既然依靠国家的行政与法律途径不能解决问题，既然他们不能组成组织来维护自己的权益，他们就唯有依靠自己的私人关系网络，或者依靠非合法的组织（"职业医闹"），通过干扰医院的运行、威胁医生的人身安全，来与医院和医生讨价还价、寻求赔偿。这也是为何有人将"医闹"理解为一种病人的"弱者的武器"的主要原因（涂炯，2016；聂洪辉，2010）。而且，实证数据显示，由于患者一方的"抗争"和暴力手段的使用，在维稳政治体系下，医院会倾向于采取息事宁人的态度，赔钱了事，而且政府部门、司法机关会有相似倾向，迫使医院向患者赔偿（Liebman，2013；肖柳珍，2016；涂炯，2016）。可以说，从某种程度上，弱势的患方找到了医疗纠纷中的"命门"。

而且，医患之间的不信任以及患者对医生的不满已经到达了一种令人匪夷所思的程度。2012 年 3 月 23 日，医学生王浩在哈尔滨医科大学附属第一医院被李梦南用水果刀残忍杀害。李梦南因患强直性脊柱炎和肺结核在该院看诊 6 次，前后长达 4 年时间。仍为病痛和因病致贫折磨的李梦南最后动了杀机。之后，该新闻就成为舆论热点。但令人意想不到的是网民对该事件的态度。

白岩松在 2012 年 3 月 26 日中央电视台的《新闻 1 + 1》节目中说：

> 没有想到，（该新闻被报道）几个小时之后，对全国医生的第二次伤害又开始了，在当天晚上的 8 点 21 分人民网刊登了这条消息，当时情况可能还没查明，在这条消息里有"疑因医患纠纷"这样的字眼，可能是与此有关吧，我们看看看完这个消息之后某门户网站转发后有一个调查，读完这篇文章之后您心情如何呢？当时参与人数是 6161 人，而选择高兴的居然高达 4018 人。……我们再来看这一段，在网易上针对哈尔滨这条新闻，哈尔滨一名患者砍死一名实习医生并致 3 人重伤，一共有 36000 多人发表评论，其中有一个评论是这么写的，也是事发当晚，都不过夜，23 点 57 分。这个网友是这么说的，"应该举国欢庆啊！鞭炮响起来！小酒喝起来！音乐开起来！"如果三万多人当中仅仅有这么一个人写，可能还可以加引号的理解。但是请注意，顶这个帖子的数量达到了 5172，占到 36000 多人里多大的比例。

这不禁令我们想到本书一开篇所介绍的《中国青年报》与《环球时报》所做的关于职业道德与职业形象的调查。网民对哈医大杀医事件的评论与两个媒体的调查结果基本一致。如果我们理解了民众对医生能否遵守其职业伦理持有深深的怀疑，那么就不难理解为何网上对王浩这一悲剧事件有超过一半的评论表示高兴。

最近几年，国内医疗暴力事件仍在不断上演，甚至有愈演愈烈的趋势，新医改并未扭转这一趋势，反而在新医改之后，医疗暴力事件有增无减。医患之间的这种剧烈冲突很大程度上缘于医患之间的互不信任。如笔者前文所分析的，这种不信任来源于医生在执业活动中不断违反自己所宣称的职业伦理而成为一种常态。而这种"不道德"的执业行为又来自国家在医疗领域的撤退，由此带给公立医院及其科室与医生的生存压力。在这一连串因果链条中，医生群体已经失去了他们曾经较为光鲜的公共形象，而被公众认为是一个"不道德"的职业。于是，普罗大众对于医疗服务体系的不满被转化为对服务的直接提供者——医生——的不满、怨言、愤恨甚至攻击。一些不幸的医生个体甚至为此失去了自己的生命。这本是一幕幕悲剧。但在很多人的眼里，这是一种惩罚，或者更准确来说，这是一种"报应"，一种这个"不道德"的职业应得的"报应"。而这一出出悲剧的根本原因是国家所设定的医疗卫生体制的问题，但其较少被民众与大众媒体所触及。

因此，在这种普遍的冲突过程中，无论是整个医生职业，还是单个的医生，就都成为国家及其有问题的医疗卫生体制的"缓冲器"与"替罪羊"。正如 Hoffman（1997）在研究前捷克斯洛伐克的医生职业的结论部分所指出的："对医疗卫生体系的不满被导向了医生。医生通常被当作'替罪羊'，或者医生因为贿赂、小费、官僚习气导致的无效率，以及医患关系的质量而被媒体选择成为批判的对象。"医生因为与患者的直接接触，以及医生的权威地位而使这个职业成为国家的"一个制度缓冲器"。而一些医生个人则是愤怒的患者的不信任与冲突的牺牲品。

在本章第二节，笔者曾详细描述与解释了医生在面对不信任他们的患者时，为了保护自己免予医疗纠纷而广泛采取的防御性医疗行为。在此过程中，医生对自我保护比对患者的利益投入了更多的注意力。专业知识不能充分施展，因而医生的临床自主性也就不能充分发挥；取而代之，他们常常滥用临床自主性，即凭借自身所拥有的临床专业知识，在诊疗决策的过程中掺杂了大量用于自我保护的目的。而一旦发生医疗纠纷，患者试图以暴力手段来维护其自身权益的行为看似极为不理性，而且构成了对医生的威胁。由此，医生出于自我保护的目的，就会更多地、更精巧地使用防御性医疗的策略。最后，这就构成了一个螺旋形不断上升的矛盾怪圈。毫无疑问，这对医生临床自主性的发挥造成了严重的负面影响，因为医生在诊断与治疗时要考虑的不仅仅是医学知识，也不仅仅是经济利益，而且也包括了自我保护的需要，尽量减少来自患者一方的影响。

第五节 结论

2009 年 7 月，当笔者刚开始此项研究时，笔者第一次见到了济世医院骨科的刘大夫。他在谈到当下的医患关系与医疗环境时用了一个非常精彩的比喻：医院和医生现在的自我保护意识很强，就像一只"刺猬"。刘大夫解释说，这并不是说刺猬长刺就是为了扎人，恰恰相反，它是为了保护自己。现在医院和医生所处的环境有目共睹，医生受到患者、媒体、政府等多方面的"夹攻"，这使医生的自我保护意识特别强。刘大夫认为，这是目前诊疗前大夫要求患者签署大量免责条款、进行各项检查等的重要原因（IN090722）。

刘大夫的这段表述是这一章最恰当不过的结尾。在本章中，笔者已经分析了患者对医生的不信任如何导致医生自我保护需求的出现，而自我保护的种种行为策略又如何进一步加剧医患之间的互不信任。由体制所导致的医生的"不道德"的执业行为导致了医患之间的互不信任。面对这样的一群医疗服务提供者，"聪明"的患者大量地使用"逛医师"和关系运作的策略，以最大限度克服医生在医疗服务中的逐利行为。然而，焦虑的医生对这种患者的主动拉拢保持着持续的警惕，他们不希望自己在与患者的交流中因为过分相信患者而关闭自己的"防御系统"，从而可能陷入医疗纠纷与医疗暴力事件当中。所以，医生们发展出了种种防御性医疗的行为策略。加之其医疗服务中一以贯之的追逐经济利益的动机和行为，二者都导致医生滥用其临床自主性而为自身的利益服务。

相比其他的医务人员，医生受到了更多的攻击。医生个人遭遇到被威胁、被辱骂、被殴打、被刺伤，甚至被杀害的情况甚多。由于缺乏行之有效、公正公开的医疗纠纷处理的制度化手段，充满愤怒的患者只好以暴力手段来维护自身的权益。某些患者的这种行为看似非常不理性，但其实是在诸多结构性要素限制下所做出的理性选择。在这种恶劣的医疗环境中，作为服务的直接提供者，医生承受着来自患方的不满、怨言与愤恨，这一群体逐渐变成了政府与医疗卫生体制的"缓冲器"与"替罪羊"。

第六章　结论：国家控制、职业自主性及其对新医改的启示

本章是全书的结论部分。除了归纳概括本项研究的主要发现外，笔者还将展示关于我国城市医生职业研究对于职业社会学可能的理论贡献，并由此为目前正在进行的新医改提出一些政策参考。

第一节　医生职业与国家的复杂动态关系

本书行进至此，读者大概已经理解笔者在本书开篇时，为何将表现患者与医生互动时的焦虑心情的漫画、刻画医生"强盗"形象的打油诗和张维迎教授对中国体制的评论同时展现。为什么当代中国的患者会如此不信任医生？为什么整个医生职业群体会被当作强盗，甚至比强盗更道德败坏？我们的体制真的如张维迎所说，其上面存在一个个"狗洞"？或者更直白些，我们现行的医疗卫生体制中有一些有意无意的精巧的制度安排，导致医生不得不违反其所宣称的职业伦理吗？在笔者看来，这些问题的回答都须归结到对一个问题的考察，即医生职业与当代中国国家的关系。很显然，在考察此一问题的过程中，"职业自主性"是无可替代的一个关键概念。作为职业社会学的核心概念，职业自主性指涉的是职业群体和执业者对其工作和其他有关事务的一种合法控制的状态，而这种控制在理想状态中是排除外界干预的（Freidson，1970a）。因而，职业自主性概念实际上也反映了 Freidson 对职业与外部势力的权力关系的看法。然而，考虑到经济发展、社会变迁、政治变动以及职业本身的变化，职业与外部势力的权力关系并不像 Freidson 所宣称的是一个已经确定的状态，而是一个值得我们去探究，并且应该去探究的动态复杂过程。

一 医生职业的法团自主性

从 1949 年到 1979 年，在中国的城市地区，迅速建立起一套新的、由国家主导的医疗卫生体制。政府几乎消灭了私人行医。旧中国原有的大量私人医生被纳入数以千计的医疗机构单位。于是，他们的身份就发生了根本的转换，医生由民国时期的自由职业者变成了新中国成立后的国家雇员。与此同时，政府禁止任何独立自主的医生职业团体成立或存在，先前较为活跃的、经常与政府就医疗工作条款讨价还价的职业团体荡然无存，所允许存在的只是单纯承担学术功能的职业协会。在这种条件下，国家控制了有关医生职业的工作和生活的一系列资源，造就了一支依附于国家与单位的医师队伍。他们无法控制本行业的入行门槛，医学教育的标准为国家有关部门所掌握。他们也无法控制自己的工作条件和收入，这些都取决于国家的统一制度安排。因此，在新中国成立后的前 30 年，医生职业丧失了其法团自主性，因为他们缺乏实质性的法团权力与国家就自身的工作条款进行协商。他们能做的，唯有全盘接受这些制度安排，从而被动地在国家所制定的医疗卫生体制下执业。

20 世纪 70 年代末，我国开始了改革开放历程。社会学家将此称为"市场转型"（Nee, 1989; Bian & Logan, 1996; Parish & Michelson, 1996; Szelenyi & Kostello, 1996）。几乎与改革起步同时，政府就明确了医疗卫生领域的改革思路，即要以经济改革的思路来改革医疗卫生领域，以改革企业的方式来改革公立医疗机构。20 世纪 80 年代初，中央政府出台专门文件，正式还私人行医以合法地位。当时看来，似乎医生马上会具有如西方同行一样的法团自主性。但随着时间的推移，越来越多的学者发现事实并非如此。经济改革与市场转型并不是一个简单线性的过程。如果从政治社会学的角度来看职业与国家的关系、探究医生的法团自主性，政府还未赋予自我组织的职业团体以合法的地位（Frenk & Duran - Arenas, 1993）。尽管安子杰（Spires, 2011）提出了"偶发共生"（contingent symbiosis）以描述在中国仍然存在的较为独立的社会组织，但其所指的是那些草根 NGO，主要用来提供政府所无暇提供的社会服务。因此，这一因果链条一目了然：如果独立自主的职业协会无法取得合法状态，那么所谓的协会基本就只具有学术的功能，换言之，尽管改革开放已近 40 年，医生仍然缺乏法团自主性。

不过，在本书中，笔者并未仅仅以考察我国城市医生是否具有独立于政府的职业团体来考察医生职业的法团自主性，而是较为深入地分析了他

们的雇佣状态，笔者认为这是解释为何他们缺失法团自主性的不可获取的
"机制"。医生受雇于谁？他们在何种场所中执业？他们的日常工作是如何
组织的？这种雇佣状态又造成了怎样的后果？笔者的研究发现，尽管20
世纪80年代初政府已经合法化了私人行医，1998年的《执业医师法》也
再次肯定了这一行为的合法性，而且之后政府不断出台文件鼓励社会资本
进入医疗领域，但迄今为止，公立医院仍然在整个医疗服务的提供中占有
主导地位。本书第二章的数据显示，民营医院的数量在最近几年虽迅速增
加，其2016年的比例甚至已经超过公立医院，但无论是其所拥有的床位
数、所雇佣的卫生技术人员，还是所提供的门诊和住院服务等，都只占到
总量的不到两成。如果从所有类型的医疗机构来看，无论是公立机构所聘
用的卫生技术人员占总数的比例，还是其所聘用的执业医师占全体医师的
比例，都超过八成。这意味着国家仍旧控制着医生职业，从整体上把控着
医疗服务领域。

这些现实对医生职业造成了极为深远的影响。由于非公有医疗部门的
低度发展，大多数医生也因此丧失了除公立机构外其他的执业选择，医生
至今都较为牢固地依附于公立机构，即使目前看似火爆的多点执业、医生
集团、医生工作室、互联网医疗等都未能从根本上撼动这一现实。因此，
我们可以借用Field（1991）研究苏联医生时的结论来解释当下中国的现
实，即对于非公有医疗机构在事实上的压制乃是国家控制医生职业的一种
极为有效的方法。如笔者在第二章所分析的，我国虽然存在着数量可观的
非公有医疗机构，但他们的规模普遍较小、实力较弱，所掌握与能争取到
的医疗资源极为有限。这使非公有医疗部门的执业医生不但无法在临床上
与公立医院相比，而且其科研资源、社会地位、职业声望都与公立部门的
医生存在天壤之别。如此，公立医疗机构，尤其是公立医院，始终是医生
较为理想的执业选择。即使人力资源与社会保障部宣布今后公立医院新进
医生不再具有编制，如果不改变公立医院对医疗服务递送的垄断，笔者认
为绝大多数医生的首要执业选择依然不会动摇，而大多数已然在公立医院
执业的医生亦不会选择主动"退出"。

当然，这种选择的结果不但是由外部机会的缺失所导致，而且源于公
立医疗机构内部的吸引力与束缚。也就是说，国家不但在公立机构外部限
制民营医院的发展，以最大限度地减少医生在体制之外的就业机会，而且
在体制内部设置了一系列制度安排，以有效地吸附医生职业。尽管改革开
放已近40年，编制依旧给医生以稳定感与安全感，而且还附带一些福利
等隐性收入，因此还曾爆发医生上街游行，反对医院改制、取消编制的事

件。此外，在医生所工作的这些单位内部，受制于人事制度和定点执业制度，医生通常被限定在一个较为固定的机构当中执业。笔者的研究发现我国医生跨机构的职业流动率很低，他们之中的很多人可能一辈子只在一家医院中行医。应该说，这种情况与改革开放前差别不大。

综上所述，迄今为止，公立医疗机构仍然垄断着医疗服务市场，这使得医生群体对公立机构的依附仍在延续。作为国家的雇员，他们无法决定他们在哪里执业、他们一天工作多长时间、他们如何收费、他们应该获得怎样的报酬等。因为依附于单位，他们也就无法获得如西方同行或者民国前辈一样的法团自主性，也因此他们无力就自身的工作条款与政府进行有效的讨价还价。接下来的问题是，缺失法团自主性对医生群体的执行行为产生了怎样的影响？其临床自主性受到了怎样的影响？如果有影响，这中间有着怎样的因果机制？

二　医生职业的临床自主性

Freidson（1970a）极为确信无论医生职业的法团自主性状况如何，该职业都会保有其临床自主性，因为他认为医生在就诊断与治疗方案进行决策时，其都不会受到除医学专业知识以外的其他考虑的影响。但正如笔者在第一章文献部分的展示，其后许多研究表明，这样一种将两种自主性截然二分的观点与社会主义国家（包括中国）的事实相违背。

同改革开放前一样，多数中国城市医生仍然在公立医疗机构当中执业。如此看来，他们与其父辈的工作环境似乎没有什么变化。但是，改革开放后的公立医疗机构意味着什么？机构中的制度安排如何？这些如何构成了医生执业的工作条款？这些工作条款又如何影响了医生的日常执业，以及他们的临床自主性？

当我们仔细去检视公立医疗机构时，我们就会发现公立机构已经不是改革开放前的公立机构；或者说，公立机构名不副实。根据笔者的研究，改革开放之后，公立医院更像是"工厂"或者"企业"，因为它们显示出极为强烈的追求经济利益的冲动。这种逐利动机源于国家对公立医院所设定的不合理政策。这使公立医疗机构成为一种矛盾的组织：它们一方面还挂着"公立医院"或"人民医院"的牌子，而且也确实在多个层面受制于卫生行政部门的管辖，但它们又经历了非常剧烈的制度变革，它们现在具有了不同于改革前公立医院的、全新的组织行为规范，从而生成了新的制度逻辑——它们被要求尽可能地提高医疗服务的效率，并且从医疗服务中获取尽可能多的经济利益，因为它们要"自负盈亏"。

　　早在 1979 年，当时的卫生部就明确表示要以经济手段来改革公立医院。事实表明，后来公立医院所使用的改革手段也确实与国有企业的改革手段无异。这些手段最后归结到一点，就是自负盈亏，但同时政府对公立医院放权让利，不然公立医院无法自负盈亏。通过这种思路及其一系列手段，政府成功地将经济创收的压力导向了每一位执业医师。这使医生的执业行为逻辑就发生了根本性的转变。他们被迫向患者提供更多的、有时甚至是不必要的医疗服务，以为单位与自己挣取尽量多的经济收入。他们个人的收入不但与创收总额有关，还与服务效率（病床周转率、平均住院日等）相关。

　　一方面是极富"市场经济"色彩的自负盈亏政策，另一方面则是极具"计划经济"背景的价格管制政策。我们看到，这种价格管制主要包含两个层面：其一是政府对药品价格与医疗服务价格的管控，其二是政府通过事业单位体制对医生劳动力的定价。两者都极大地扭曲了这些产品和要素的价格，使医生的专业劳动得不到合理的报偿。如此，笔者几乎所有的医生被访者都会向笔者诉苦说他们的付出与回报非常不成比例。

　　但这只是故事的一面。另一面，医生却通过市场机制获取了大量的非正式收入。笔者的研究发现，公立医院当中存在"双轨分配"机制：一种是由国家权力所主导的再分配机制，另一种则是由交易双方讨价还价而形成的市场分配机制，这不仅包括合法的、基于工作绩效的奖金，也包括灰色的、基于自身对行医权的垄断、通过与医药厂商的交易、由行医权转换而来的经济利益，即回扣。这两种收入分配机制同时发生在医生身上，构成了一种非常奇特的景象：医生们经常抱怨自己的（正式）收入过低，但与此同时，他们也能过上非常体面的生活，这使我们都感觉到他们的实际收入并不低。

　　颇具吊诡意味的是，医生们可能已经非常清楚地意识到他们的正式收入低下是由于他们依附于公立医院，缺乏法团自主性的他们无力与政府和单位就这种不合理的分配机制协商，但医生们可能很少意识到，他们基于市场分配机制、将自身的处方权转换为经济收益的灰色行为，亦是得益于他们依附于公立医院的状态。这是因为医生拥有一种"双向支配"的地位：他们不但在决定下游患者的诊疗方案时具有主导地位，而且在面对上游医药厂商时占据着主动地位，因为他们是处方权的合法垄断者。这种垄断，绝不仅仅源于他们的专业知识，而且也源于他们由于依附于公立医院而获得的"科层制权力"。这可以被视为一种意外后果。在改革开放前，医生就具有科层制权力，但其内涵与之后不尽相同。改革开放前的科层制权力主要表现为对患者的一种高傲权威，但改革开放后，笔者认为，这种科层制权力的主要内涵便是医生的双向支配地位，这使其非常便利地将自身的行医权通过市场交换而转化为经济利益。

由此可见，无论是公立医院当中的双轨分配制，还是这些医院及其医生的双向支配地位；无论是医生劳动力价值被严重扭曲，还是其可以借积极甚至过度提供医疗服务而换取经济利益，最终都导源于一个事实，即医生对公立医院的依附状态以及与此紧密关联的职业法团自主性的缺失。在这种体制下，医生群体"发挥所长"，虽在一定程度上弥补了自身的经济损失，但这种常态化的"不道德"的执业行为造成了极为严重的后果，因为这种行为是以医生滥用临床自主性为前提的。这种对临床自主性的滥用，实际上也造成了医生职业自主性的"异化"，是一种缺乏职业伦理与专业精神维度、仅以追逐经济利益为目的的自主性。

至此，我们已经看到医生在其日常执业活动中的动机不纯：他们的确要依据专业知识进行有关诊疗的决策，但与此同时，他们的决策中也夹杂了对于经济利益的考量。而医生滥用临床的后果则是加剧了其进一步滥用临床自主性。换句话说，医生对临床自主性的滥用在不断地强化。这是因为，当医生不断在执业活动中追求经济利益，他们实际上就违反了他们自己所宣称的将病人利益放在首位的职业伦理（Rodwin, 1993）。医生甚至不得不违反职业伦理，成为一种执业行为的常态。随着时间的推移与媒体的曝光，越来越多的患者便意识到了医生的这种行为。他们切身感受到"看病难，看病贵"问题，并将这些问题归咎于医生群体。于是，患者对医生的不信任日益加剧。但是他们又不得不与医生打交道，这使患者们试图通过"逛医师"和关系运作等策略来获得令自己放心、满意的医疗服务。"逛医师"是以数个医生就一个疾病的诊疗判断为基础来"验证"医生诊疗的可靠性，而关系运作则是通过感情投资和拉近距离的方式，在医患关系中注入私人关系的因素，以增加医生诊疗的可靠性和可信性。二者都反映了患者对医生群体的不信任。但我们也看到，患者的这些策略收效甚微。面对患者的关系运作，医生更多是保持警惕，而且他们也非常清楚患者的动机与目的。很多时候，这种策略反而适得其反，医生的"防御系统"被激活。面对日趋紧张的医患关系和急速增长的医疗纠纷事件，医生的"自我保护意识"随之增强，其防御性医疗行为花样繁多且日益精致。防御性医疗行为的普遍发生又一次印证了医生并未将医学知识与患者权益摆在首位，他们在做出诊疗决策时除了经济收益的考虑，亦有自我保护的成分。最终，医生又滥用了其临床自主性，试图通过对专业知识的掌控与应用，来达到使自己避免卷入医疗纠纷与医患冲突的目的，但这导致医患之间的互不信任再次减损。

表面上看起来，医生似乎通过非常精巧的策略弥补了自己身处体制当中所带来的种种不利后果。借助将处方权转化为经济利益，医生就补偿了由于政府管制所导致的畸低收入，使自己过上了较为体面的生活。依靠防御性医疗实践，医生似乎又在波诡云谲的医患关系中得以自保。但是，笔者在本书中指出，医生为此付出了沉重的代价。他们曾经光鲜的公共形象已经逝去，民众将医师视为当代中国丧失职业操守最为严重的职业之一。在民众眼中，他们不是在为病人的利益服务，而是在为其自身的经济利益效劳。医师已经被当作一个"不道德"的职业群体。他们被患者打骂甚至杀害时，普罗大众却一片叫好之声，认为这是他们"咎由自取"。而且，由于缺乏透明公正的医疗事故鉴定渠道和有效的、医疗纠纷解决途径，导致悲愤的患者及其家属只有通过暴力的方式维护自己的权益。终于，医生成为有问题的医疗卫生体制的"缓冲器"与"替罪羊"，作为医疗服务的直接提供者，他们必须面对充满不满与愤怒的患者的敌视、责骂、殴打甚至杀害，并不得不在这样一种时刻能感知到人身威胁的环境中提供医疗服务。

如此，一个恶性循环已经浮现：作为国家雇员的医生由于缺乏法团自主性而被迫在国家所设定的医疗卫生体制下工作。自负盈亏政策使得公立医院与依附于它的医生必须将经济利益纳入临床工作的考虑范围。当追逐经济利益成为一种常态时，患者对医生的信任开始损耗，患者于是开始采取"逛医师"和关系运作的态度，试图克服医生的这种"不道德"的执业行为。但是，医生对患者的信任也开始损耗，甚至并不由于患者与其拉关系就缩短了医患之间的距离。这是因为医疗纠纷呈直线上升趋势，而我们始终缺乏行之有效的、纠纷解决的正式制度安排，由此部分患者不得不诉诸暴力手段解决问题。于是，医生的防御性医疗行为日益增多与普遍。在实施此种行为的过程中，医生凭借其专业知识，不断滥用其临床自主性。

三　超越职业与国家关系的二元对立

综上所述，在现行的医疗卫生体制中，医生缺乏法团自主性，同时却又滥用临床自主性，成为一个"不道德"的职业。他们被怨愤的患者攻击，从而成为国家与医疗卫生体制的"缓冲器"。如此看来，医生"一无是处"，他们似乎是失败者的角色。但是与此同时，从某种意义上，他们又是一群得利者。在现有的公立医院体系中，他们有稳定的工作，基本不用担心自己会失业。他们也能通过市场交换来获取非正式收入，以弥补自己正式收入的不足。而且，当他们不幸遭遇到医疗矛盾与纠纷时，单位就会成为一把"制度化"的保护伞，替他尽量减少责任、降低并分担赔偿。

由此我们认为，医生职业与国家的关系并非一种二元对立的冲突关系，即国家强则职业弱，或国家弱则职业强。取而代之的是，医生职业与国家呈现出一种极为复杂的关系。面对强国家，医生职业并非是完全的"失败者"，而也会在现行体制中得益。这种事实不仅直接挑战了 Freidson 关于职业自主性的内生性观点与有关法团自主性和临床自主性截然二分的观点，而且也质疑了职业与国家的二元对立关系。

在这一研究中，笔者展示了医生职业与国家的复杂关系。关于医生职业与国家的冲突关系，学界视为理所当然已经久矣。晚近的一些学者则敏锐地指出了这种观点过于简单化了二者关系。比如，Johnson（1995）、Light（1995）和徐小群（2007）都提出了关于二者的一种"共生"观点。这在一定程度上突破了原来的二元论。笔者在此项研究中并不否认职业与国家的矛盾与冲突，二者的冲突不可避免。在本书中，笔者展现了许多医生对于现行体制的不满与抱怨。不过，他们与国家的"冲突"也就仅此而已。尽管他们对自己的工资收入和其他工作条款甚为不满，但只有少数从业者从体制当中退出，因为对医生来讲，体制外的执业机会还未充分发育。他们也缺乏独立的职业协会来代表他们与国家讨价还价。如此，对医生来讲，在公立医疗机构当中执业可能仍然是他们目前为止最不坏的选择。

然而，除了这种"强制"原因外，医生对于这些不合理制度安排的接受也有一些非强制性的原因。在笔者看来，尽管医生职业仍被国家所控制，但他们在这个体制中也是某种程度上的既得利益者。他们不仅仅是国家消极被动的"工具"而已。虽然他们显得软弱无力，但在面对下游患者和上游医药厂商时却显得权力强大。而这一切正缘于医生依附于国家的现实。正是由于保持着公立医院雇员这样的身份，而公立医院在整个医疗服务市场中又占据支配地位，因此他们才能从医药厂商那里获得回扣，而最后为此埋单的是患者。当医生陷入医疗纠纷的旋涡时，他们又从单位那里得到了某种程度的保护。尽管我国现在还没有统一的针对医疗事故与医疗纠纷的第三方保险，但单位的关照此时就充当了这种功能。

医生在他们的执业活动中不断地违反其职业伦理而成为一种常态。由于缺乏独立的职业团体，Freidson 所说的同行对该种行为的监督和行业自律都无法实现。那么，作为雇主的国家在这些灰色行为上扮演了一种怎样的角色呢？我们发现，国家似乎并未严格地监督医生的行为，或者对违反职业伦理的医生施以惩罚。无论这是一种有意为之还是无意之举，客观事实是医生从医疗服务中创造经济收益留有足够的空间。结果是，医生通过市场机制所获得的经济收益的弥补，实际上也就帮助国家减轻了其本应负担的在医疗领域沉重的财政负担，而同时其又能将医生职业牢牢掌控在手中。

这样的制度安排使医生职业处于患者和其他普罗大众"问责"的最前沿。医生们经常遭受语言和行为暴力，因为他们被视为一个"不道德"职业群体，大众认为他们罪有应得。这就不难理解为何在医院当中，医生是所有医务人员中遭遇这种暴力行为最多的一个职业。

通过以上的展示，我们看到医生职业与国家的关系是复杂的，并不能用简单的强弱二元对立来概括。当然，抛弃法团自主性与临床自主性的二元对立预设是理解职业与国家的复杂关系的必要前提。当我们将职业与国家的关系置于具体的历史社会情境中时，我们就会发现 Freidson 所坚信的临床自主性在任何情况下都无法被影响的状态是不存在的。法团自主性的丧失可能对临床自主性的发挥产生诸多不利的影响，然而，这仍然要考虑到职业所处的具体的体制与制度环境，因为职业的法团自主性对临床自主性所产生的影响的程度与路径取决于具体的经济政治体制与制度环境。

第二节 对新医改的启示

新医改自 2009 年开始，至今已行进到第八个年头。众所周知，我们在医疗保障领域已经取得了巨大的成就（李玲、陈秋霖，2012）。然而，在医疗服务递送的组织模式方面，我们的改革步伐显得有点沉重。医疗服务递送的组织模式的改革，关键就是对公立医院及其整个体系的改革，因为如笔者在本书中所指出的，公立医院是医疗服务递送的骨干。

2005 年，国务院发展研究中心与世界卫生组织联合发布题为《中国医疗卫生体制改革》的研究报告，宣布中国的医疗卫生体制改革并不成功。其后，中国政府委托多家智囊机构进行新的医疗卫生体制改革方案的策划。也正是在这段时间，"市场派"（如周其仁，2008）与"政府主导派"（如李玲，2010；王绍光，2004）的分野逐渐清晰。关于 30 年来中国的医疗卫生体制是否"过度市场化"以及应该用什么处方主导新医改，两派之间有着完全不同的见解。政府主导派认为问题就源于"过度市场化"，所以政府应该担起责任，而不是一味"甩包袱"、从医疗领域"撤退"；市场派则认为中国的医疗根本没有市场化，相应的，接下来的改革就是真正开放医疗服务市场。经过 4 年的激烈讨论，综合了大约 10 个方案的建议，至 2009 年 4 月 6 日，《中共中央、国务院关于深化医药卫生体制改革的意见》终于发布，新医改正式启动，政府主导派占了上风。

但是本书的分析表明，我国医疗卫生体制的主要问题既不像市场派所说的政府垄断那么简单，更不像政府派所说的过度市场化那么单一。实际上，笔者所展示的公立医院当中的"双轨分配制"已经清楚地说明，问题的实质更为复杂。政府控制着某些方面，但放手了另一些方面。与市场派不同，笔者始终坚信国家在医疗卫生领域应该扮演一个关键的、不可替代的角色；但也与政府派不同，笔者不认为现行的医疗卫生体制已经到了过度市场化的状态。以下，笔者基于本书的分析与发现，从医学职业与国家的关系出发，就国家如何在医疗领域中扮演角色、医生职业该如何发展及新医改的走向，提出一些政策性的参考意见与建议。

根本上，笔者有两点政策建议：

首先，我们应该尽快调整医生职业与国家的制度化关系。二者制度化的关系是医生职业顺利完成其专业使命的前提，也是国家向其民众履行健康方面职责的条件。通过制度化的关系，医生职业得以具备合法的、正式的途径与政府就自身的工作条款进行协商，而国家则可以干预、监管医生的职业事务。在当代中国的情境中，这种制度化的关系集中体现在医生职业的法团自主性上。倘若医生职业获得一定的法团自主性，则意味着在正式的制度框架下，其可以与国家就自己的执业方式、服务的补偿方式等进行讨价还价。尤其是当医生职业能够分享政府的决策权力并承担相应职责时（参见林国明，1997），这将带来医生职业、患者群体与国家三方的良性互动。

具体来说，职业与国家的制度化关系的变革主要包括以下几个方面：

第一，国家应该给予医生自由执业的权利。新医改以来，有关部门已经开始积极探索医生的多点执业制度。其后，各种新兴的有利于促进医生实现自由执业权利的制度在各地铺开。典型的制度形式包括医生集团与医生工作室。医生集团类似于医生的经纪人，为其到各个机构执业提供签约、法律支持、团队构建等服务；医生工作室则是多点执业的一种形式，只不过医生是在公立医疗机构之外独立成立工作室提供医生服务，工作室往往集合了多位医师，从而构成一个诊疗团队。不过，就目前的情况来看，这些措施在促进医生自由执业方面收效甚微。根本的原因，还在于本节所分析的医生对公立医院的依附状态并未得到制度上的改变。或许，2016 年人力资源与社会保障部宣布公立医院新进医生不再享有事业编制是一个彻底改变的开始。然而，如果公立医院对医疗服务领域的垄断不被改变、民营医疗机构依然需要夹缝生存甚至"苟延残喘"，那么医生就仍然缺乏体制外执业的实际机会，公立医院也就不会感到竞争压力，也就不可能提高医师待遇、改变不合理的工作条款。如此，即使取消公立医院医生的事业编制，医生职业对公立医院，进而对国家的依附就不会改变。所以，与取消公立医院医生编制同样重要的是，政府应当真正开放医疗服务市场，给予非公立机构以同等的地位。否则，取消编制并不会带来医生的执业自由。

第二，国家应当促使医生自主下沉到基层，真正实现分级诊疗。自由执业将导致他们的职业流动性增加，更多的医师将会在不同机构间乃至体制内外流动。我们设想的一个结果是，如果国家放开对医生职业的控制，那么将会有相当一部分医生从大医院"出走"而成为自由执业者，加之政府采取适当的方法（例如，类似英国国家卫生服务购买全科医生的服务，从而向民众提供初级诊疗服务），这批人将成为初级诊疗服务的优秀提供者，成为专科与住院服务的守门人。目前，这批人还被捆绑在大医院，其正式收入和服务补偿均受制于政府管制，这可能导致其向患者提供过度医疗服务，甚至以灰色收入弥补自身收入的不足。一旦其自由执业，他们退出公立医院，这些管制措施将全部失效。通过市场竞争，信任他们的患者会寻求他们所提供的医疗服务，抑或与他们签约，从而构建稳固的医患关系，有利于培养医患之间的熟识与信任。这完全不同于当下无序就医中短促而多变的医患关系。如此，我们将会看到，中共十八届三中全会所强调的要使市场在资源配置中起决定性作用的原则将在医疗服务领域得以贯彻，而优质医生将下沉到基层以提供初级诊疗服务，使居民使用初级诊疗服务增多，减轻大医院的服务压力，从而实现病人分流与分级诊疗。

第三，国家应当促进职业团体的自治与自律功能的实现。在市场经济发展的今天，国家无法有效监管医生的执业行为，因而医生能够通过滥用临床自主性来弥补自身的经济损失。面对这种情况，国家唯一能采取的有效措施就是让职业自我管理、自我规范。国家应当承认医生职业形成为维护自身利益的行业组织，其能代表广大医生更多地通过正式渠道发声并参与到国家的政策制定当中，逐渐改变目前一系列不合理的医疗卫生政策。而自治的行业协会的组建亦能形成自我规范（self - regulation）的制度环境。这种自我规范一方面是医生个体通过加强职业伦理的熏陶而加强自我约束，另一方面则是医生职业群体内部形成更为有力的同行评价与相互监督，再辅之以国家外部的约束，目前医生职业"不道德"的执业行为将会大大减少。

其次，国家应当担负起其在医疗卫生领域应当担负的职责。国家简单地从医疗服务的筹资与递送中撤出是绝对错误的，因为国家在保障人人享有基本医疗服务和健康方面具有不可推卸的责任。我们看到，自 1998 年《国务院关于建立城镇职工基本医疗保险制度的决定》实施、2003 年"非典"爆发以来，我们已经开始了一种"逆向运动"（王绍光，2008），政府开始重新担负起其在医疗保障领域的职责。新医改之后，这种运动继续提速，使我们现在的各种医疗保险已经覆盖到大多数国民。此外，政府正在积极进行不同医疗保险计划的整合工作。这都是有目共睹的事实。但是，正如顾昕所说，影响医疗卫生体制运行的，除了医疗服务的筹资模式外，还有医疗服务递送的组织模式。我们在筹资领域也即医疗保障领域的诸多成绩并不能掩盖我们在递送模式领域的改革的滞后。这种滞后，反映了国家亟须摆正其在医疗服务递送领域所应扮演的角色，这可以从以下两个方面来理解：一是从公立医院的内部治理角度来理解。自 20 世纪 70 年代末以来所施行的公立医院自负盈亏与放权让利的政策并没有实质性的改变。于是，对医生来讲，双轨分配制度仍然存在。依附于公立医院的医生尽管正式收入较低，但其基于双向支配、通过市场分配机制所获得的非正式收入却非常可观。二是从整个公立医院体系的角度来理解。由于公立医院的逐利动机以及医保制度无力对医生行为实现有效约束，我们现有的分级诊疗体系仍然形同虚设。三甲医院不断膨胀，其扩张行为并未受到有效制约，而患者的"看病难，看病贵"问题却并没有因此而改善。事实上，随着医保覆盖面的扩大和待遇的提高，患者无序就医的状态实际上是在不断加剧。这种状态的加剧，对医患关系全无益处，对于医生的执业环境亦无任何改善作用。

由此，核心的制度设计乃是国家如何担负起其在医疗服务领域应当承担的职责。这主要包含两个方面：第一是在医疗服务的筹资方面，政府应当继续减轻患者的医疗费用负担。医疗保障制度的推进已经在一定程度上减轻了患者的看病负担，但患者自己所支付的医疗费用还在增加，其所感受到的负担依然在加重。这始终是医患关系的隐患，由于就医花费超过其自己的经济能力，甚或因病致贫、拖累整个家庭，某些患者便会将医生作为泄愤的出气口。因而，医保仍应继续推进。但与此同时，也即第二方面——医疗服务的递送方面，公立医院应当名副其实。政府应当提供公立医院运行所需的经费，而不应该让公立医院自负盈亏，导致公立机构最终要从患者那里攫取经济利益。不彻底改变这一点，再多的医保都无法满足公立医院的巨大胃口。换句话说，政府应该通过提供稳定足额的财政支持，同时加强监管，有效约束公立医院的逐利动机。不过，国家要不要那么多的公立医院则可另行商榷。在笔者看来，公立医院体系的庞大不但无法使医生自由执业，更使患者无法分流就诊。因此，公立医疗机构应当与民营医院、私人诊所等有明确的功能分化，公立机构内部也应当有明确的职能分担，包括清楚区分住院与门诊服务、全科与专科服务、高端与普通服务等，从而为分级诊疗提供制度基础。

除了以上两点根本性的政策建议之外，笔者还有两点针对局部问题的政策建议，这是短期内就可以直接实施、用于改善医生的执业处境的可能措施：

第一，应当加强医生的职业道德教育。本书似乎给读者以这样的印象，即只要国家放开价格管制、同时赋予医生以执业自由，医生职业滥用临床自主性的问题就能迎刃而解。应该说，本书采取了制度解释的视角，但并不认为制度变革能够解决当下的所有问题。毫无疑问，一个职业的发展，需要外部的制度依托，也需要内在的精神支撑。职业道德的建立或重建，也是应对当下种种问题的必需措施，这就要求医生在职业教育阶段和临床执业阶段都应该加强并内化职业规范与伦理教育，而自治行业协会的创建将有助于实现这一点。

第二，应当尽快完善处置医疗纠纷的正式制度。医疗纠纷不可避免会不断上升，国际经验均是如此。而我国迄今为止缺少医疗事故责任保险，且处理医疗纠纷的正式制度设置仍存在重大问题。就后一问题而言，一方面是医疗鉴定缺乏患者认可的第三方机构，另一方面，医疗纠纷的正式解决途径费时费力费钱。这都使这些正式制度在很多时候形同虚设。而某些愤怒的患者与家属最后只能以暴力维权。因此，应当尽快建立独立可靠的第三方医疗事故鉴定机构，获得患者的认可。实际上，政府是有可能扮演这一角色的，只要其从主办医疗机构中抽身而真正转变为单纯的监管者。此外，国家应当改革不合理的处置医疗纠纷的正式制度安排，减少患者维权的成本，使之更加透明公正。这将有效减少医疗暴力事件的发生。

总而言之，医学是一种高度专业化的职业，外行——包括国家——都无法有效监控其从业者的执业行为。能够实现监控的恐怕只有医学从业者本身。由同行评判同行，进而实现职业自治与自律，这是世界各国的共同经验。换句话说，职业应该被赋予法团自主性，从而能够使职业共同体有效监督成员的执业行为。因此，重构医生职业与国家的关系，塑造能够有效自律的职业团体，应该是改变目前我国医疗尴尬现状的必需途径，也是新医改的必要议程。

附录　追寻医生职业的困境——对博士研究的反思①

非常感谢石头老师的邀请，让我有机会来反思一下我的博士研究过程。实际上，石头老师的邀请触到了我的"痛点"，读博尤其是写博士学位论文的过程，是我非常痛苦的经历，以至于现在每每想起来仍"心有余悸"。不过，回想我工作这三年，上课、写作、调查都与读博的那段经历有着千丝万缕的联系，趁这个机会好好梳理、反思一下其间的苦痛与缘由，是对自己接下来学术生涯的一个交代和铺垫，也许可使后来者引以为鉴。

以下，我基本按照时间顺序对博士研究做一些回忆与反思。

一　选题的"路径依赖"

我于2008年秋进入香港大学社会学系攻读博士学位。实际上，我读研期间在北京大学一直跟随杨善华老师做农村调查，自己的学术兴趣也主要在农村和历史方面。研究生二年级时，由于参与一个有关农村"因病致贫"的课题，我才接触到医学社会学。后来的硕士学位论文的部分田野资料即来自这个课题。所以，进入香港大学时，我的研究计划也是有关农村的医疗问题。

不过，入读博士课程后，在系里的研讨（research seminar）课上，梁启平（Benjamin Leung）老师质疑了我的研究计划，他觉得这个计划不足以写一篇博士学位论文。换句话说，题目太小了。但读博时间有限（在香港大学是四年），眼看第一学期就要结束，我于是冥思苦想，最后选定了"医生职业"的生存处境作为博士学位论文的主题。今天回过头来看，这个题目最重要的缘起大概是因为我的高中室友，现在他是儿科医生，而当

① 本部分是应《学术研究》编辑王雨磊老师之邀而撰写的对自己博士学习与论文生产过程的反思，最早刊发在2016年5月的"学术与社会"微信公众号中。文字略有改动。

时听他讲述工作经历，并不如先前他自己以及周围人们对这个职业的"想象"，他们认为做医生地位高、收入好、受人尊敬（中学时代，母亲也多次表达过让我学医的愿望，无奈我后来读了文科）。但实际的情况是，医生工作又苦又累又没钱，还经常被骂被打甚至被砍杀。与此同时，我也从媒体报道中看到了诸多类似情况。为什么医生的生存处境会有如此的"中国特色"？什么原因导致了中国大陆医生的处境与他们的欧美、港台同行存在如此的天壤之别？这些疑问就成了我博士学位论文的最初想法。

但是，这只是经验层面的疑问。该用什么理论工具去分析这些情况呢？以及，我要用这些经验层面的疑问与何种理论问题对接呢？当时，我读到了在芝加哥大学读博的刘思达老师在《社会学研究》上发表的关于职业与国家关系的文献述评，从而对职业社会学这个领域有了初步的了解。其中介绍的"职业自主性"这一概念，以及由此出发对职业与国家关系的讨论，成为我"武装"最初这些经验层面问题的有力的理论武器。循着这篇论文，我也开始阅读一些职业社会学的经典文献。刘老师的一系列研究（包括他后来的博士学位论文，以及出版的专著《割据的逻辑》）可以说是我博士学位论文的一个重要引路人。

于是，到第一学期快结束的时候，我确立了博士研究的大致想法，就是要从国家控制与干预的角度来剖析医生职业的困境。长期以来，我们的一个主流看法是，医疗领域的问题是由"过度市场化"造成的，是政府"撒手不管"的结果。但是我并没有从这个角度去探究医生职业的困境。相反，在我考虑博士学位论文思路、寻找医生职业困境的"自变量"的时候，我回想起在北大读研期间旁听周其仁老师的《新制度经济学》课程，其中他分析的一个案例就是医疗领域的政府管制。他认为，不是市场化，而恰恰是政府控制和未开放医疗市场，才导致了"看病难，看病贵"等问题。周老师的精彩分析令笔者印象深刻，以至于时隔两三年，我对此仍然记忆犹新。读博期间，我又认真阅读了他的《病有所医当问谁》。于是，周老师的这些观点也构成了我博士研究的起点之一。

二　初涉田野

博士学位论文的题目可以说初步确定，但摆在眼前的困难仍然不小。首先就是田野调查的可行性问题。我既没有医学背景，也没有做医生的家人亲属。如何进入医院？怎么找到医生？医生肯接受我的访谈吗？带着一系列疑问，我在读博一年后回到北京进行试调查。我寻找一切可能的关系路径找到田野"入口"。当时有个师妹正好进入一家三甲医院做了医务社工，通过她，我见到了刘大夫。刘大夫初次见面就滔滔不绝跟我讲了 3 个小时，谈了医生的日常工作，也分享了他对于医患关系恶化原因的看法。不过，他也提醒我说，医院和医生现在犹如"刺猬"，其对外界的所谓"调查""了解"都非常敏感。一旦有"风吹草动"，医院和医生就会"缩紧"以保护自己。此外，他在访问的最后还说了这么一句话，"如果你录音，我今晚就不跟你讲这么多了"。所以我在后来的田野调查中特别注意医生这方面的"忌讳"，多半的访谈我都没有录音，而是靠事后的回忆与笔记（我记得在后来的田野过程中，每次结束访谈回住处的地铁或公交车上，我就拿着手机赶紧记下访谈内容的一些关键词，回到住处后就尽快整理成完整的文字）。

　　除了师妹，我还询问老师、同学、朋友等有没有认识的医生或医学生。我甚至还在北大 BBS 发帖，由此找到了一位北京大学医学部公共卫生学院的同学，热心的他带着我拜访了好几位他实习医院的医生，这些医生就成了我最初的一批被访人。此外，我还访问了一些有过就医经历的同学朋友。2009 年的暑假，我在北京的一个月可谓收获颇丰。这是初次进入新领域的正常结果。正是在这次试调查的过程中，我有了博士学位论文的一个基本论点：我们的公立医院是个很"奇怪"的单位，而医生还"依附"在这些单位而缺乏"自由身"。

三　田野中的关系、信任与迷失

　　2009 年年底，我回到北京，正式开始了为期半年的博士学位论文调查。我一开始的想法是进入一家医疗机构进行民族志研究，做一个深入的个案调查。但是后来我放弃了这一想法。这主要由于博士导师陈纯菁（Cheris Chan）教授的提醒。Cheris 在看到我写的有关初步调查的报告时，就以其极为敏锐的社会学感觉建议我，进入一家医疗机构调查不如进不同级别的几家机构调查，因为显然，不同级别医疗机构之间的差距极大，级别是影响医疗环境、医生的生存处境、执业行为与医患关系等状况的不可忽视的"自变量"。于是，我听从 Cheris 的建议，试图进入不同级别的机构进行观察，同时寻找医生、医学生、其他医务人员、患者、曾经的患者等进行访谈。

　　问题是如何进入不同级别的机构呢？我当然还是联系刘大夫，他答应让我跟着他出门诊。在他这里，我看到了患者的百态，体会了医患之间的不甚信任的关系，也见识了医药代表的各种策略。后来我又通过刘大夫的介绍，去观察了血液科的门诊。但这只是一家三甲医院，我还需要找到二级医院和基层机构。巧合的是，通过一位高中好友的牵线搭桥，我联系到一位年长我数十岁的老乡。这位长辈曾经是某医学院的领导，她对此非常热心。在跟她说明我的背景和研究意图后，她欣然答应替我联系她的一位学生，以便让我能够进入到某家医疗机构。经她的介绍，我认识了宋大夫，由此进入了另一家三甲医院的心内科进行参与观察。我不但跟随他出门诊，而且还被允许在他主管的病房区访问患者、观察医护人员的工作。其后，通过宋医生的介绍，我进入了一家二甲医院的心内科。再后来，又通过这家二甲医院谭大夫的介绍，我去到一家社区卫生服务站。这样，我基本解决了田野进入的问题。

　　但是，信任仍是个问题，尤其是在医生如同"刺猬"的大环境下。笔者还清楚记得 2010 年 3 月进入那家二甲医院心内科进行参与观察时的情形。第一次参加他们的早会，科主任方大夫让笔者跟全科的医护人员做个自我介绍。我说："我是香港大学的在读博士生，主要研究医学社会学，来科里学习和体验生活，了解北京的医疗情况，希望大家多多关照。"回想起来，这些介绍多少有些"正式"。随后几天，科里的医生都对我"敬而远之"，直到一周以后，科里年轻的童大夫跟我聊了起来。她问我为什么选择杏林医院，怎么进入到杏林医院的，在香港读博士为什么不研究西方社会的医疗卫生体制等，我就一五一十解释了一番。对于最后这个问题，我解释说，我是内地去香港读博士的，是浙江人，去香港前是在北京读的本科与研究生，所以我自然就关注内地的医疗卫生体制。就在这时，在场的另一个大夫突然说道："原来你是'自己人'！我说香港人不可能普通话说这么好啊！"这突如其来的一个"转折"，使得我和他们之间的距离拉近了许多。之后他们也就没有那么多顾虑了，他们开始向我"吐槽"，诉说他们做医生的酸甜苦辣。这样一件事情，使后知后觉的我一下子意识到自己在研究当中的身份：一定要向调查对象表明我是他们心目中的"自己人"，而不是"外人"。"自己人"意味着我跟医生之间会有更多的信任，两方之间的距离更近，这样就更好"说话"，我就能获得更多更真实的信息。

　　到 2010 年 5 月，我通过二甲医院谭大夫的关系，准备去社区卫生服务站参与观察。当时因为钟站长在外学习，所以我先通过手机跟他取得了联系。他在通话中就问我的来意，而且我听得出来，他非常关切我的身份——究竟是大陆人还是香港人。我这时候已经有了先前的经验，于是就跟他强调我是浙江人，之前一直在北京上学，只不过目前在香港上学而已。钟站长这才放心，答允为我的调查提供尽可能多的方便。通过这种建立"自己人"圈子的方式,我不但进入了观察点,而且也在调查后期开始使用录音,而这时候,医生被访人对录音已经不排斥了。比如,经过两个多月的相处,我与二甲医院心内科的大夫们建立了良好的关系。7月初,我约同一科里的一位大夫做访谈,问能否录音时,他说:"录音不怕,咱们都是'自己人'。"

调查似乎进行得顺利,然而我自己却"迷失"在田野中。到2010年4月,此时调查已然过半,我已经明显感觉到自己所获得的问题答案开始重复,新信息越来越少,我感觉问不出新问题来,这明显与试调查时候的新鲜感、所获得的大量信息迥异。难道是田野资料已经足够?抑或是自己缺乏医学知识,因此难以深入?我把这种感觉与困惑写信告诉了 Cheris。导师很快回复说,这与有没有医学知识并没有关系,很有可能是因为我的"研究问题"不明(实际上,我当时对"研究问题"还没有足够的认识,而且我下田野前的研究计划确实缺乏非常明确的研究问题)。依照她的经验,这时候可以先从田野中"抽身",回到学校来读文献,因为此时我已经积累了一定的田野资料,理论上来讲应该更明白自己要读什么文献,通过更多文献的阅读,我就可以明确化或修订我的研究问题。实际上,理想中的质性研究应该就是这么一个过程,研究问题、文献与田野资料是在不断交互作用的。不过,我当时并没有采纳她的建议,大概还是由于读博时限的问题。田野过半以后,因为我又进入到新的机构进行观察,并且联系到更多的被访人,因此我继续了田野工作。

直到2010年7月底,我算是结束调查,返回了香港。

四 你的社会学问题是什么

按道理来说,我此时还剩下两年的时间,写一篇博士学位论文应该绰绰有余。然而,在初步写完两章之后,我便停滞不前。我不知道接下来该写什么。我当时一直修改我的提纲,印象当中似乎有过二三十稿论文大纲。当时自己写一写就停笔,面对一堆田野材料,不知道如何将其组织起来而讲述一个完整的故事。

为何会如此?根源还在于我进入田野前的问题意识不明。这包含两个方面的问题。其一,我的研究问题模糊不清。我只是有个大概想法,想讨论国家干涉如何影响了医生的执业行为与医患关系,但是这里并没有一个Puzzle。可以说,我当时问的只是一个 What 和 How 的问题,却没有 Why 的问题。站在当下,我逐渐意识到(还是后知后觉),一个好的问题的提出必须经过比较,无论与研究文献比较还是与经验常识比较,无论历时性的比较还是同时性的比较，无论是不同组织的比较还是不同国家地区的比较，总之比较是必需的。比如，就国家干涉医学职业这个问题，其他国家有没有干涉呢（国别比较）？新中国成立前，国民政府有没有干涉呢（历史比较）？干涉的后果是什么？为什么中国医生的执业处境会如此与众不同呢？职业与国家的关系在塑造这种处境的过程中扮演了什么角色呢？（这些疑问大概成了我几年后写作《近代以来中国城市医生职业与国家关系的演变》一文的最初动因）……但是当时的我只是傻傻地提出了一个"如何"的问题。如果在今天，我可能就会追问，为什么要问这个问题，有什么意义吗？如何与研究脉络对接？其二，我对研究脉络（文献）不够熟悉。尽管有刘思达的研究作为入门指引，但我自己阅读这方面的文献并不足够，这一点直到2011年年底、2012年年初才开始努力补上（实际上补得并不好，刘思达后来看了我的博士学位论文就曾直言不讳地说分析框架太过简单），而此时已经距离提交博士学位论文的最后期限只剩半年时间。我当时就是这么硬着头皮一边读文献一边写文献综述的一章。要是前三年读的文献足够充分，就会大大减少这种困境发生的可能性！

与此同时，在一些会议场合，我报告了陆陆续续写完的章节初稿。但每一次，我都怕见到导师。Cheris 每次听完就问，What is your sociological question？What is the case case of？如果我对中国医生的案例不感兴趣，那么作为一个社会学者，我为什么还要读你的论文呢？你的论文有什么（理论）意义呢？我当时对这些问题还懵懵懂懂，现在我在我们本科生的《社会科学研究设计》课上就会问同学们同样的问题。若干次被"质问"之后，我也熟悉了导师的提问套路，但我每一次都会被问得哑口无言。说白了，我究竟要以中国医生的尴尬处境回应社会学的什么问题呢？我确实回答不了。

因此，2011年年底到2012年8月，这是我最为焦虑的时段。我苦于找不到研究问题，但是故事还是得讲、论文还是得写、工作还是得找。导师看我进度很慢，建议我定一个计划，每天花多少时间写，必须写多少字。她说她写博士学位论文的时候，迟迟都未动笔，一直在构思。到她开始下笔，她只花了3个月时间就写完了长达400页的博士学位论文（牛津大学出版社于2012年出版了以她的博士学位论文为基础的专著 *Marketing Death: Culture and the Making of a Life Insurance Market in China*）。我也就是在那段时间前后拜读了导师的博士学位论文，并由衷感叹，为什么不早点读这篇博士学位论文呢？实际上这可以作为我写作的范本啊（我一直坚信，研究范例对于博士研究与论文的意义重大）！然而，我的焦虑感并无减轻的迹象。除了我的同学朋友们给我的支持之外，我的 Co – supervisor 吕大乐老师给了我很大的安慰。当我有了一些想法和进展后，我就去找他聊天。他虽然不是研究职业社会学的专家，但我惊奇地发现，他对这一块的基本文献和基本问题也很熟悉，而且他还推荐给我一些新出版的著作。每次聊完，我的心情就平复一些，焦虑感就缓解一些。所以，博士导师的这一功能也是很重要的！

终于，我在 2012 年的 5 月写完初稿，我将经验问题表述为"为什么中国医生要在执业过程中不断违反其职业伦理以至于成为一种常态"，违反职业操守的情况已然令人惊愕，但更令人惊愕的是，这种状态维系了相当长的时间，而且并没有改变的迹象。而我的研究问题，最后还是表述为一个 How 的问题，即国家与职业是怎样的关系，这种关系又如何导致了上述处境的产生。这就关涉到公立医院的似单位而又与传统单位制不同的性质，以及医生的依附状态，医生的尴尬处境必须从这些体制因素中寻找原因。

所幸，导师看完我的论文，认为基本过关，她甚至还认为其中某些章节写得不错。2012 年 8 月 31 日截稿当天，笔者上交了论文；11 月中旬，答辩通过。痛苦的博士研究经历终于告一段落。

五 小结

博士期间的经验直接影响了我目前的教学和研究状态。开始工作后，我的写作速度甚慢，甚至有点找不着研究方向，这都跟我博士学位论文的质量和我研究的质量有着密切关联。由此，我有几点经验教训与后来者分享：

第一，研究领域的选择。我选择的职业社会学是个比较小众的领域，在美国甚至处于衰落的趋势。但是这不是最根本的问题。最根本的问题在于，选择一个领域是不够的，必须选择两三个领域，且与职业社会学相结合（在我工作后，杨善华老师就曾对我说，在三两个领域耕耘是必要的，而且其中一两个必须是社会学的主流领域）。这些领域之间边界的模糊、相互的融合，可能带来新的、好的研究问题。回过头去看，假如当时我把职业社会学与组织社会学（如医院组织的问题）、经济社会学（如红包交易的问题）、政治社会学（如医生协会的问题、医患冲突的问题）等结合起来，我现在的写作境遇可能大不相同。

第二，研究问题的重要性。吕大乐老师曾经说，历史学如果发现了一些新材料，就可以写一篇文章。社会学则不行，必须要与研究脉络对接，也就是 Cheris 问的那个问题，What is the case case of? 这恰恰是我们很多人所面临的社会学研究的一大难题。要克服这种困难，必须同时在文献阅读与田野调查上苦下功夫。研究问题如果明确，意味着分析框架的明确，那么研究者在田野当中就不至于迷失，其所搜集的数据就有针对性，数据的整理、分析和最后的论文写作就相对容易。

第三，研究就是一个漫长的过程，在此期间，理论、研究问题与田野资料的来回交互作用，会使研究者相应地修改研究问题、改变文献阅读的方向，甚至推翻研究问题重来。无论怎么变动，实际上都是一个再正常不过的过程。作为研究者千万不能急于一时，社会学的研究真的是要付出大段的时间、大量的精力。因此，要坚持不懈，同时不断调整（说句大白话：路是要走的，脚步不能停，但是不能老奔着死胡同去，适时的转弯掉头是需要的），"迷失"在研究当中的研究者对此应该有清楚的意识。

参考文献

中文部分

1. 书籍

[1] ［法］亚当、赫尔兹里奇：《疾病与医学社会学》，王吉会译，天津人民出版社 2005 年版。

[2] ［美］华尔德：《共产党社会的新传统主义：中国工业中的工作环境和权力结构》，龚小夏译，牛津大学出版社 1996 年版。

[3] ［英］吉登斯：《现代性的后果》，田禾译，译林出版社 2000 年版。

[4] ［美］玛格纳：《医学史》，刘学礼主译，上海人民出版社 2009 年版。

[5] ［美］杨美惠：《礼物、关系学与国家：中国人际关系与主体性建构》，赵旭东、孙珉译，江苏人民出版社 2009 年版。

[6] ［匈］科尔奈：《社会主义体制：共产主义政治经济学》，张安译，中央编译出版社 2007 年版。

[7] ［匈］科尔奈、翁笙和：《转轨中的福利、选择和一致性：东欧国家卫生部门改革》，罗淑锦译，中信出版社 2003 年版。

[8] ［英］波特：《极简医学史》，王道怀译，清华大学出版社 2016 年版。

[9] 白剑锋：《谁在妖魔化医生》，协和医科大学出版社 2007 年版。

[10] 包胜勇：《药费为什么这么高？当前我国城市药品流通的社会学分析》，社会科学文献出版社 2008 年版。

[11] 北京市统计局、国家统计局北京调查总队：《2015 北京统计年鉴》，中国统计出版社 2015 年版。

[12] 丁宁宁、葛延风主编：《构建和谐社会——30 年社会政策聚焦》，中国发展出版社 2008 年版。

[13] 费孝通：《乡土中国 生育制度》，北京大学出版社 1998 年版。

[14] 葛延风、贡森等：《中国医改：问题·根源·出路》，中国发展出版社 2007 年版。

〔15〕顾昕、高梦滔、姚洋：《诊断与处方：直面中国医疗体制改革》，社会科学文献出版社 2006 年版。

〔16〕国家统计局国民经济综合统计司：《新中国六十年统计资料汇编》，中国统计出版社 2010 年版。

〔17〕国家统计局社会与科技统计司：《2009 年中国社会统计年鉴》，中国统计出版社 2009 年版。

〔18〕国家卫生和计划生育委员会：《2013 中国卫生统计年鉴》，中国协和医科大学出版社 2013b 年版。

〔19〕国家卫生和计划生育委员会：《2014 中国卫生统计年鉴》，中国协和医科大学出版社 2014 年版。

〔20〕国家卫生和计划生育委员会：《2015 中国卫生和计划生育统计年鉴》，协和医科大学出版社 2015b 年版。

〔21〕黄树则、林士笑：《当代中国的卫生事业 I 》，当代中国出版社 2009a 年版。

〔22〕黄树则、林士笑：《当代中国的卫生事业 II 》，当代中国出版社 2009b 年版。

〔23〕李汉林：《中国单位社会：议论、思考与研究》，上海人民出版社 2004 年版。

〔24〕李玲：《健康强国：李玲话医改》，北京大学出版社 2010 年版。

〔25〕梁其姿：《面对疾病：传统中国社会的医疗观念与组织》，中国人民大学出版社 2012 年版。

〔26〕邵耕主编：《现代冠心病》（第一版），北京医科大学和中国协和医科大学联合出版社 1994 年版。

〔27〕邵国富：《中国民营医院的回顾和展望》，转引自杜乐勋、张文鸣、王培舟主编《中国医疗卫生发展报告》，社会科学文献出版社 2008 年。

〔28〕孙红、张辉、任霞：《公立医院产权改革所引发的心理问题与对策》，转引自北京市哲学社会科学规划办公室、北京市教育委员会、首都卫生管理与政策研究基地编《首都卫生管理与政策研究报告》，同心出版社 2006 年版。

〔29〕王康久主编：《1949—1990 北京市卫生大事记》（第二卷），北京科学技术出版社 1992 年版。

〔30〕王康久主编：《北京卫生志》，北京科学技术出版社 2001 年版。

〔31〕王绍光：《中国公共卫生的危机与转机》，载吴敬琏主编《比较》（第

七辑），中信出版社 2003 年版。

[32] 卫生部：《2010 中国卫生统计年鉴》，中国协和医科大学出版社 2010b 年版。

[33] 卫生部：《2012 中国卫生统计年鉴》，中国协和医科大学出版社 2012 年版。

[34] 卫生部统计信息中心编：《2008 中国卫生服务调查研究：第四次家庭健康询问调查分析报告》，中国协和医科大学出版社 2009 年版。

[35] 徐小群：《民国时期的国家与社会：自由职业团体在上海的兴起，1912—1937》，新星出版社 2007 年版。

[36] 阎云翔：《中国社会的个体化》，陆洋等译，上海译文出版社 2016 年版。

[37] 杨念群：《再造"病人"——中西医冲突下的空间政治，1832—1985》，中国人民大学出版社 2006 年版。

[38] 尹倩：《民国时期的医师群体研究（1912—1937）：以上海为讨论中心》，中国社会科学出版社 2013 年版。

[39] 张静：《法团主义》，东方出版社 2015 年版。

[40] 张苙云：《医疗与社会：医学社会学的探索》（第三版），巨流图书有限公司 2003 年版。

[41] 张越：《人人享有健康保障——〈中共中央国务院关于深化医药卫生体制改革的意见〉操作指南》，人民出版社 2009 年版。

[42] 张志坚：《当代中国的人事管理Ⅱ》，当代中国出版社 2009 年版。

[43] 郑功成等：《中国社会保障制度变迁与评估》，中国人民大学出版社 2002 年版。

[44] 周其仁：《病有所医当问谁：医改系列评论》，北京大学出版社 2008 年版。

[45] 周学荣：《中国医疗价格的政府管制研究》，中国社会科学出版社 2008 年版。

[46] 朱英、魏文享主编：《近代中国自由职业群体与社会变迁》，北京大学出版社 2009 年版。

[47] 朱幼棣：《大国医改》，世界图书出版有限公司 2011 年版。

[48] 邹谠：《二十世纪中国政治——从宏观历史与微观行动角度看》，牛津大学出版社 1994 年版。

[49]《当代中国的人事管理》，当代中国出版社 2009 年版。

[50]《当代中国的卫生事业》，当代中国出版社 2009 年版。

2. 期刊论文

［1］曹实：《浅谈我国医疗纠纷的行政调解制度》，《中国卫生法制》2010年第5期。

［2］陈王华、沈春明、韦嫚：《防御性医疗行为的分类探讨》，《医学与哲学》2010年第5期。

［3］程红群、陈国良、蔡忠军等：《512名医生自卫性医疗行为现状调查及分析》，《中国医院管理》2003年第6期。

［4］程红群、陈国良、蔡忠军等：《对医生防御性医疗行为的探讨》，《医学与哲学》2002年第12期。

［5］刁孝华、谭湘渝：《我国医疗保障体系的构建时序与制度整合》，《财经科学》2010年第3期。

［6］杜丽红：《近代北京公共卫生制度变迁过程探析（1905—1937）》，《社会学研究》2014年第6期。

［7］杜治政、赵明杰、孔祥金、秦怡：《中国医师专业精神的病人一般观点——全国10城市4000名住院患者调查研究报告之一》，《医学与哲学》（人文社会医学版）2011年第3期。

［8］房莉杰：《理解"新医改"的困境："十二五"医改回顾》，《国家行政学院学报》2016年第2期。

［9］房莉杰、梁小云、金承刚：《乡村社会转型时期的医患信任——以我国中部地区两村为例》，《社会学研究》2013年第2期。

［10］冯磊、侯珊芳：《医疗暴力防控的国际经验及其借鉴》，《医学与哲学》2015年第7A期。

［11］葛人炜、卞鹰、孙强等：《理顺医疗服务价格体系：问题、成因和调整方案》（下），《中国卫生经济》2002年第6期。

［12］公婷、吴木銮：《我国2000—2009年腐败案例研究报告——基于2800余个报道案例的分析》，《社会学研究》2012年第4期。

［13］顾昕：《行政性市场化与中国公立医院的改革》，《公共行政评论》2011年第3期。

［14］胡善联：《中国卫生改革与发展蓝图的构想》，《中国卫生经济》2006年第8期。

［15］郇建立、田阳：《剖腹产滥用的发生机制：从市场化改革到生育医学化——基于河北省S县P医院的调查与分析》，《社会科学》2014年第12期。

［16］金一虹、杨笛：《教育"拼妈"："家长主义"的盛行与母职再造》，

《南京社会科学》2015 年第 2 期。

[17] 雷祥麟：《负责任的医生与有信仰的病人——中西医论争与医病关系在民国时期的转变》，《新史学》2003 年 14 卷第 1 期。

[18] 李大平：《基层医疗机构医疗纠纷现状实证研究——对东莞市 4 家基层医院的调查》，《证据科学》2013 年第 2 期。

[19] 李汉林：《变迁中的中国单位制度：回顾中的思考》，《社会》2008 年第 3 期。

[20] 李汉林：《中国单位现象与城市社区的整合机制》，《社会学研究》1993 年第 5 期。

[21] 李玲、陈秋霖：《理性评估中国医改三年成效》，《卫生经济研究》2012 年第 5 期。

[22] 李路路、苗大雷、王修晓：《市场转型与"单位"变迁：再论"单位"研究》，《社会》2009 年第 4 期。

[23] 李墨懿、王志杰、张新庆、刘雪莹：《暴力侵犯医生权利现状的原因分析》，《中国医学伦理学》2009 年第 4 期。

[24] 刘洪清：《公费劳保医疗：渐行渐远的记忆》，《中国社会保障》2009 年第 9 期。

[25] 刘鹏：《合作医疗与政治合法性——一项卫生政治学的实证研究》，《华中师范大学学报》（人文社会科学版）2006 年第 2 期。

[26] 刘思达：《职业自主性与国家干预——西方职业社会学研究述评》，《社会学研究》2006 年第 1 期。

[27] 刘振华：《"医闹"事件的反思与防控机制重构》，《广西社会科学》2015 年第 6 期。

[28] 卢晖临、李雪：《如何走出个案——从个案研究到扩展个案研究》，《中国社会科学》2007 年第 1 期。

[29] 卢乃桂、董辉：《审视择校现象：全球脉络与本土境遇下的思索》，《教育发展研究》2009 年第 20 期。

[30] 路风：《单位：一种特殊的社会组织形式》，《中国社会科学》1989 年第 1 期。

[31] 马春华：《重构国家和青年家庭之间的契约：儿童养育责任的集体分担》，《青年研究》2015 年第 4 期。

[32] 马亚楠、何钦成：《"医闹"产生的原因及防范对策》，《医学与哲学》2007 年第 3 期。

[33] 马志莹：《亲密的生命政治——家庭权责主体与精神卫生立法》，

《思想战线》2014 年第 3 期。

[34] 孟庆跃、卞鹰、孙强等：《理顺医疗服务价格体系：问题、成因和调整方案》（上），《中国卫生经济》2002 年第 5 期。

[35] 聂洪辉：《"医闹"事件中"弱者的武器"与"问题化"策略》，《河南社会科学》2010 年第 5 期。

[36] 农圣、李卫平、农乐根：《基于平等市场主体地位的社会资本办医条件分析》，《中国卫生经济》2014 年第 12 期。

[37] 申曙光、张勃：《分级诊疗：基层首诊与基层医疗卫生机构建设》，《学海》2016 年第 2 期。

[38] 孙大明、王瑞山：《防御性医疗的法律思考》，《中国司法鉴定》2004 年第 S1 期。

[39] 孙立平：《"自由流动资源"与"自由活动空间"——论改革过程中中国社会结构的变迁》，《探索》1993 年第 1 期。

[40] 田丰：《医疗暴力：原因及应对》，《医学与哲学》2014 年第 8 期。

[41] 涂炯：《医闹的道义和权力"游戏"》，《甘肃行政学院学报》2016 年第 1 期。

[42] 王璠、杨小明、江启成：《医疗暴力的危害、原因及对策》，《医学与哲学》2005 年第 11 期。

[43] 王君鳌、刘瑜：《从暴力索赔分析医患矛盾难以缓解的深层次原因》，《医学与社会》2007 年第 5 期。

[44] 王宁：《代表性还是典型性》，《社会学研究》2002 年第 5 期。

[45] 王强、陈文：《基本药物政策问题的新制度经济学分析》，《中国卫生政策研究》2010 年第 6 期。

[46] 王绍光：《大转型：1980 年代以来中国的双向运动》，《中国社会科学》2008 年第 1 期。

[47] 王银发、徐凌忠：《我国防御性医疗研究现状分析》，《中国卫生事业管理》2008 年第 11 期。

[48] 危凤卿、俞晔、曹剑涛等：《积极政策信号下社会办医之路的再探寻》，《中国卫生经济》2014 年第 5 期。

[49] 吴明：《药品服务提供过程中寻租行为产生原因分析》，《中国卫生经济》2002 年第 11 期。

[50] 肖柳珍：《防御性医疗的经济分析——兼评〈侵权责任法〉第 63 条》，《法学杂志》2012 年第 8 期。

[51] 肖柳珍：《防御性医疗的经济学思考——当前医药卫生体制改革的

难点》,《中国医院管理》2008 年第 10 期。

[52] 肖柳珍:《域外视野:中国医闹之医疗纠纷解决机制探讨——兼与哥伦比亚大学李本教授商榷》,《证据科学》2016 年第 3 期。

[53] 肖索未:《"严母慈祖":儿童抚育中的代际合作与权力关系》,《社会学研究》2014 年第 6 期。

[54] 邢朝国、李飞:《中国农村地区的医疗纠纷及其解决方式——于五省份调查数据的分析》,《中州学刊》2013 年第 3 期。

[55] 徐昕、卢荣荣:《暴力与不信任——转型中国的医疗暴力研究:2000—2006》,《法制与社会发展》2008 年第 1 期。

[56] 徐月宾、张秀兰:《中国政府在社会福利中的角色重建》,《中国社会科学》2005 年第 5 期。

[57] 杨蕾、任焰:《孕产行为的医学化:一个社会建构过程的反思》,《开放时代》2014 年第 6 期。

[58] 杨宜音:《"自己人":信任建构过程的个案研究》,《社会学研究》1999 年第 2 期。

[59] 姚泽麟:《近代以来中国城市医生职业与国家关系的演变:一种职业社会学的解释》,《社会学研究》2015a 年第 3 期。

[60] 姚泽麟:《行政、市场与职业:城市分级诊疗的三种治理模式及其实践》,《社会科学》2016 年第 6 期。

[61] 姚泽麟:《医改困局:政府撤退后的无序就医自由》,《文化纵横》2015a 年第 5 期。

[62] 尹倩:《中国近代自由职业群体研究述评》,《近代史研究》2007 年第 6 期。

[63] 袁迎春:《医患冲突:目标、手段与类型》,《社会科学战线》2016 年第 3 期。

[64] 张克旭、臧海群、韩纲、何婕:《从媒介现实到受众现实——从框架理论看电视报道我驻南使馆被炸事件》,《新闻与传播研究》1999 年第 2 期。

[65] 张伟:《剖腹产之痛》,《中国经济周刊》2010 年第 18 期。

[66] 张跃铭:《医疗纠纷调查与预防解决机制的完善——以东莞市 13 家公立医院为例》,《中国卫生事业管理》2014 年第 10 期。

[67] 赵仁伟、方问禹、张涛等:《沉重的"全国看病中心"》,《瞭望》2014 年第 20 期。

[68] 钟晓慧:《"再家庭化":中国城市家庭购房中的代际合作与冲突》,

《公共行政评论》2015 年第 1 期。

［69］仲实:《医院不正之风的情况调查》,《社会》1982 年第 3 期。

［70］周雪光:《无组织的利益与集体行动》,《社会发展研究》2015 年第 1 期。

［71］周颖:《医院要用法律途径应对医闹——"直面医患矛盾升级,寻求化解良策"多方对话(之二)》,《中国医院院长》2007 年第 17 期。

［72］朱恒鹏:《管制的内生性及其后果:以医药价格管制为例》,《世界经济》2011 年第 7 期。

［73］朱恒鹏:《医疗体制弊端与药品定价扭曲》,《中国社会科学》2007 年第 4 期。

［74］朱恒鹏、林绮晴:《改革人事薪酬制度,建立有效分级诊疗体系》,《中国财政》2015 年第 8 期。

［75］朱力、袁迎春:《现阶段我国医患矛盾的类型、特征与对策》,《社会科学研究》2014 年第 6 期。

3. 报纸

［1］白剑峰:《"妖魔化"愈演愈烈,做医生太难》,《人民日报》2006 年 4 月 13 日第 15 版。

［2］柴会群:《〈医疗事故处理条例〉当休矣》,《南方周末》2010 年 8 月 19 日,http://www.infzm.com/content/49104,2016 年 12 月 27 日。

［3］柴会群、刘宽:《失控的输液——"中国人人均输液 8 瓶"背后》,《南方周末》2011 年 1 月 21 日,http://www.infzm.com/content/54784,2016 年 12 月 27 日。

［4］柴会群、杨健:《医难自治——血案频发:医生为医疗改革滞后埋单》,《南方周末》2012 年 4 月 19 日,http://www.infzm.com/content/74368,2016 年 12 月 27 日。

［5］陈琳:《医保定点医院增 277 家》,《北京晨报》2015 年 8 月 5 日 A8 版,http://bjcb.morningpost.com.cn/html/2015 - 08/05/content_361033.htm,2016 年 12 月 27 日。

［6］董伟:《一半的心脏支架不靠谱》,《中国青年报》2012 年 10 月 14 日第 02 版,http://zqb.cyol.com/html/2012 - 10/14/nw.D110000zgqnb_20121014_2 -02.htm,2016 年 12 月 27 日。

［7］金春林、王贤吉、何达、谢春艳、王瑾:《社会资本办医政策障碍与

未来出路》，《东方早报》2014 年 4 月 22 日第 6 版。

[8] 黎蘅、涂端玉、黄茜：《八成多医生子女不愿从医》，《广州日报》
2007 年 7 月 27 日 A8 版，http：//gzdaily. dayoo. com/html/2007 - 07/
27/content_ 4639. htm，2016 年 12 月 29 日。

[9] 李红梅：《中国看病难、看病贵现象持续，探究过度医疗根源》，《人
民日报》2011 年 4 月 14 日，http：//news. xinhuanet. com/society/
2011 -04/14/c_ 121303244. htm，2016 年 12 月 29 日。

[10] 李颖、黄冲：《82.4% 公众认为医生失去职业操守最可怕》，《中国
青年报》2009 年 4 月 26 日，http：//www. cyol. net/zqb/content/
2009 -04/28/content_ 2642546. htm，2016 年 12 月 29 日。

[11] 梁杉：《世卫组织称中国成"剖腹产王国"，引人担忧》，《中国日报
图片》2010 年 1 月 15 日，http：//discover. news. 163. com/10/0115/
12/5T2OGQDO000125LI. html，2016 年 12 月 29 日。

[12] 刘俊、刘悠翔：《中国医疗暴力史》，《南方周末》2013 年 11 月 7
日，http：//www. infzm. com/content/95720，2016 年 12 月 29 日。

[13] 刘薇：《解放医生：如果市场能为医生定价，医院就可以不再全靠
药品供养》，《南方周末》2013 年 1 月 13 日，http：//www. infzm.
com/content/86022，2016 年 12 月 30 日。

[14] 鲁南：《医院施行经济管理见效果，北京四十四家医院初步改变了
看病、急诊、住院"三紧张"状况》，《人民日报》1979 年 12 月 9
日第 3 版。

[15] 吕爽：《中国滥用抗生素：人均消费是美国 10 倍》，《瞭望东方周
刊》2015 年 8 月 20 日，http：//news. sohu. com/20150820/
n419317465. shtml，2016 年 12 月 30 日。

[16] 孙震、王梦莹：《87.4% 受访者期待重建医患信任》，《中国青年报》
2013 年 11 月 12 日第 07 版，http：//zqb. cyol. com/html/2013 - 11/
12/nw. D110000zgqnb_ 20131112_ 2 -07. htm，2016 年 12 月 30 日。

[17] 吴鹏：《民营医院进医保享平等地位》，《新京报》2010 年 12 月 4
日，http：//epaper. bjnews. com. cn/html/2010 - 12/04/content _
177534. htm? div = -1，2016 年 12 月 30 日。

[18] 肖舒楠、雷李洪：《医学专家胡大一：过度治疗现象加剧看病贵》，
《中国青年报》2011 年 3 月 3 日第 05 版，http：//zqb. cyol. com/ht-
ml/2011 -03/03/nw. D110000zgqnb_ 20110303_ 2 - 05. htm，2016
年 12 月 30 日。

［19］ 新华社：《钱信忠副部长向记者发表谈话，卫生工作的重点转上现代化建设》，《人民日报》1979 年 1 月 13 日。

［20］ 徐晶晶：《超七成医院遭遇"医闹"，妇产科成为纠纷重灾区》，《北京晨报》2012 年 1 月 10 日 A10 版。

［21］ 闫龑：《北京医生多点执业有突破》，《健康报》2014 年 1 月 21 日。

［22］ 颜建军：《看病贵怎么办》，《人民日报》1991 年 5 月 8 日第二版。

［23］ 赵鹏：《北京下月起市级公费医疗者进医保，共涉及 22 万人》，《京华时报》2011 年 12 月 23 日，http：//news. sohu. com/20111223 /n329971212. shtml，2016 年 12 月 30 日。

［24］ 赵志文、王瑄：《药价怎么这样贵？——患者话药价》，《人民日报》1995 年 5 月 14 日第 1 版。

4. 网址

［1］《民营医院与公立医院享同等税收优惠》，http：//money. 163. com/ 10/1210/01/6NGNAVL000253B0H. html，2016 年 12 月 27 日。

［2］ 北京市发展和改革委员会：《北京市医疗服务价格查询》，http：// service2. bjpc. gov. cn/bjpc/mediprice/MedicalService1. jsp，2016 年 12 月 27 日。

［3］ 北京市人力资源与社会保障局：《正确把握中央医改精神，深入做好我市医疗保障工作》，2010 年，http：//www. mied. cnki. net/admin/ upimages/20101206135526887. ppt，2016 年 12 月 27 日。

［4］ 北京市卫生和计划生育委员会：《2010 年北京市卫生事业发展统计公报》，2011 年 3 月 21 日，http：//www. phic. org. cn/tonjixinxi/weish- engtongjigongbao/201103/t20110321_ 35697. htm，2016 年 12 月 27 日。

［5］ 北京市卫生和计划生育委员会：《2011 年北京市卫生事业发展统计公报》，2012 年 5 月 16 日，http：//www. phic. org. cn/tonjixinxi/weish- engtongjigongbao/201205/t20120516_ 49289. htm，2016 年 12 月 27 日。

［6］ 北京市卫生和计划生育委员会：《2012 年北京市卫生事业发展统计公报》，2013 年 4 月 23 日，http：//www. phic. org. cn/tonjixinxi/weish- engtongjigongbao/201304/t20130423_ 59993. htm，2016 年 12 月 27 日。

［7］ 北京市卫生和计划生育委员会：《2013 年北京市卫生事业发展统计公报》，2014 年 5 月 15 日，http：//www. phic. org. cn/tonjixinxi/weish- engtongjigongbao/201404/t20140415_ 73952. htm，2016 年 12 月 27 日。

［8］ 北京市卫生和计划生育委员会：《2014 年北京市卫生事业发展统计公

报》，2015a 年 6 月 5 日，http：//www. phic. org. cn/tonjixinxi/weishengtongjigongbao/201506/t20150605 _ 113343. htm，2016 年 12 月 27 日。

［9］ 北京市卫生和计划生育委员会：《2010—2014 年全市医疗机构医师人均工作量情况》，2015b 年 6 月 4 日，http：//www. phic. org. cn/tonjixinxi/weishengtongjijianbian/2014nianjianbian/qsyljggzqk/201506/t20150604_ 113191. htm，2016 年 12 月 27 日。

［10］ 北京市卫生和计划生育委员会：《2010—2014 年全市医疗机构实有床位使用率》，2015c 年 6 月 4 日，http：//www. phic. org. cn/tonjixinxi/weishengtongjijianbian/2014nianjianbian/qsyljggzqk/201506/t20150604_ 113198. htm，2016 年 12 月 27 日。

［11］ 北京市卫生局：《2005—2009 年北京市卫生资源与医疗服务发展情况简报》，2010 年 8 月 5 日，http：//www. phic. org. cn/tonjixinxi/weishengtongjigongbao/201008/t20100805_ 32782. htm，2016 年 12 月 27 日。

［12］ 北京市卫生局、北京市财政局：《关于印发〈北京市公费医疗管理办法〉的通知》，1990 年，http：//www. bjrbj. gov. cn/LDJAPP/search/zxfgdetail. jsp？no = 201208231110202736，2016 年 12 月 27 日。

［13］ 国家统计局：《2013 年国民经济和社会发展统计公报》，2014 年 2 月 24 日，http：//www. stats. gov. cn/tjsj/zxfb/201402/t20140224 _ 514970. html，2016 年 12 月 27 日。

［14］ 国家卫生和计划生育委员会：《2012 年我国卫生和计划生育事业发展统计公报》，2013a 年 6 月 19 日，http：//www. moh. gov. cn/mohwsbwstjxxzx/s7967/201306/fe0b764da4f74b858eb55264572eab92. shtml，2016 年 12 月 27 日。

［15］ 国家卫生和计划生育委员会：《2013 年我国卫生和计划生育事业发展公报》，2014 年 5 月 30 日，http：//www. moh. gov. cn/guihuaxxs/s10742/201405/886f82dafa344c3097f1d16581a1bea2. shtml，2016 年 12 月27 日。

［16］ 国家卫生和计划生育委员会：《2014 年我国卫生和计划生育事业发展统计公报》，2015a 年 11 月 5 日，http：//www. nhfpc. gov. cn/guihuaxxs/s10742/201511/191ab1d8c5f240e8b2f5c81524e80f19. shtml，2016 年 12 月 27 日。

［17］ 国家卫生和计划生育委员会：《2015 年我国卫生和计划生育事业发

展统计公报》，2016 年 7 月 20 日，http：//www. nhfpc. gov. cn/
guihuaxxs/s10748/201607/
da7575d64fa04670b5f375c87b6229b0. shtml，2016 年 12 月 27 日。

[18] 郭松民：《医生集体戴钢盔上班暴露了什么》，新华网，2006 年 12
月 26 日，http：//news. xinhuanet. com/comments/2006 – 12/26/con-
tent_ 5529467. htm，2016 年 12 月 29 日。

[19] 国务院：《医疗机构管理条例》，1994 年 2 月 26 日，http：//
www. gov. cn/banshi/2005 – 08/01/content_ 19113. htm，2016 年 12
月 29 日。

[20] 海淀法院课题组：《关于医疗纠纷案件法律适用情况的调研报告》，
载北京市海淀区人民法院编《司法前沿》，2008 年版。

[21] 《“中国社会职业形象排行榜” 榜单新鲜出炉》，中国青年网，2010
年 11 月 24 日，http：//news. youth. cn/sh/201011/t20101124 _
1408864. htm，2016 年 12 月 29 日。

[22] 李光：《张维迎：中国好多体制就像一堵墙，上面挖了许多狗洞》，
《凤凰周刊》2011 年 1 月 14 日，http：//finance. ifeng. com/opinion/
zjgc/20110114/3207668. shtml，2016 年 12 月 29 日。

[23] 梅子：《〈医生与强盗〉一文所引发的思考》，转引自廖新波新浪博
客，2007 年 3 月 9 日，http：//blog. sina. com. cn/s/blog _
4940b3f60100080i. html，2016 年 12 月 30 日。

[24] 人事部、财政部：《关于调整事业单位工作人员工资标准的实施方
案》（2003 年版），http：//www. pkulaw. cn：83/fulltext_ form. aspx?
Gid =50980&Db = chl，2016 年 12 月 27 日。

[25] 沈彤：《医疗机构税收制度亟待完善，医改需要税收政策支持》，人
民网，2007 年 2 月 5 日，http：//politics. people. com. cn/GB/30178/
5363753. html，2016 年 12 月 30 日。

[26] 《剖腹产：中国式分娩——畸高的中国剖腹产率》，网易发现者，
2011 年 4 月 29 日，http：//discover. news. 163. com/special/csec-
tion/，2016 年 12 月 30 日。

[27] 《谁在诱导中国人 “过度医疗”?》，网易另一面，2011 年 1 月 13 日，
http：//news. 163. com/special/reviews/excessivemedical. html， 2016
年 12 月 30 日。

[28] 卫生部：《医院分级管理办法》 （1989 年版），转引自 http：//
www. law – lib. com/law/law _ view. asp? id = 6145，2016 年 12 月

30 日。

［29］卫生部：《关于严禁向患者收取"红包"的通知》（1993 年版），ht-tp：//www. syshospital. com/Item/3240. aspx，2016 年 12 月 30 日。

［30］卫生部：《卫生部关于禁止医务人员收受"红包"的补充规定》（1995 年版），http：//www. moh. gov. cn/mohbgt/pw10405/200804/26860. shtml，2016 年 12 月 30 日。

［31］卫生部：《卫生部关于加强卫生行业作风建设的意见》，2004a 年 4 月 21 日，http：//www. sxpmg. com/jijian/zcfg/197001/241. html，2016 年 12 月 30 日。

［32］卫生部：《全国卫生系统开展纠正医疗服务中不正之风专项治理实施方案》（2004b 年版），http：//www. nhfpc. gov. cn/jcj/s7692/200903/23821fda969740ddb95d1ceee6534599. shtml，2016 年 12 月 30 日。

［33］卫生部：《医师定期考核管理办法》，2007 年 2 月 9 日，http：//www. gov. cn/zwgk/2007－03/13/content_ 549488. htm，2016 年 12 月 30 日。

［34］卫生部：《2009 年我国卫生事业发展统计公报》，2010a 年 3 月 29 日，http：//www. moh. gov. cn/zwgkzt/pgb/201006/47783. shtml，2016 年 12 月 30 日。

［35］解丽：《北京公费医疗改革，公务员年内将全部纳入医保》，2010 年 1 月 15 日，http：//news. sina. com. cn/c/2010－01－15/1652194772 26. shtml，2016 年 12 月 30 日。

［36］杨立春：《心脏支架放得太多了，乱放是最大的过度医疗》，人民网，2010 年 3 月 19 日，http：//paper. people. com. cn/smsb/html/2010－03/19/content_ 469377. htm，2016 年 12 月 30 日。

［37］杨震：《独家解读：九部门联合发文——"保护医院"三十年历史》，"医史鉴微"公众号，2016 年 7 月 10 日，http：//mp. weixin. qq. com/s?＿＿biz＝MjM5ODI4MjcyOA＝＝&mid＝2651982971&idx＝1&sn＝26a164a21369c5f576e9cbc13fc7ec38&scene＝1&srcid＝0802gjxVgpCYSZZKlNkLU2oh#wechat_ redirect，2016 年 12 月 30 日。

［38］《调查称超 6 成民众对哈医大杀医案"高兴"》，2012 年 3 月 26 日，http：//news. 163. com/12/0326/23/7TIEBUSO00011229. html，2016 年 12 月 30 日。

［39］中国医师协会：《中国医师执业状况白皮书》，2015 年 5 月 28 日，

http：//www. cmda. net/xiehuixiangmu/falvshiwubu/tongzhigonggao/2015 – 05 – 28/14587. html，2016 年 12 月 30 日。

［40］最高人民法院、最高人民检察院：《最高人民法院、最高人民检察院关于印发〈关于办理商业贿赂刑事案件适用法律若干问题的意见〉的通知》，2008 年 11 月 20 日，转引自 http：//vip. chinalawin-fo. com/newlaw2002/slc/slc. asp？ db = chl&gid = 110862，2016 年 12 月 30 日。

英文部分

1. 书籍

［1］ Albert O. Hirschman, *Exit, Voice, and Loyalty：Responses to Decline in Firms, Organizations, and States*, Cambridge：Harvard University Press, 1970.

［2］ Alena Heitlinger, "Hierarchy of Status and Prestige", in Anthony Jones (ed.), *Professions and the State：Expertise and Autonomy in the Soviet Union and Eastern Europe*, Philadelphia, PA：Temple University Press, 1991.

［3］ Alena Heitlinger, "Post – communist Reform and Health Professions：Medicine and Nursing in the Czech Republic", in Terence Johnson, Gerry Larkin and Mike Saks (eds.), *Health Professions and the State in Europe*, London and New York：Routledge, 1995.

［4］ Alena Heitlinger, "The Medical Profession in Czechoslovakia：Legacies of State Socialism, Prospects for the Capitalist Future", in Frederick W. Hafferty and John B. Mckinlay (eds.), *The Changing the Medical Profession：An International Perspective*, New York：Oxford University Press, 1993.

［5］ Andrew Abbott, *The System of Professions：An Essay on the Division of Expert Labor*, Chicago：University of Chicago Press, 1988.

［6］ Anthony Jones and Elliott A. Krause, "Professions, the State, and the Reconstruction of Socialist Scieties", in Anthony Jones (ed.), *Professions and the State：Expertise and Autonomy in the Soviet Union and Eastern Europe*, Philadelphia, PA：Temple University Press, 1991.

［7］ Anthony Jones (ed.), *Professions and the State：Expertise and Autonomy in the Soviet Union and Eastern Europe*, Philadelphia：Temple University

Press, 1991.

[8] Barry Naughton, "Danwei: The Economic Foundations of a Unique Institution", in Lü Xiaobo and Elizabeth J. Perry (eds.), *Danwei: The Changing Chinese Workplace in Historical and Comparative Perspective*, New York: M. E. Sharpe, Inc., 1997.

[9] Bian Yanjie, *Work and Inequality in Urban China*, Albany, New York: State University of New York Press, 1994.

[10] Byong – Hee Cho, *The State and Physicians in South Korea*, 1910 – 1985: *An Analysis of Professionalization*, PhD Dissertation, University of Wisconsin – Madison, 1988.

[11] Carr – Saunders, Alexander M. and P. A. Wilson, *The Professions*, London: Oxford University Press, 1933.

[12] Charlotte Ikels, "Settling Accounts: The Intergenerational Contract in an Age of Reform", in Deborah Davis and Steven Harrell (eds.), *Chinese Families in the Post – Mao Era*, Berkeley: University of California Press, 1993.

[13] Collins, Randall, "Changing Conceptions in the Sociology of the Professions", in Rolf Torstendahl and Michael Burrage (eds.), *The Formation of Professions: Knowledge, State and Strategy*, London: Sage, 1990.

[14] David Bray, *Social Space and Governance in Urban China: the Danwei System from Origins to Reform*, Stanford: Stanford University Press, 2005.

2. 期刊论文

[1] Alex Jingwei He, "The Doctore – patient Relationship, Defensive Medicine and Overprescription in Chinese Public Hospitals: Evidence from a Cross – sectional Survey in Shenzhen City", *Social Science and Medicine*, No. 123, 2014.

[2] Anthony J. Spires, "Contingent Symbiosis and Civil Society in an Authoritarian State: Understanding the Survival of China's Grassroots NGOs", *American Journal of Sociology*, Vol. 117, No. 1, 2011.

[3] Arnold S. Relman, "The Impact of Market Forces on the Physician – patient Relationship", *Journal of the Royal Society of Medicine*, Vol. 87 Supplement, No. 22, 1994.

［4］ A. Dale Tussing and Martha A. Wojtowycz, "Malpractice, Defensive Medicine, and Obstetric Behavior", *Medical Care*, Vol. 35, No. 2, 1997.

［5］ Benjamin L. Liebman, "Malpractice Mobs: Medical Dispute Resolution in China", *Columbia Law Review*, Vol. 113, No. 1, 2013.

［6］ Bian Yanjie, "Bringing Strong Ties Back In: Indirect Ties, Network Bridges, and Job Searches in China", *American Sociological Review*, Vol. 62, No. 3, 1997.

［7］ Bian, Yanjie and John Logan, "Market Transition and the Persistence of Power: The Changing Stratification System in Urban China", *American Sociological Review*, Vol. 61, No. 5, 1996.

［8］ Charles C. Ragin, Joane Nagel and Patricia White, Workshop on Scientific Foundations of Qualitative Research. National Science Foundation, 2004, http://www.nsf.gov/pubs/2004/nsf04219/nsf04219.pdf.

［9］ Cheris Shun – ching Chan and Zelin Yao, "A Market of Distrust and Obligation: The Micropolitics of Unofficial Payments for Hospital Care in China", paper delivered to Annual Meeting of American Sociological Association, sponsored by American Sociological Association, Denver, Colorado, August 18, 2012.

［10］ Cheris Shun – ching Chan, *Making Insurance a Way of Life in China: How Culture Matters in Creating a Market*, PhD Dissertation, Northwestern University, 2004.

［11］ Cheris Shun – ching Chan, "Invigorating the Content in Social Embeddedness: An Ethnography of Life Insurance Transactions in China", *American Journal of Sociology*, Vol. 115, No. 3, 2009.

［12］ Daniel Kessler and Mark McClellan, "Do Doctors Practice Defensive Medicine?", *The Quarterly Journal of Economics*, Vol. 111, No. 2, 1996.

［13］ David Blumenthal and William Hsiao, "Lessons from the East – China's Rapidly Evolving Health Care System", *The New England Journal Medicine*, Vol. 372, No. 14, 2015.

［14］ David Blumenthal and William Hsiao, "Privatization and Its Discontents – The Evolving Chinese Health Care System", *The New England Journal Medicine*, Vol. 353, No. 11, 2005.

[15] David Blumenthal, "Doctors in a Wired World: Can Professionalism Survive Connectivity?", *The Milbank Quarterly*, Vol. 80, No. 3, 2002.

[16] David Mechanic, "Changing Medical Organization and the Erosion of Trust", *The Milbank Quarterly*, Vol. 74, No. 2, 1996.

[17] David Mechanic, "Some Social Aspects of the Medical Malpractice Dilemma", *Duke Law Journal*, Vol. 1975, No. 6, 1976.

[18] David Wank, "The Institutional Process of Market Clientelism: *Guanxi* and Private Business in a South China City", *China Quarterly*, No. 147.

[19] Deborah Davis, "Self – employment in Shanghai: A Research Note", *China Quarterly*, No. 157, 1999.

[20] Deborah Davis, "Social Class Transformation in Urban China: Training, Hiring, and Promoting Urban Professionals and Managers after 1949", *Modern China*, Vol. 26, No. 3, 2000.

[21] D. M. Studdert, Mello, M. M., Sage, W. M., DesRoches, C. M., Peugh, J., Zapert, K., & Brennan, T. A., "Defensive Medicine among High – risk Specialist Physicians in a Volatile Malpractice Environment", *Journal of American Medical Association*, Vol. 293, No. 21, 2005.

后　记

书稿及此，终于到了与自己的博士学位论文研究说再见的时候了。

呈现在读者面前的这本专著脱胎于自己的英文博士论文。从最初的想法，到今天出版，中间经历了8个年头。不知不觉，新医改也走过了8年历程，在取得成就的同时，日益显现出当初新医改意见中固有的诸多问题。这些问题集中到一点，就是医疗服务的递送问题，也就是公立医院如何改革的问题，归根结底是如何处理医生职业与公立机构的关系问题——而这一问题乃是我8年前确定的博士学位论文主题。如今回想起来，自己算是比较早地触及了这个如今炙手可热的议题。当然，8年之中，相关政策变化甚多，本书的某些内容可能显得过时。不过，其核心内容与观点，我认为，在当下亦未成为历史，而是仍真真切切地摆在我们所有人的面前。

尽管也自称在医学社会学与职业社会学领域"摸爬滚打"了这么多年，但我自己在把握与处理相关议题时仍感觉力不从心。医生职业并非我自己熟识的领域，博士期间去触碰这个主题，现在回头想来，实乃由许多自己不可控的因素在背后推动（这也就是社会学所谓的结构性力量）。但无论如何，自己终于交上了一份答卷，这既是对自己的一个交代、对师友的一个交代，也是对当初帮助我调查的人、接受我访问的人的一个交代。

在攻读博士学位，尤其是整个博士论文写作期间，自己始终充满焦虑。焦虑的根源来自自己的问题意识不清。得益于陈纯菁（Cheris Chan）与吕大乐（Tai-lok Lui）两位导师细致入微与宽宏大量的指导，我才能顺利毕业，当然也才能出版本书。陈老师是我的第一导师（Primary Supervisor），她在文化社会学与经济学方面都有着精深的造诣，可惜我没有跟着她学习这两个领域。尽管如此，博士在读期间，她对我的田野工作和论文写作都倾注了巨大的精力。我记得我的博士学位论文是经由陈老师认真阅读、一一指正，据此我修订了三稿之后才最后将论文交由同学做英语语言修订。如果没有陈老师的严格把关与细心阅读，我的博士学位论文答辩恐怕没有那么顺利。直至今日，陈老师仍是我学术上的良师益友。作为第二导师（Co – supervisor），吕老师则是一位学识广博，且有着极好社会学感觉的导师。在我的博士生涯中，他更像是一位"社工"，总是在我最焦虑的时候出现，跟我聊天，帮我解压，时不时还提供一些重要文献给我。如果没有他的帮助，我想我的博士生涯可能更为漫长。

我也要感谢香港大学社会学系的诸多师友。梁启平（Benjamin Leung）老师最早在 Research Seminar 课上"逼迫"我想出了一个合适的博士研究问题。宗树人（David Palmer）老师温文尔雅，在第二学期的 Seminar 课上继续帮助我厘清思路。我也要感谢黄伟邦（Thomas Wong）、黎乐琪（Karen Laidler）、白恳（Borge Bakken）等老师对我的支持与帮助。梁铢琚楼 1120 曾经是我们香港大学社会学系研究生的"据点"，我们在那里学习、研讨、聊天、喝酒……在那里，我与严丽君、牛璇、苏乐怡、张希、郑诚、邓西里、徐建华、张伟龙、范优晶、孙珏、李卓贤等一起度过了 4 年的美好时光，直到快毕业时才搬迁到了香港大学百周年纪念校园。那段岁月至今想来仍怀念不已。这可以说是我完成博士学位论文重要的精神支持。

此外，我也要感谢郑松泰、罗沛霖、朱伟志、洪岩璧、肖文明、王颖等师友在香港对我的帮助。刚到香港时，举目无亲，又没有申请到宿舍，是阿泰与家人"收留"了我和阿璧，让我们得以吃好睡好。罗老师与朱老师则从硕士时期就帮助我，在申请和攻读博士学位期间又给了我许多支持与鼓励。阿璧则是我的"坑U"战友，我俩虽不在一个系，但仍属于同一个学科，他给我许多生活与精神上的帮助。而每次与肖文明师兄聊天，我总能受益良多。王颖师姐最早向我推荐了刘思达老师关于职业社会学与中国律师的精彩研究，对于我形成问题意识至关重要。

杨善华老师是我的硕士导师，是他最早鼓励我申请香港的博士课程项目。硕士三年是我真正进入社会学领域的三年，"入门"与"开窍"可以说是杨老师和诸多师兄师姐师弟师妹手把手帮助的结果。虽已毕业，杨老师在博士期间仍关心着我的进展。每次我回到北京，杨老师总会和我聊上几个小时，了解我的近况，给予我一些学术、职业、乃至生活上的指导。杨老师的整个师门就是一个学术共同体，也像一个大家庭，从中我感受到同辈压力，也体验到关怀与温暖。蒋勤师兄一直是一位"称职"的师兄，读研和申请学位期间就分享了很多宝贵的经验。到港读书后，虽然他在科大，但仍一直关心我各方面的进展，甚至直到现在依然如此。我也要感谢杜洁、张浩、杨可、陈文玲、梁晨、姚建文、童斌、郑晓娟、王路璐、龙腾飞等同门对我田野调查的顺利进行，以及论文思路的成型提供的支持与帮助。

在北京调查期间，师友薛在兴、李勇刚、李皓、徐彦、刘熠明、张宝石、蒋甫玉、周玮、肖志欣等都热心地帮助了我，从而使调查能够顺利进行。尤其是刘熠明，如果没有她的牵线搭桥，我想我的博士学位论文调查不可能顺利完成。

自2013年来到华师大工作后，社会发展学院的各位同人给予我工作与生活上的诸多鼓励、支持与帮助，在此要感谢他们！而在书稿的撰写与修改过程中，梁云朗同学帮助我制作了部分图表，与钱芝谷同学的讨论则使我对部分内容有了新的想法。我也要感谢读书会的其他同学——衣睿童、李泽坤、沈捷、卢思佳、胡鹏生、赵皓玥、何霁宇等，在与他们的研讨中我亦受益颇多。

当然，我还要感谢我的家人——爷爷、奶奶、外婆、父母、妹妹、妻子与孩子。外婆在我进行北京田野期间仙逝，爷爷也于两年前去世。他们都盼我早日成家立业，但我实在有点辜负了他们。而父母一直辛劳到现在还没有停歇。亏得妹妹早已成家，分担了家中长辈对我的期望。妻子则对我甚为无聊枯燥的学术工作予以了最大的理解与包容。我们的孩子是在书稿的撰写与修订过程中出生的，妻子和家人都为此付出了不少辛劳。感谢他们的理解与支持。

谢谢中国社会科学出版社侯苗苗编辑的帮助，使我的博士学位论文能够得到国家社科基金后期资助的支持。谢谢她的细心编辑，使本书能够顺利在该社出版。

最后，我要感谢曾经为我田野调查提供过无私帮助的所有人，他们有的帮我联系医疗机构和被访人，有的则接受我的访问，还有的则提供了其他形式的帮助。没有他们的支持，这一研究成果无法呈现在读者眼前。不过为了不打扰他们的生活，在此我不能一一点名向他们致谢。

姚泽麟

2016年8月15日